# *Kindertypen*

*Frans Kusse*

*Ich widme dieses Buch meinen geliebten Töchtern, Floske und Myrthe, von denen ich über Kinder viel gelernt habe, und Vionne und Roderick, die mir ab und zu mal Nachhilfe gaben.*

*Mit sehr vielem Dank an Gio für ihre Liebe und Unterstützung, an meinen Vater André, der mich gelehrt hat, immer wieder das Gute in den Menschen zu sehen, und an meine Mutter Maria, der ich mein Schriftsteller-Talent zu verdanken habe.*

# Kindertypen

*56 homöopathische Konstitutionsmittel*

*Frans Kusse*

Narayana Verlag

# Inhalt

Frans Kusse
*Kindertypen*
*56 homöopathische Konstitutionsmittel*

1. deutsche Ausgabe 2007
2. deutsche Ausgabe 2008
3. deutsche Ausgabe 2011
4. deutsche Ausgabe 2019

IBSN: 978-3-939931-11-9


Titel der holländischen Original-Ausgabe:
Wat voor type is mijn kind?
2006 ©Uitgeverij
Homeovisie bv, Alkmaar

Übersetzt von Karla Reinartz
Bearbeitet von Sabine Waldherr-Bliem

Herausgeber:
Narayana Verlag, Blumenplatz 2, D-79400 Kandern
Tel.: +49 7626 974 970-0
E-Mail: info@narayana-verlag.de
www.narayana-verlag.de

# Vorwort der Herausgeber

Das ältere Werk von Borland über homöopathische Kindertypen hat endlich einen modernen würdigen Nachfolger gefunden, der das Thema neu bearbeitet und mit eigenen Erfahrungen erweitert hat. Oft wurde gefragt, warum es kein Buch gibt, das außer den bekannten großen Kindermitteln auch die neuen Mittel speziell für die Bedürfnisse der Kinderbehandlung mit berücksichtigt.
Wir freuen uns ganz besonders, dass wir hiermit ein solches Werk in hoher Qualität allen homöopathisch Interessierten vorlegen können. Mittel wie *Beryll, Lithium, Mangan, Helium, Hydrogen* oder *Saccharum officinale* sind bei Kindern sehr oft angezeigt, doch wurden sie bisher nur in Werken über die Behandlung Erwachsener oder einzeln verstreut in Fachzeitschriften geschildert. Der liebenswürdige holländische Arzt Dr. Frans Kusse war mit seiner großen klinischen Erfahrung bei Kindern und unermüdlichem Engagement prädestiniert für eine solche Arbeit, und sein erfolgreiches niederländisches Werk liegt nunmehr zum ersten Mal auch auf Deutsch vor.
Wegen der herausragenden klinischen Qualität des Buches wollten wir es nicht nur bei einer Übersetzung belassen. Der hohe Gehalt der 56 Mittelbeschreibungen war es wert, durch Fotos bereichert zu werden. Gerade die homöopathische Typologie profitiert durch solche Portraits besonders. Unsere Kanderner Praxis konnte zu 28 Mitteln 47 Kinderfotos beisteuern. Bei den meisten Mitteln konnten zwei sprechende Bilder wiedergegeben werden, die als Paare oft erstaunliche Ähnlichkeiten aufweisen. Hierbei handelt es sich fast durchweg um langjährig beobachtete Fälle, die auf das jeweilige Mittel sehr gut ansprachen, meist mit erneuter ausgezeichneter Wirkung bei Wiederholung des Mittels nach Monaten oder Jahren.
Die ersten konstitutionell-typologischen Fotos von homöopathischen Mitteln stammen von dem verstorbenen deutschen Arzt Dr. Beuchelt, aus dessen Werk mit freundlicher Genehmigung der Nachfahren auch einige wenige Fotos hier wiedergegeben werden durften.
Möge dieses zauberhafte Buch allen Kollegen, interessierten Eltern und Großeltern, Lehrern und Psychologen eine Hilfe sein, die angezeigten Mittel für Kinder besser zu erkennen!

*Kandern, im August 2007* *Die Herausgeber*

# Homöopathie für Kinder

## *Selbstheilende Kräfte*

Jeder Mensch hat von Natur aus die Fähigkeit, sich selbst zu heilen. Deshalb geht es den meisten kranken Kindern mit etwas Ruhe und Aufmerksamkeit von selbst wieder besser. Bei gesunden Menschen ist das Immunsystem in der Lage, viele Viren, Bakterien und andere Krankheitskeime in Schach zu halten. Kleine Wunden heilen normalerweise von selbst ab. Unser Körper kann also sehr viel selbst leisten!

## *Geeignet für Kinder*

Es gibt allerdings chronische Erkrankungen, die nicht ohne Weiteres abheilen, wie zum Beispiel Asthma und Ekzeme. Ebenso gibt es Kinder, die nicht aus eigener Kraft bestimmte Leiden wie wiederkehrende Erkältungen, Ohrenentzündungen, Bronchitiden und dergleichen überwinden können. Ihrem Körper fehlt offenbar die Abwehrkraft, über die die meisten Kinder von Natur aus verfügen.

Homöopathie ist eine Heilkunde, bei der die Selbstheilungskraft des Körpers stimuliert wird. Homöopathische Mittel geben dem Körper einen Anreiz zur Selbstheilung. So ist es möglich, viele Kinder mit wiederkehrenden Erkrankungen dennoch zu heilen.

Diese selbstheilende Kraft ist bei Kindern meist größer als bei älteren Menschen. Alles ist noch jung und voller Energie, so auch die Kraft zur Wiederherstellung. Infolgedessen ist Homöopathie für Kinder geeignet wie kein anderes Heilverfahren!

## *Selbstbehandlung mit Homöopathie*

Für häufig vorkommende und harmlose Leiden können Sie ihrem Kind auch selbst ein homöopathisches Mittel verabreichen. Denken Sie an Husten, Beschwerden während der Zahnung, Darmkrämpfe beim Säugling, Windelausschlag, Erkältungen usw. Die in diesem Buch erwähnten Arzneimittel können Sie problemlos in der Apotheke kaufen.

Homöopathische Arzneimittel werden aus natürlichen Grundstoffen wie Pflanzen, Mineralien und tierischen Produkten hergestellt.

Durch die Zubereitungsart - sie werden stufenweise verdünnt und verschüttelt, was wir Potenzieren nennen - haben die Mittel nur eine energetische, anregende Wirkung und kaum Nebenwirkungen. Diese Mittel können Sie mit gutem Gewissen verabreichen.

## *Über den homöopathischen Arzt*

Bei wiederkehrenden Beschwerden, chronischen Krankheiten und Verhaltensproblemen sollten Sie einen praktizierenden Homöopathen zurate ziehen. Diese homöopathischen Ärzte oder Therapeuten haben sowohl eine medizinische als auch eine homöopathische Ausbildung, um die Krankheit richtig beurteilen zu können und sachkundig das passende homöopathische Mittel für Ihr Kind zu finden.

Wo es notwendig ist, können schulmedizinische Medikamente selbstverständlich auch parallel zu den homöopathischen Arzneimitteln verabreicht werden. Unter Umständen hält der Homöopath mit dem Hausarzt oder mit dem Spezialisten Rücksprache.

Weniger bekannt ist die Tatsache, dass Homöopathie bei Entwicklungsstörungen und Verhaltensproblemen von Kindern behilflich sein kann. Gut gewählte Mittel können Kinder sowohl körperlich als auch seelisch in ein besseres Gleichgewicht bringen, wodurch sich ihre Möglichkeiten zu Wachstum und Entwicklung in jedem Fall erhöhen. Wenn sich Kinder in ihrer Haut wohlfühlen, verbessert sich meistens auch ihr Benehmen.

## *Einführung in den homöopathischen Kindertypus*

Die Homöopathie entwickelt und erneuert sich ständig. In den vergangenen zwanzig Jahren hat sich die Entwicklung geradezu überstürzt. Dank internationaler Kongresse und moderner Kommunikation können homöopathische Ärzte weltweit ihre Erfahrungen austauschen.

Zu der Zeit, als der deutsche Arzt Samuel Hahnemann lebte und 1790 die Homöopathie begründete, standen vor allem die körperlichen Beschwerden der Patienten im Mittelpunkt. Hahnemann hatte seine eigene Betrachtungsweise und schreibt in seinem Buch „Organon der Heilkunst“, dass bei der Auswahl des Mittels die psychischen Symptome meist wichtiger als die körperlichen sind.

Bei einigen Mitteln wie zum Beispiel bei *Pulsatilla* beschrieb er die Charakterzüge, die er oft bei denjenigen Menschen vorfand, die mit demselben Mittel geheilt werden konnten.
Viele Homöopathen haben diese Erkenntnisse später weiterentwickelt und den bekanntesten homöopathischen Mitteln aufgrund von Charaktermerkmalen Typen zugeordnet. In diesem Buch sind die am häufigsten vorkommenden homöopathischen Kindertypen beschrieben.

## *Wie viele Typen gibt es?*

Letzten Endes ist jedes Kind einzigartig, folglich müsste es eigentlich Millionen unterschiedlicher Mittel geben, für jedes Kind eines. Zum Glück ist es jedoch möglich, die Menschen in Typen einzuteilen. Mit der Zahl von Arzneimitteln, die in diesem Buch beschrieben sind, ist es möglich, vielen Kindern zu helfen.
Dennoch sind Homöopathen auf der Suche nach subtileren Einteilungen und arbeiten sogar mit Hunderten beschriebener Typen. Es ist unmöglich, von so vielen Mitteln jedes Symptom zu kennen. Im letzten Jahrhundert entdeckte man jedoch bereits, dass es Gruppen von Mitteln gibt, die sich sehr ähneln, wie beispielsweise die verschiedenen Pflanzenfamilien. Innerhalb des Mineralienreiches ist eine ähnliche Einteilung nach dem Periodensystem möglich, ebenso bei den Mitteln, die aus tierischen Produkten hergestellt sind.

## *Ist ein einziges Mittel ausreichend?*

Obwohl es Menschen gibt, die mit einem einzigen Mittel von tiefsitzenden Krankheiten vollständig geheilt werden, sind bei den meisten mehrere Mittel dafür notwendig.
Das liegt vor allem daran, dass ein homöopathisches Mittel selten hundertprozentig auf einen Menschen passt. Beim Lesen dieses Buches werden Sie merken, dass Sie Ihr Kind in verschiedenen Mittelbeschreibungen teilweise wiedererkennen. Es kann sein, dass einem Kind zum Beispiel bei Bauchschmerzen mit einem bestimmten Mittel geholfen wird, dass jedoch ein anderes Mittel notwendig ist, um alten Kummer und Angstgefühle zu beseitigen.
Ein anderer Grund dafür ist, dass es häufig mehrere „Schichten" gibt. Viele Menschen werden mit einer erblichen Vorbelastung geboren.

So treten Allergien, Asthma und dergleichen meist gehäuft in einer Familie auf.
Außerdem können diverse Krankheiten und traumatische Ereignisse eine neue „Schicht" formen. Es kann notwendig sein, die Folgen einer durchgemachten Kinderkrankheit gesondert zu behandeln. Ein Beispiel dafür ist ein Junge, der seit einer Mumpserkrankung in seiner geistigen Entwicklung stehen geblieben war und nach Verabreichung von *Parotidinum*, einem homöopathischen Mittel (Nosode), das aus dem Mumpsvirus hergestellt wird, geheilt wurde.
Weitere störende Faktoren können sein: Impfung, tiefgreifende Emotionen wie großer Kummer oder unterdrückter Zorn, usw.
Für all diese Ursachen stehen bestimmte homöopathische Mittel zur Verfügung. Diese sind in der Lage, Blockaden aufzuheben, die eine vollständige Heilung verhindern würden.

## Kein Selbstbehandlungsbuch

Dieses Buch ist für alle geschrieben, die an Homöopathie interessiert sind und insbesondere für diejenigen, die sich etwas mehr über das Mittel, das ihr Kind vom Homöopathen bekommen hat, informieren möchten.
Obwohl es verführerisch ist, selbst ein Mittel auszusuchen, raten wir Ihnen, die Wahl dem Experten zu überlassen.

# Das Aconitum napellus-Kind

*Sturmhut, Blauer oder Echter Eisenhut, Fischerkappe, Kappenblume, Reiterkappe, Blaue Mönchskappe*

*Pflanzliches Mittel (Fam. nat. Ranunculaceae)*

## „Stark, heftig und empfindlich“

### *Herkunft*

Diese prachtvolle Pflanze mit ihren schönen, violettblauen Blüten in Form einer Mönchskappe findet man an feuchten Orten im Gebirge. Bei *Aconitum* beginnen alle Symptome schnell, sie sind heftig und mit Ängsten und Schrecken verbunden. Meistens wird *Aconitum* bei Kindern nach einem schweren Schock bzw. nach einem Ereignis mit Todesangst verschrieben. So kann ein *Aconitumbild* zum Beispiel entstehen, wenn die Geburt eines Kindes traumatisch verlaufen ist, oder wenn das Kind eine Katastrophe oder einen Unfall miterlebt hat, bei dem ihm der Schreck noch in den Knochen sitzt. Aber auch bei Krankheiten, die mit hohem Fieber und Ängstlichkeit des Kindes einhergehen, kann *Aconitum* wunderbar wirken.

### *Stark und mitfühlend*

*Aconitum*-Kinder sind sehr selbstständige Persönlichkeiten. Sie haben eine klare eigene Meinung und wissen, was sie wollen. Sie sind jedoch nicht so hartnäckig wie *Nux vomica*-Kinder, ihr Gerechtigkeitsgefühl ist vielleicht nicht so ausgeprägt wie bei *Causticum*-Kindern und ihr Mitgefühl ist weniger stark als bei *Phosphorus*-Kindern, aber in vieler Hinsicht ähneln sie diesen Arzneimitteltypen. Die Bezeichnung „Hans Dampf in allen Gassen“ trifft häufig auf sie zu. Sie sind kritisch und herausfordernd, jedoch gleichzeitig offen und mitfühlend.

*Aconitum*-Kinder sind der Ansicht, dass Menschen einander gut behandeln müssen. Sie haben eine bestimmte Art von Idealismus, die wir bei allen homöopathischen Mitteln aus der Familie *Ranunculaceae* sehen. In ihrer idealen Weltvorstellung lassen die Menschen einander nicht im Stich, und der Tod existiert nicht.

Die Idee, dass Menschen sterben können, geschweige denn sie selbst, ist für sie unerträglich. Wenn sie etwas erleben, das einen Bezug zum Tod hat, können sie in Panik geraten. Dieselbe Kraft, mit der sie sonst ihren Willen durchsetzen, kommt dann in ihrer Angst zum Ausdruck. Die Sorge, die sie für andere empfinden, wie auch die Überempfindlichkeit bei schlechten Nachrichten beziehen sich ebenfalls auf dieses Thema.
Sie wollen die Dinge unter Kontrolle behalten und fühlen sich dabei auch für die Menschen in ihrer Umgebung verantwortlich.

## *Empfindliches Nervensystem*

So stark und unabhängig sie sich nach außen zeigen, so groß ist die innere Empfindlichkeit von *Aconitum*-Kindern. Allerdings lassen sie es sich nicht so leicht anmerken. Alle Sinnesreize, wie zum Beispiel Licht und Geräusche, nehmen sie intensiv wahr. Vor allem, wenn sie sich nicht wohlfühlen, ertragen sie absolut keinen Lärm. *Aconitum*-Kinder werden durch Musik, die sie lieben, tief berührt.
Ihre (Über-) Empfindlichkeit macht es ihnen schwer, sich anfassen zu lassen, vor allem, wenn sie krank sind. Bei Schmerzen können sie völlig in Panik geraten und schreien dann aus vollem Hals. Diese Reaktion bezieht sich auf den Verlust der Kontrolle über den eigenen Körper. Der Körper verhält sich auf eine Weise, die sie nicht verstehen und die sie so nicht haben wollen, und deshalb verlieren sie das natürliche Vertrauen. Sie reagieren völlig verzweifelt und panisch über ihre Machtlosigkeit. Es kann geschehen, dass sie in ihrem Verhalten in ein früheres Stadium zurückfallen und zum Beispiel getragen werden wollen, wobei sie jedoch nicht getröstet werden möchten. *Aconitum*-Kinder können dabei auch sehr böse werden und ihre Emotionen in Form von Wutanfällen äußern. Außerdem kann alles, was tagsüber nicht verarbeitet worden ist, nachts mit aller Kraft in Form von unheimlichen Bildern und Albträumen ausbrechen.

## *Schreck und Todesangst*

Was *Aconitum*-Kinder am meisten aus dem Gleichgewicht bringen kann, sind Angstsituationen. Die Angst kann ausgelöst werden durch ein schlimmes Ereignis, wie zum Beispiel einen schweren Unfall oder einen Brand, aber auch durch eine plötzliche Krankheit,

hohes Fieber, eine Operation oder eine schwere Geburt. Selbst schlechte Nachrichten können bei Kindern, die dafür empfänglich sind, zeitweilig einen „*Aconitum*-Zustand" hervorrufen.
Die Angst kann so intensiv und heftig sein, dass sie denken, bald sterben zu müssen. Manchmal sagen sie dann auch wörtlich: „Mama, ich muss jetzt sterben". Sie sind davon überzeugt! Bei kleinen Kindern, die die Sprache noch nicht beherrschen, kann sich diese Angst in unterschiedlichen physischen Symptomen zeigen, wie zum Beispiel durch Harnverhalt. Bei älteren Kindern kann sich die Angst in Bettnässen äußern. Glücklicherweise ist *Aconitum* in der Lage, diese Angst und die daraus resultierenden Beschwerden zu beseitigen und das alte Gleichgewicht wieder herzustellen.
Ein akuter Angstzustand kann, wenn keine entsprechende Behandlung stattfindet, in eine chronische Angst übergehen, wie beispielsweise Angst in einer Menschenmenge, Angst vor kleinen Räumen, Angst, die Straße zu überqueren, zu ersticken oder Angst vor der Zukunft. Diese Ängste sehen wir oft bei Kindern, die an Hyperventilation leiden. Die Ursachen können vielfältig sein, doch fast immer beziehen sie sich auf die Angst vor dem Tod. *Aconitum* ist deshalb eines der wichtigsten Mittel bei Panikattacken mit Hyperventilation.

## *Praxisbericht*

Ein Kollege berichtete mir über eine Praxiserfahrung mit *Aconitum*, die seine Anwendung sehr anschaulich darstellt. In einem Kurs hatte er gelernt, dass es empfehlenswert sei, immer ein Röhrchen *Aconitum* in der Hosentasche zu tragen. Seitdem beherzigt er diesen Rat. Eines Tages stürmte eine Mutter mit ihrem blutbefleckten Sohn in die Praxis. Er hatte eine Schnittwunde an der Hand und war völlig außer sich. Die Schnittwunde musste genäht werden - doch wie macht man das bei einem Kind mit panischer Angst? Der Arzt griff in seine Hosentasche und holte das Röhrchen mit *Aconitum* hervor. Er verabreichte dem Kind einige Kügelchen und fing an, seine Instrumente vorzubereiten. Als er sich umdrehte, sah er voller Erstaunen, dass der Junge beruhigt war und mit seiner Mutter redete. Die Lokalanästhesie und selbst das Nähen der Wunde stellten kein Problem mehr dar.

## Körperliche Beschwerden

Auch die körperlichen Beschwerden sind hochakut und beginnen heftig. *Aconitum* ist ein typisches Mittel für Krankheiten, die sehr plötzlich beginnen. Harnverhalt (Urinieren ist unmöglich oder unvollständig) bei einem Neugeborenen ist ein Symptom, das auf *Aconitum* hinweisen kann. In Kombination mit den Symptomen während einer Entbindung (Schreck, Panik und Abkühlung) ergibt sich das *Aconitum*-Bild.

*Aconitum* hat Beschwerden als Folge von Abkühlung, besonders bei kaltem, trockenem Wind bei ansonsten warmem Wetter. Durch unterdrückten Schweiß (zum Beispiel durch Abkühlung oder chemische Mittel) kann plötzlich Schwäche entstehen oder Fieber mit großer Angst. Es ist eines der wichtigsten Mittel bei Grippe und das erste Mittel bei Entzündungen mit Fieber. Alles weist auf *Aconitum* hin, wenn das kranke Kind nicht berührt werden möchte. Es kann auch sehr hilfreich sein bei Pseudo-Krupp, vor allem wenn das Kind durch die Beklemmung in Panik gerät.

Schmerzen können heftig sein und die Kinder zur Verzweiflung bringen. Besonders Nervenschmerzen lassen sie aufschreien. Es können hellrote Blutungen auftreten und brennende oder taube, kribbelnde Empfindungen. Sinneswahrnehmungen können verstärkt empfunden werden und das Kind beeinträchtigen.

## Ernährung

*Aconitum*-Kinder lieben oft kaltes Wasser, saure Nahrung und bittere Getränke. Milch vertragen sie meistens schlecht.

# Das Agaricus muscarius-Kind

*Fliegenpilz, Fliegenschwamm*

*Pflanzliches Mittel (Fam. nat. Agaricaceae)*

## „Kinder ohne Hemmung“

### *Herkunft*

*Agaricus muscarius* (oder Amanita muscaria) ist der lateinische Name für den roten Fliegenpilz, den bekannten roten Hut mit den weißen Tupfen. Dieser Pilz sieht zwar harmlos aus, ist es aber keineswegs. Es ist bekannt, dass die Wikinger diese Pilze zu sich nahmen, bevor sie ihre Raub- und Plünderzüge begannen. Unter Einfluss des Fliegenpilzes veränderten sich die ruhigen, introvertierten Skandinavier in mordlustige Wüteriche, die großen Teilen Europas Angst einflößten. Derselbe Pilz wurde schon in alten Zeiten bei verschiedenen Ritualen verwendet, und gegenwärtig gehört er zu den sogenannten „Smart Drugs[1]“.

Beim Studieren dieses Mittels benutzte Hahnemann unter anderem den präzisen Bericht eines Arztes aus Napoleons Armee. Der Armeearzt begleitete eine Gruppe von Soldaten, die auf dem Rückzug nach der Schlacht an der Beresina ausgehungert in einem Wald landete. Dort stürzten sich die Soldaten in Ermangelung anderer Nahrung auf die Fliegenpilze. Sie benahmen sich, als ob sie betrunken wären. Einige begannen zu singen und zu lallen, andere liefen unruhig umher, wobei sie die Beine viel höher als notwendig hoben. Kleine Hürden kamen ihnen wie enorme Hindernisse vor, und alles erschien viel größer zu sein, als es in Wirklichkeit war.

### *Energie*

*Agaricus*-Kinder verfügen über ein ungeheueres Maß an Energie. Solange diese Energie in Bahnen gelenkt wird und sich im Gleichgewicht befindet, sind es aktive Kinder, die das Leben genießen.

1 Smart Drugs – oder Natural Drugs – sind psychoaktive Substanzen, die in der Natur vorkommen und zum Teil in Smart- oder Headshops verkauft werden.

Sie sind von Natur aus fröhlich und offen. Sie tragen das Herz auf der Zunge und singen gern, wenn sie sich freuen. Ihre Spontanität äußert sich in Schabernack, den sie gerne mit jemandem treiben, wobei es ihnen dabei nicht so sehr um Aufmerksamkeit oder Anerkennung geht. Sie haben einfach gerne Spaß und lieben die Unterhaltung. Langes Stillsitzen und Schweigen gefallen ihnen nicht, es sei denn, es ist wirklich notwendig.
Manchmal können sie kein Ende finden und kennen keine Grenzen. Dann übertreiben sie ihre Scherze dermaßen, dass sie niemand mehr lustig findet. Sie sind sehr redselig und lassen andere nicht zu Wort kommen. Zuhören bereitet ihnen oft große Mühe, ebenso wird nicht jede Frage, die man ihnen stellt, beantwortet.
Die Kräfte, die sie bei Zorn entwickeln können, sind enorm. Wenn sie wütend sind, nimmt ihre physische Kraft so zu, dass sie zu Kraftakten fähig sind, die man von einem Kind nicht erwarten würde. Wir kennen die Leistungsfähigkeit von Menschen in lebensbedrohlichen Situationen – *Agaricus*-Kinder sind schon in weniger bedrohlichen Situationen zu körperlichen Höchstleistungen fähig.

## *Empfindlich für Kritik und Bestrafung*

Für *Agaricus*-Kinder ist es wichtig, dass sie ernst genommen werden, und dass man sie akzeptiert, wie sie sind. Besonders empfindlich sind sie gegenüber Kritik. Sie fühlen sich schnell zurückgewiesen und können sehr heftig auf Kritik und Bestrafung reagieren. Wenn ein Kind nach Tadel erkrankt oder plötzlich Fehler beim Schreiben oder Lesen macht, so wird ein homöopathischer Arzt schnell an *Agaricus* denken. Geraten diese Kinder durch physische Krankheiten oder durch emotionale Verstimmung aus dem Gleichgewicht, dann sind sie schwer zu bremsen. Sie können ihre Energie nicht fokussieren, und ihre Unruhe macht es ihnen schwer, sich zu konzentrieren und zu lernen. Sie sind ständig in Bewegung und Stillsitzen ist für sie sehr schwierig. Sie haben ihre Bewegungen teilweise nicht mehr unter Kontrolle und selbst Muskelzuckungen können auftreten, was auf eine Überreizung des Nervensystems zurückzuführen ist. Dabei ziehen sie sich häufig in ihre eigene Welt zurück, bis hin zum völligen Verschließen gegenüber der Außenwelt. Wenn ein Kind spät Laufen oder Sprechen lernt, so kann dies ein zusätzlicher Hinweis auf *Agaricus* sein.

## *Unbesiegbare Krieger oder willenlose Opfer*

Solange ihre körperlichen und seelischen Kräfte zielgerichtet sind, können sie Berge versetzen und auch anderen Kindern in schwierigen Situationen helfen. Doch wenn *Agaricus*-Kinder aus dem Gleichgewicht geraten, werden ihre Kräfte – abgesehen davon, dass sie ungehemmt sind – oft ungezielt, wobei sie dabei keineswegs einen starken Eindruck machen. Sie fühlen sich machtlos und frustriert, sind geistig erschöpft und immer weniger in der Lage, Lösungen zu finden. Ihre Sprache wird unkontrollierter und undeutlicher, in ihren Bewegungen kann sich Kontrollverlust bemerkbar machen. Sie laufen Gefahr, nicht mehr ernst genommen zu werden. Das macht alles nur noch schlimmer, sind sie doch so empfindlich gegenüber Kritik! Anstelle des unbesiegbaren Kriegers, der sie im Wesentlichen sind, erscheinen sie nun als willenlose Opfer. *Agaricus* in homöopathischer Zubereitung erweckt die alten Kräfte wieder.

## *Waghalsig und neckisch*

Auffällig bei *Agaricus*-Kindern ist ihr Wagemut. Es gibt wenige Dinge, vor denen sie Angst haben. In ihrer Ungehemmtheit sehen sie nirgends Gefahren und können wirklich tollkühne Sachen vollbringen. Ein Problem, das mir mehrfach aufgefallen ist, ist, dass sie in ihrer Überbegeisterung und in ihrer Unruhe keine Grenzen kennen. Sie können nicht mehr damit aufhören, zu reden und zu necken. Andere Kinder stören sich daran, und nun geschieht genau das, was sie vermeiden wollen: Man nimmt sie nicht mehr ernst, und sie werden nun selbst von den anderen Kindern verspottet.

## *Der Tod*

Kinder, die *Agaricus* benötigen, fühlen sich von sterbenden Menschen angezogen. Alles, was mit dem Tod zu tun hat, beschäftigt sie. Sie fürchten den Tod, doch gleichzeitig fasziniert er sie auch. Wenn ihnen selbst etwas fehlt, wollen sie mit jedem darüber sprechen. Wenn etwas erzählt wird, das sie bewegt, können sie andere mit ihren ängstlichen Fragen verrückt machen. Sie möchten dann unterstützt und beruhigt werden. In diesem Zustand weinen sie leicht und viel.

## Körperliche Eigenschaften

*Agaricus*-Kinder frieren leicht und ertragen Kälte schlecht. Wenn sich ein Gewitter nähert, verschlimmern sich ihre Beschwerden. Der Morgen ist ihre schlechteste Zeit. Sie fühlen sich am Abend besser und sind meist in ihrem Element, wenn sie in Ruhe einer Beschäftigung nachgehen.

*Agaricus* ist ein wichtiges Mittel bei diversen neurologischen Krankheiten, vor allem, wenn sie von Zuckungen und Krämpfen der Muskulatur begleitet werden. Bei Tics im Gesicht denkt der homöopathische Arzt als Erstes an dieses Mittel. Ein typisches Symptom von *Agaricus* ist auch, dass Druck auf die Wirbelsäule unwillkürliche Lachkrämpfe auslösen kann.

Symptome, die zu *Agaricus* passen, sind Stolpern, Gehen mit zu großen Schritten, Unbeholfenheit in Bewegungen, Gegenstände aus den Händen gleiten lassen und Ähnliches. Es ist, als ob die Bewegungen ungehemmt und ohne Kontrolle sind. Diagonale Beschwerden sind ebenfalls ein typisches Symptom von *Agaricus*, zum Beispiel Schmerzen im linken Arm und gleichzeitig Schmerzen im rechten Bein.

Wärme und Sonne mögen sie gerne, doch sie bekommen davon oft Kopfschmerzen. Ihre Nasenschleimhäute können sehr trocken sein und auffällig ist, dass Husten am Ende häufig in Niesen übergeht.

*Agaricus* ist eines der wichtigsten Mittel bei Frostbeulen an Händen und Füßen.

## Ernährung

*Agaricus*-Kinder haben ein wechselhaftes Verhalten in Bezug auf Essen. Entweder haben sie die ganze Zeit Hunger, oder sie haben einen schlechten Appetit. Kalte Getränke und Speisen vertragen sie nicht gut, obwohl sie danach verlangen können. Brot und Eier sind Nahrungsmittel, die sie entweder lieben oder verabscheuen.

# Das Alumina-Kind

*Tonerde (Aluminiumoxid, $Al_2O_3$)*

*Mineralisches Mittel*

## „Eine eigene Identität muss sich erst noch formen“

### *Herkunft*

Das Metall Aluminium ist eines der am häufigsten vorkommenden Metalle auf der Erde. Ca. 7,5 % der Erdkruste bestehen aus Aluminium. Das Mittel *Alumina* ist die Aluminiumverbindung (Aluminiumoxid), die bis heute in der Homöopathie am häufigsten verwendet wird. Neuerdings wird auch das reine *Aluminium* in der Homöopathie eingesetzt. Ton besteht hauptsächlich aus Aluminiumoxid, und das Bild des Tons ist uns behilflich, das Mittel zu skizzieren.

### *Hauptsächlich eine Entwicklungsphase*

Es gibt einige auffällige Symptome, die bei einem Kind an das Mittel *Alumina* denken lassen. *Alumina* passt eher zu einer bestimmten Entwicklungsphase des Kindes und weniger zu einem bestimmten Typus. Verstopfung, trockene Haut und Trägheit sind die am häufigsten vorkommenden Symptome bei *Alumina*-Babys und kleinen Kindern. Ein zusätzlicher Hinweis ist starker Juckreiz, wobei sie sich blutig kratzen, obwohl oft keine Hautausschläge zu sehen sind.
Bei älteren Kindern wird deutlich, dass sie sich immer stark ihrer Umgebung anpassen, und es für sie schwierig ist, ihren eigenen Willen zu entwickeln. Deswegen sind sie zwar einfach im Umgang, doch es sind Kinder mit wenig „eigener Identität“. Wenn es Kindern schwerfällt, sich abzugrenzen, aus Angst, von der Gruppe verstoßen zu werden, so kann *Alumina* ihre Willenskraft stärken. Dann werden sie in der Lage sein, ihren eigenen Platz zu finden und einzunehmen.

### *Gestaltung der eigenen Identität*

*Alumina* verweist nicht so sehr auf den Typus des Kindes, sondern viel mehr auf die Entwicklungsphase, die es gerade durchläuft. *Alumina* bezieht sich auf die Phase der Entwicklung einer eigenen

Identität. Diese Phase gehört in die Jugendzeit. Es existiert zwar ein bestimmtes „Ich-Bewusstsein" (das bei kleinen Kindern noch nicht oder kaum besteht), doch welchen Platz ein Kind in der Beziehung zu anderen Menschen einnimmt, ist noch nicht klar. Wenn in dieser Zeit die notwendigen Reize fehlen, bleibt das Kind „stecken". Es entwickelt keine klare eigene Identität. Das Bild, das das Kind von sich selbst hat, bleibt verschwommen.
Die *Alumina*-Phase hat mit der Abgrenzung des Körpers, in dem wir wohnen, gegenüber dem des anderen zu tun.

## *Anpassen an die Umgebung*

Da *Alumina*-Kinder durchaus überzeugt sind, irgendwohin zu gehören, jedoch nicht genau wissen, welchen Platz sie wie einnehmen sollen, passen sie sich an. Das macht sie zu sehr fügsamen und nachgiebigen Kindern. Sie können jede Form annehmen und sind „knetbar wie ungebrannter Ton". Sie sind davon überzeugt, dass es gut ist, sich anderen anzupassen und betrachten es als egoistisch, einfach ihren Willen durchzusetzen. In ihrer Anpassung übernehmen sie einfach die Gedanken und Gewohnheiten anderer. Dahinter verbirgt sich die Angst, verlassen zu werden, wenn sie zu viel Raum für sich selbst einfordern, aber auch, dass es nicht gut ist, seine eigenen Ideen zu verfolgen.
Solange sie Beziehungen mit wohlgesinnten Kindern und Erwachsenen haben, ist alles in Ordnung. Die Gefahr besteht darin, dass sie sich nicht im Klaren darüber sind, was sie selbst wollen, sodass andere diese Lücke immer wieder für sie ausfüllen.

## *Auf der Suche nach sich selbst*

Da ihr eigener Wille noch nicht stark entwickelt ist, sind diese Kinder sehr leicht zu beeinflussen. *Alumina*-Kinder haben schnell das Gefühl, etwas Falsches zu tun. Sie können sich nicht vorstellen, dass andere Kinder es nicht gut mit ihnen meinen. Wenn sie dann doch merken, dass andere weniger gute Absichten mit ihnen haben, wird sie dies ärgern, doch ob sie ihre Wut zeigen, ist zweifelhaft.
Dieser Zustand könnte sie anregen, mehr zu sich selbst zu stehen und auf die Suche zu gehen, wer sie wirklich sind und was sie möchten!

## *Nur eine Aufgabe auf einmal*

*Alumina*-Kinder können träge im Denken und Handeln sein. Es ist, als ob sie feststecken würden. Da sie sich ihrer Trägheit bewusst sind, kann ein innerliches Gefühl von Gehetztsein entstehen. Es fällt ihnen sehr schwer, zwei Dinge gleichzeitig zu tun, zum Beispiel etwas mit den Händen zu machen und gleichzeitig zu reden. Sie brauchen all ihre Aufmerksamkeit, um eine Aufgabe auszuführen. Alles soll dann auch nach ihrem Zeitmaß und auf ihre Art geschehen. In dieser Phase geraten *Alumina*-Kinder leicht in Panik, wenn zu viel von ihnen gefordert wird.

## *Identifikation mit dem anderen*

Wenn *Alumina*-Kinder aus dem Gleichgewicht geraten, so kann sie das aus der Fassung bringen. Sie haben sich so stark mit dem anderen identifiziert, dass sie nicht mehr in der Lage sind, zu unterscheiden, was sie selbst wollen und was der andere möchte. Schließlich zweifeln sie völlig an sich selbst und fragen sich, wer sie selbst sind und wer der andere ist: „Habe ich das gesagt oder mein Freund?“ Wenn die Verwirrung größer wird, können *Alumina*-Kinder das Gefühl bekommen, dass sie mit dem anderen verschmelzen, dass es keine Grenze mehr zwischen dem anderen und ihnen selbst gibt. Alles erscheint unwirklich.

## *Angst vor den eigenen Impulsen*

Da es so schwierig für sie ist, zu sich selbst Kontakt herzustellen, fürchten sie sich oft vor dem, was in ihnen steckt. Können sie sich selbst vertrauen? Charakteristisch für *Alumina* ist die Angst vor Messern. Sie fürchten, dass sie sich ohne Grund etwas zufügen könnten. Sie haben Angst, den Verstand zu verlieren. *Alumina* kann diesen Kindern helfen, den Kontakt mit sich selbst herzustellen und mit beiden Beinen auf der Erde zu stehen.

## *Körperliche Eigenschaften*

*Alumina*-Kinder sind meist warmblütig und ertragen Hitze und Trockenheit schwer. Feuchtigkeit hingegen tut ihnen gut. Nimmt man sie auf Urlaub in die Berge mit, dann merkt man, dass ihre

Beschwerden meist zunehmen. Ihre schlechteste Zeit ist um 9 Uhr morgens.

Trotz der Verschlimmerung durch Wärme finden sie auch am Winter keinen Gefallen. Sie erkälten sich leicht und Verkühlungen heilen nicht richtig aus, da es ihnen an Widerstandskraft mangelt. Trägheit, Schwäche, Lähmung und Trockenheit sind vier Symptome, die bei allen Beschwerden vorkommen.

Trägheit tritt in der Speiseröhre auf – sie haben Schwierigkeiten, ihr Essen zu schlucken. Trägheit äußert sich auch in der Blase – Harnlassen dauert lange – und in den Gedärmen. Verstopfung finden wir vor allem bei Säuglingen.

Alles an ihnen ist trocken: die Augen, der Mund, die Kehle und die Gedärme. Auch die Haut kann extrem trocken sein mit sehr viel Juckreiz, obwohl äußerlich keine Irritation sichtbar ist.

## *Ernährung*

*Alumina*-Kinder haben eine besondere Beziehung zu Kartoffeln: Entweder sind sie gierig danach oder sie haben eine starke Abneigung dagegen. Der Genuss von Kartoffeln verschlimmert ihre Beschwerden. Sie lieben trockene Nahrung, Reis und Mehlspeisen. *Alumina*-Kinder können ein Verlangen nach allerlei unverdaulichen Dingen wie Kohle, Lehm und dergleichen haben – als ob sie etwas ergänzen wollten, das ihnen fehlt.

Sie verabscheuen Fleisch und vertragen industrielle Nahrungsmittel nur schlecht. Für jeden ist natürliche Ernährung das Beste, doch bei *Alumina*-Kindern ist sie ein absolutes Muss.

# Das Ammonium carbonicum-Kind

*Hirschhornsalz $(NH_4)_2CO_3$*

*Mineralisches Mittel*

## „Starke Identifikation mit der Vaterfigur“

### *Herkunft*

Hahnemann war nicht nur Arzt, sondern auch ein großer Chemiker. In seinem Buch „Die chronischen Krankheiten“ beschreibt er präzise, wie er das Salz Ammoniumcarbonat aus Ammoniak und Natriumcarbonat gewonnen hat. Er heilte damit viele Patienten. Bis vor zehn Jahren kannten wir *Ammonium carbonicum* nur als Heilmittel bei alten Menschen mit asthmatischen Beschwerden bzw. chronischer Bronchitis. Welchem Typus dieses Mittel entspricht, wussten wir nicht, geschweige denn, welchem Kindertypus. Mittlerweile gehört es jedoch zu den am meisten verschriebenen Mitteln, insbesondere für Kinder in der Pubertät.

### *Idealisierung des Vaters*

In jungem Alter neigen *Ammonium carbonicum*-Kinder dazu, alles an ihrem Vater zu idealisieren. Ihr Vater ist der größte, stärkste, schlaueste und beste Vater auf der ganzen Welt. Er kann und weiß alles. Der „Vater“ muss nicht der biologische Vater sein, es kann auch jemand sein, der die Vaterrolle übernimmt, wie etwa der Stiefvater oder der Lehrer in der Schule. Solange das Verhältnis mit ihrem Vater in Ordnung ist, können sie alles bewältigen. Deutlich kommt ihr Wesen zum Vorschein, wenn sie von einem Menschen, der ihnen nahe steht, enttäuscht werden. Am tiefsten werden sie jedoch getroffen, wenn das idealisierte Bild des Vaters zusammenbricht.

### *Groll*

Das *Ammonium carbonicum*-Bild zeigt nicht nur einfachen Zorn. Er sitzt tiefer - Groll, Ressentiments und manchmal sogar Hass sind Begriffe, an die man denkt, wenn die Kinder in der Lage sind, ihre Emotionen zu beschreiben. Meistens bekommen wir die Beschreibung von einem der Elternteile. Die Art und Weise, wie sie in der Praxis sitzen, spricht Bände. *Ammonium carbonicum*-Kinder reden nicht gern, wenn sie einmal verletzt oder wütend sind. Sie starren vor sich hin und haben überhaupt keine Lust, irgendetwas zum Thema beizutragen. Sie selbst empfinden das nicht als störend, ihre Umgebung umso mehr. Gleichgültig hängen sie in ihrem Stuhl und beantworten kaum eine Frage. Wenn sie zum Arzt kommen, dann wegen einer chronischen Erkältung, einer Kieferhöhlenentzündung oder wegen Hautbeschwerden, jedoch nicht, weil sie sich selbst nicht wohlfühlen. Wie könnte man so etwas behaupten!

## *Enttäuscht*

Je stärker eine Person idealisiert wird, desto größer ist die Enttäuschung, wenn sich später herausstellt, dass diese in Wirklichkeit weder stark noch allwissend ist. Deshalb werden *Ammonium carbonicum*-Kinder tiefer verletzt als die meisten anderen Kinder, wenn sie entdecken, dass ihr Vater auch nur ein einfacher Mensch ist. Auch andere Kinder können in einen *Ammonium carbonicum*-Zustand geraten, wenn das Verhalten der Vaterfigur stark von den Erwartungen abweicht. Wir sehen dieses Bild zum Beispiel bei Kindern, die durch ihren Vater seelisch oder körperlich misshandelt wurden. Doch bei Kindern mit einer Veranlagung zum *Ammonium carbonicum*-Typus genügt schon eine „einfache“ Enttäuschung, um dieses Bild hervorzurufen. Das Idealbild zerbricht, und die empfundene Enttäuschung und den Schmerz wandeln sie lieber in Groll und Hass um, als den tiefer liegenden Kummer fühlen zu müssen. Sie äußern diese Gefühle durch störrisches Stillschweigen, sie werden sarkastisch, schimpfen und fluchen leicht. Doch der Zorn sitzt im Inneren und kann in eine schweigsame, düstere Gemütsverfassung übergehen. Sie sind dann nur noch schwer zu erreichen, bleiben in ihrer eigenen Fantasiewelt, und die Konzentration fällt ihnen schwer.

## *Kämpfen für das Ideal oder gegen das Unrecht*

Die Gesellschaft mit ihren Vorschriften und Autoritäten entspricht im übertragenen Sinn der Vaterfigur. Alles, was dort geschieht, wird genau so kritisch betrachtet und beurteilt wie bei ihm. Wenn sie in der Schule oder bei einer Nebenbeschäftigung ungerecht behan-

delt werden, ergibt sich eine ähnliche Situation, da die Lehrperson bzw. der Arbeitgeber ebenfalls eine Art Vaterfigur darstellt. Manche *Ammonium carbonicum*-Kinder ziehen in ihrer Pubertät in den Kampf gegen Unrecht, Korruption und den Machtmissbrauch in der Welt. Sie sind die typischen „zornigen jungen Männer", die Rebellen und die Radikalen. Andere wiederum arbeiten zum Beispiel in einer Umweltgruppe oder kümmern sich um Bedürftige, Asylanten, usw.
Verstehen Sie es nicht falsch: Ihr Einsatz für diese Ziele ist wichtig und wertvoll, er kann sie jedoch nicht von ihrem inneren Leid befreien. Dieses wird sich auf verschiedenen Umwegen äußern, sei es über seelische Signale oder über körperliche Beschwerden. Der Protest gegen die etablierte Ordnung macht sich auch in Desinteresse, provozierender Kleidung oder nachlässigem Aussehen bemerkbar. Darin ähneln sie *Sulfur*-Kindern. Während jedoch bei *Sulfur* hinter diesem Verhalten Faulheit und Bequemlichkeit stecken, hat es bei *Ammonium carbonicum*-Kindern mit Protest zu tun.

## Körperliche Eigenschaften

Die meisten Beschwerden treten auf der rechten Körperseite auf. *Ammonium carbonicum*-Kinder sind im Allgemeinen fröstelnd, viele Beschwerden entstehen durch Kälte oder werden dadurch verschlimmert. Ein auffälliges Symptom ist ein vorübergehender Gedächtnisverlust nach einem Stoß oder Schlag auf den Kopf.
Erkältungen, für die sie sehr anfällig sind, können von scharfem Nasenausfluss begleitet sein und in eine Kieferhöhlenentzündung (rechts) übergehen. Auch die Lungen sind oft in Mitleidenschaft gezogen, vor allem im höheren Alter.

## Ernährung

*Ammonium carbonicum*-Kinder geht es nach dem Essen besser. Sie lieben Süßigkeiten, insbesondere Schokolade, aber auch Saures. Oft trifft man auf eine Abneigung gegen Fleisch. Kartoffeln vertragen sie meist nicht.

# Das Anacardium-Kind

*Malakkanussbaum, Tintenbaum, Elefantenlaus*

*Pflanzliches Mittel (Fam. nat. Anacardiaceae)*

## „Ein Engelchen und ein Teufelchen"

### *Herkunft*

Es gibt zwei Arten von *Anacardium*, ein abendländisches (occidentales) aus „Westindien" und ein östliches (orientales) aus „Ostindien". *Anacardium occidentale* wird aus dem Samen des Cashewbaumes hergestellt, der bekannten Cashewnuss. Das ist eine nierenförmige Nuss, die in früheren Zeiten zum Verjüngen und Erfrischen der Gesichtshaut verwendet wurde. Aus Erfahrung ist bekannt, dass nach Gebrauch die Hände gut gewaschen werden sollten, da sonst ein heftiger, juckender Hautausschlag entsteht.
*Anacardium orientale* wird in der Homöopathie häufiger verwendet und wird deshalb hier beschrieben. Die Nuss hat die Form eines Herzens, daher der lateinische Name *Anacardium*, was „einem Herz ähnelnd" bedeutet.
Das Bild der beiden Nüsse ist schwer voneinander zu unterscheiden. Bei Hautbeschwerden wird *Anacardium occidentale* (Cashew) wahrscheinlich besser wirken. Dass *Anacardium* zwei Varianten hat, die außerdem an zwei abgelegenen Orten der Erde wachsen, ist für das Mittel charakteristisch. Diese Zweiteilung zieht sich wie ein roter Faden durch das Mittelbild.

### *Zwei Seiten*

*Anacardium*-Kinder vereinigen zwei gegensätzliche Charaktere in sich. In der Schule können sie beispielsweise brave, mustergültige Schüler sein, die sich sehr viel Mühe geben, hart arbeiten und keine Bitte abschlagen. Doch in vertrauter Umgebung kommt häufig die andere Seite ihres Charakters zum Vorschein. Zu Hause können sie sich an Bruder oder Schwester abreagieren, frech zu den Eltern sein oder unerwartete, hinterhältige Streiche spielen. Das Engelchen, das die Außenwelt kennt, kann sich zu Hause in einen kleinen Teufel verwandeln.

Natürlich vereint jedes Kind unterschiedliche Eigenschaften in sich, wobei die Außenwelt immer eine andere Seite sieht als die Menschen, mit denen das Kind zusammenlebt. Doch bei *Anacardium*-Kindern ist diese Trennung ausgesprochen groß – als ob die helle und die dunkle Seite keine Verbindung miteinander haben.

## *Selbstwert beweisen müssen*

Das natürliche Selbstvertrauen von *Anacardium*-Kindern kann durch Einflüsse von außen zerstört werden. Aufgrund des so entstandenen, extremen inneren Zweifels leben *Anacardium*-Kinder unter ständigem Erfolgsdruck. Sie wollen immer beweisen, dass sie die in sie gesetzten Erwartungen erfüllen und möchten durch Leistung überzeugen. Dahinter verstecken sich eine große Unsicherheit und Zweifel an ihrem Selbstwert. Wenn sie alt genug sind, um darüber zu reden, sagen manche vielleicht, dass sie sich selbst nicht besonders wertvoll finden, vielleicht sogar, dass sie „wertlos" sind. Doch die meisten Kinder können dieses Gefühl nur schwer in Worte fassen. Sie haben eine harte Schale gebildet und hoffen, so nicht verletzt zu werden.

Wenn es ernst wird, zum Beispiel vor einer Prüfung, werden sie unvorstellbar angespannt. *Anacardium* galt schon lange bevor wir das vollständige homöopathische Bild entdeckt hatten, als eines der wichtigsten Mittel gegen Prüfungsangst. Der Zweifel kann in der Schwierigkeit sich zu entscheiden zum Ausdruck kommen. Entweder zögern sie eine Entscheidung hinaus oder sie entscheiden sich sofort, fanatisch und absolut, um alle Zweifel zu verbergen.

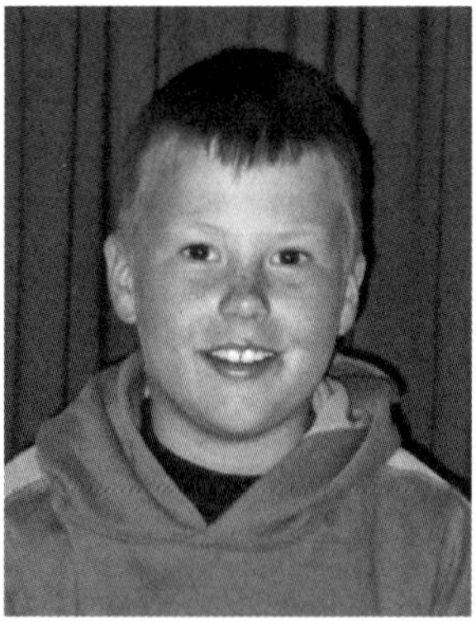
*Anac.*

*Anacardium*-Kinder sind sich eher im Klaren darüber, was sie nicht möchten, als darüber, was sie möchten.

## *Trennung*

Das Persönlichkeitsbild, das *Anacardium*-Kinder aufweisen, hat meistens eine klare Ursache. Irgendwann in ihrem Leben, meistens in den ersten Jahren, gab es eine Trennung. Diese Trennung kann in der Außenwelt stattgefunden haben und/oder in ihrer Innenwelt. Vielleicht hatten die Eltern oft gewalttätige Auseinandersetzungen, oder es gab eine Trennung bzw. Scheidung. Wenn die Persönlichkeiten von Mutter und Vater weit auseinander liegen, kann das zu einer inneren Zerrissenheit der Kinder führen. Sie möchten beide Elternteile beisammen halten, stehen dabei jedoch vor einer unlösbaren Aufgabe. Die „Lösung" ist, sich selbst eine Teilung aufzuerlegen. Ihr Verdruss und ihre Wut kommen entweder gar nicht, unvollständig oder nur in unbeobachteten Momenten zum Vorschein. Am liebsten sind ihnen Ruhe und Frieden. Deshalb können *Anacardium*-Kinder im späteren Alter übereifrige Anhänger einer Friedensbewegung werden oder einer gewaltlosen Gruppierung beitreten. Solange sie sich ihrer Wut und ihrer Frustration nicht bewusst sind, bleiben diese im Verborgenen und konnen in einem unerwarteten Moment ausbrechen.

## *Hoher Anspruch*

Eine andere Ursache für das Entstehen eines *Anacardium*-Bildes ist die zu hohe Erwartung eines oder beider Elternteile an ihre Kinder. Die Kinder bemühen sich und möchten die in sie gesetzten Erwartung erfüllen, geraten jedoch in einen inneren Konflikt, wenn sie die Anerkennung, nach der sie suchen, nicht bekommen. Dieser Konflikt kann auf unterschiedliche Art und Weise zum Ausdruck kommen. Entweder werden sie sehr still und zurückgezogen, voller Zweifel über sich selbst, oder sie machen sich fanatisch an die Arbeit, sodass die Außenwelt nicht bemerkt, wie unsicher sie in Wirklichkeit sind. Sie wollen sich unbedingt beweisen.

Auf Dauer bringt diese Haltung geistige und körperliche Beschwerden mit sich. Der innere Konflikt kann dazu führen, dass die Entwicklung langsamer als bei anderen Kindern verläuft. Konzentrationsfähigkeit und Gedächtnisleistung können abnehmen. Die seelische Anspannung, Leistung erbringen zu müssen, wird ihnen irgendwann zu viel. Wie schon erwähnt, sind Prüfungen und Examina der Zeitpunkt, an dem alle Spannungen nach außen kommen, und die Gefahr ist groß, dass *Anacardium*-Kinder scheitern.

## *Die dunkle Seite*

Wenn *Anacardium*-Kinder den Mut verlieren, kann plötzlich eine unvorstellbare Wut zutage treten, und sie werden gegenüber anderen gleichgültig. Am Anfang spielen sie manchmal den Clown, obwohl sie es nicht ertragen können, ausgelacht oder getadelt zu werden. Ihr Verhalten kann sehr wechselhaft sein.

Später wird ihr Benehmen boshaft, herausfordernd und aggressiv. Sie schimpfen, fluchen und können sogar richtig gemein gegenüber Kindern oder Erwachsenen werden. Es ist so, als ob sie ihren eigenen Schmerz durch das Leid anderer zu lindern versuchen. Anfangs bereuen sie ihr Verhalten noch, doch später scheinen sie nicht einmal mehr Schuldgefühle zu empfinden. Dinge absichtlich zerstören, anderen Kindern Schmerzen bereiten – es kann sehr weit gehen. Wir können ihr Verhalten nur dann verstehen, wenn wir uns in ihre Erlebniswelt vertiefen und nachvollziehen, wie sie Ereignisse in ihrem Leben wahrnehmen.

## *Körperliche Symptome*

Viele körperliche Beschwerden, die unter *Anacardium* erwähnt werden, sind die Folgen von Frustration und nicht verarbeiteten Emotionen, wie beispielsweise Wut, die sie nicht rauslassen, Angst (bei Prüfungen und Examina!) und Nervosität. Unterdrückte Hautausschläge (zum Beispiel durch allopathische Arzneimittel) können eine weitere Ursache für Beschwerden sein.

Es gibt einige körperliche Symptome, die sowohl *Anacardium*-Kinder als auch *Lycopodium*-Kinder aufweisen. Die Tageszeit, in der sich *Anacardium*-Kinder am schlechtesten fühlen, ist dieselbe, und zwar von 16 bis 20 Uhr. Auch die Schmerzen beginnen bei beiden oft zuerst auf der rechten Seite und breiten sich dann nach links aus. Da es auch sehr viele charakterliche Übereinstimmungen gibt („In der Schule ein Engel, zu Hause ein Bengel"), werden diese beiden Arzneimittel leicht miteinander verwechselt.

Durch Anspannung und Nervosität kann es bei *Anacardium*-Kindern zu einer Verminderung des Geruchssinns, des Gehörs oder der Sehkraft kommen. Es scheint, als ob die Nerven versagen würden. Die innere Spannung kann auch zu äußerem Zittern führen, sodass sie sogar richtig schlotternde Knie bekommen. Das Zittern kann ebenso aufgrund körperlicher Anstrengung entstehen. Vor Erschöpfung sind sie sogar zu schwach, sich auf den Beinen zu halten oder die Treppe hinaufzusteigen. Gelenke und Sehnen sind empfindliche Körperteile, ebenso wie das Nervensystem im Allgemeinen.

*Anacardium*-Kinder leiden an einem Leeregefühl im Magen, unabhängig von der Tageszeit. Dieses Gefühl wird – wie viele andere Beschwerden – vorübergehend durch Essen gebessert.

*Anacardium*-Kinder können an unterschiedlichen Hautbeschwerden leiden, vom Ekzem bis hin zu Warzen, Bläschen und Geschwüren. Der meist sehr heftige Juckreiz wird durch Kratzen verschlimmert und durch heißes Wasser gelindert. Im Allgemeinen sind *Anacardium*-Kinder gegenüber Feuchtigkeit und Kälte empfindlich und fühlen sich besser bei Wärme. Viele Beschwerden verschlimmern sich durch Bewegung.

# Das Antimonium crudum-Kind

*Grauspießglanzerz, Antimonsulfid ($Sb_2S_3$)*

*Mineralisches Mittel*

## „Querköpfig"

### *Herkunft*

*Antimonium crudum* ist ein Mineral, das schon lange in der Homöopathie verwendet wird. Es ist eine Verbindung aus dem Metall Antimon (Stibium – Sb) und Schwefel (Sulfid). Die reine Form von Antimon, *Antimonium metallicum*, kommt erst seit Kurzem als homöopathisches Mittel zum Einsatz.

Das Metall weist aufgrund seiner äußeren Form und auch aufgrund seiner Wirkung sehr viele Ähnlichkeiten mit Arsen auf. Es handelt sich dabei um einen silberweißen, stark glänzenden, spröden, metallartigen Stoff, der leicht zu pulverisieren ist und meist in Verbindung mit Schwefel (Sulfid) oder Sauerstoff (Oxid) vorkommt. Heute benutzt man Antimonsulfid in Antimon-Blei-Batterien, in Zinnlegierungen, in der Pyrotechnik und bei der Herstellung von Textilien, Gummi und Glas.

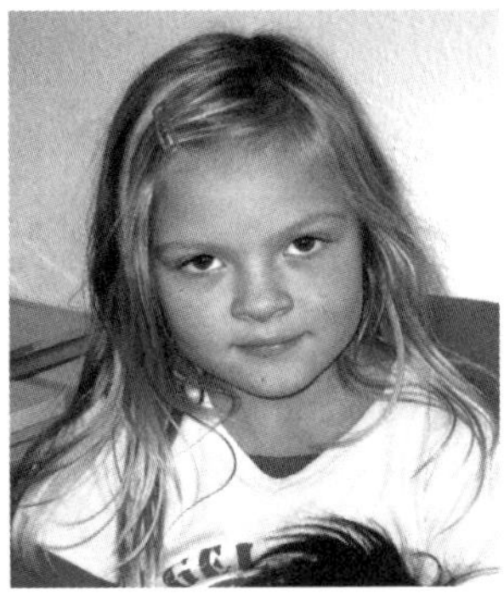

*Ant-c.*

*Antimonium crudum* wird aus einem natürlichen Mineral, dem Grauspießglanz (Stibnit), gewonnen. In der Mine Ichinokawa auf der japanischen Insel Shikoku findet man Stibnit in Form von Kristallen, die bis zu 60 cm hoch und 5 cm breit sind. Aufgrund dieser Form finden sie in Japan oft als Zaunpfosten Verwendung. Für die Kristalle ist es charakteristisch, sich quer zum Magnetfeld der Erde zu stellen.

Der Name „Antimon“ kommt vom griechischen „antimonos“ und bedeutet übersetzt „gegen das Alleinsein“. Antimon wurde um 1450 entdeckt, in einem Zeitalter, als Chemiker noch Alchemisten waren.

## *Reizbare Säuglinge*

*Antimonium crudum* hat unterschiedliche Seiten. Kinder, die dieses Mittel benötigen, sind sentimental und verwundbar. Doch solange sie noch nicht sprechen können, äußern sie ihre Unzufriedenheit auf sehr heftige Art und Weise. Sie können auf jede Form von Aufmerksamkeit und Berührung sehr wütend reagieren und wollen nicht gewaschen werden. Ihr Verdauungstrakt ist sehr empfindlich und arbeitet sehr langsam, sie stoßen oft auf und erbrechen sogar die Muttermilch. Wenn sie gestillt werden, dulden sie häufig keine weitere Person im Zimmer. Sie leiden an Impetigo contagiosa, Hautausschlägen am Kopf und chronischen Augenentzündungen. All diese Symptome verbunden mit Übellaunigkeit und Reizbarkeit weisen uns auf das richtige Mittel für diese Neugeborenen hin. *Antimonium crudum* reguliert ihre Verdauung und auch ihre Stimmung verbessert sich, da sie sich im Grunde nach Liebe und Aufmerksamkeit sehnen.

## *Die Träumer*

Wenn sich *Antimonium crudum*-Kinder wohlfühlen, können sie wunderbar tagträumen und sind sehr romantisch. Ihre Lieblingskleidung ist geschmackvoll und entspricht ihrem sensiblen Charakter. Ihre Träume sind nicht unrealistisch, doch oft schwer zu verwirklichen in dieser harten Welt. Wenn sie etwas älter werden - obwohl auch sehr junge Kinder diese Gefühle stark empfinden können - fantasieren sie gerne darüber, verliebt zu sein. Mondlicht verstärkt ihre sentimentalen Gefühle.

## *Musikbegabt*

*Antimonium crudum*-Kinder sind meist musikalisch begabt oder auf jeden Fall empfänglich für Musik. Wenn sie sich frei für ein Musikinstrument entscheiden dürfen, so wählen sie auffällig oft die Querflöte. Dieses „quer“ finden wir auch in allen anderen Bereichen.

Für diese Kinder ist es wichtig, dass sie ihre musikalische oder eine andere schöpferische Begabung entfalten können. Das Verlangen, ihre künstlerische Seite vor Publikum vorzuführen, ist sehr groß – auch weil sie auf diese Art und Weise die Aufmerksamkeit und Liebe bekommen, nach der sie sich sehnen.
Bei allem, was sie tun, gilt, dass sie es richtig machen möchten. In ihrer Kreativität verlangen sie das Beste von sich selbst und sind nicht schnell zufrieden zu stellen. Tief in ihrem Inneren haben sie Angst, dass sie nicht das leisten, was notwendig ist, um die Rolle zu erfüllen, die von ihnen erwartet wird.

## *Selbstkritisch*

Durch diese Angst sind sie überempfindlich gegenüber der geringsten Kritik. Sie haben das Gefühl, dass andere ihnen in die Quere kommen, und sind beim geringsten Anlass beleidigt. Da sie sehr selbstkritisch sind, genügt eine Kleinigkeit, um sich zurückgewiesen zu fühlen. Aus diesem Grund sind sie auch sehr empfindlich, was das Verhalten ihrer Eltern und Lehrer betrifft. Missbilligung nährt ihre inneren Zweifel und erweckt Widerstand, während Ermutigung ihr Selbstbild stärkt.
*Antimonium crudum*-Kinder haben einen starken Willen und werden zu „Querköpfen", wenn sie nicht nach eigenem Ermessen handeln können.

## *Widerspenstig und querköpfig*

Wenn sie sich durch negative Kritik oder Ablehnung verletzt fühlen, werfen sie die Flinte ins Korn. Nichts stellt sie zufrieden und jede Aufmerksamkeit, jeder Blick oder jede Berührung kann Zorn erwecken. Ihre Wut richtet sich gegen die Außenwelt, niemand ist mehr in der Lage, etwas richtig zu machen. *Antimonium crudum* hilft diesen begabten Menschen, sich wieder selbst zu lieben!
Die Neigung sich querzulegen, zieht sich wie ein roter Faden durch ihr Leben, so wie sich der Kristall quer zum Magnetfeld der Erde ausrichtet. „Quer" bedeutet aber auch, anders zu sein als andere, einmalig zu sein. Es ist bezeichnend, dass sie so etwas Einzigartiges wie die Querflöte auswählen. Solange sie im Gleichgewicht sind, ist das „Einzigartig-Sein" ein Charakterzug, der sie auszeichnet; als

Reaktion auf innere Frustration kann es jedoch zu Absonderung führen.

## Einsamkeit

Ob die Überempfindlichkeit bei einem *Antimonium crudum*-Kind angeboren oder die Folge eines Traumas ist, kann man nicht immer mit Sicherheit unterscheiden. Fest steht, dass *Antimonium crudum*-Kinder durch ihr Verhalten sehr leicht in der Einsamkeit landen, aus der sie ohne Hilfe schwer herauskommen. Hinter äußerlicher Launenhaftigkeit und manchmal sogar Grobheit verbirgt sich oft eine Traurigkeit, die nach einer Gabe *Antimonium crudum* wieder zum Ausdruck gebracht werden kann. Beim Erforschen des Mittels für dieses Buch ist mir völlig klar geworden, warum die Alchemisten dieses Metall „gegen das Alleinsein“ nennen.

## Körperliche Eigenschaften

*Antimonium crudum*-Kinder sind oft etwas korpulent, grobschlächtig und neigen zu Übergewicht. Beschwerden treten häufig auf der linken Seite auf.

Sie ertragen Wärme generell nicht so gut, da ihnen von Natur aus meist warm ist. Besonders auf Strahlungswärme reagieren sie schlecht. Ofenwärme kann bei ihnen Kopfschmerzen oder auch Husten verursachen. Sie bevorzugen frische Luft und schwitzen bei der geringsten Anstrengung.

Andererseits können sie nach Abkühlung im kalten Wasser allerlei Beschwerden wie Kopfschmerzen, Erbrechen oder Durchfall bekommen.

Wenn *Antimonium crudum*-Kinder sich nicht wohlfühlen, neigen sie stark zum Überessen, was Beschwerden von Magen und Darm zur Folge haben kann. Ein typisches Symptom dieses Mittels ist eine dicke, weiß belegte Zunge.

Weitere Beschwerden, die auftreten können, sind reichlicher Speichelfluss, Zahnfleischbluten und Aphthen. Ein eigenartiges Symptom, das sehr typisch für *Antimonium crudum* ist, ist das gleichzeitige Auftreten von Magenschmerzen und Schmerzen in den Beinen.

*Antimonium crudum* hat eine große Wirkung auf die Haut und ist bekannt für seine heilende Wirkung bei Verhärtungen und Verhornungen

wie (schmerzhaften) Schwielen an den Fußsohlen, Hühneraugen und Warzen. Risse an unterschiedlichen Stellen, zum Beispiel an den Nasenflügeln, kommen ebenfalls häufig vor.
Es scheint, als ob die Haut ein Schild gegen die Außenwelt bilden würde.

## *Ernährung*

*Antimonium crudum*-Kinder haben oft eine ausgesprochene Vorliebe für bestimmte Nahrungsmittel, reagieren jedoch gerade darauf paradoxerweise überempfindlich. Sie haben ein starkes Verlangen nach sauren Speisen, besonders nach Salatgurken und sauren Gurken. Außerdem lieben sie Obst, Rohkost, Alkohol, Süßes, Fett, Gewürze und kalte Getränke. Sie haben häufig eine Abneigung gegen Eier und Brot.

# Das Apis mellifica-Kind

*Honigbiene*

*Tierisches Mittel*

## „Emsig wie die Biene"

### *Herkunft*

Die Honigbiene, die verwendet wird, um das homöopathische Mittel *Apis mellifica* herzustellen, ist ein außergewöhnliches Insekt. Von allen Insektenarten der Erde ist sie die einzige, die eine Beziehung zum Menschen aufweist. Sie liefert außerdem Honig, ein wertvolles Nahrungsmittel. Der Honig steht (ebenso wie die Milch, auf die *Apis*-Kinder meist versessen sind) im bildlichen Sinn für den Reichtum eines Landes. Bienen besitzen Fähigkeiten, die wir sonst nur bei höheren Säugetieren wiederfinden. Sie haben ein außergewöhnliches Lern- und Kombinationsvermögen. Die Organisation und die Geschäftigkeit in einem Bienenkorb zeigen den disziplinierten Charakter dieses Tierchens. Alle Imker wissen jedoch, dass hinter der wolligen Zartheit und dem gutmütigen Charakter der Biene ein spürbarer Stachel steckt. Wenn sie jedoch mit der nötigen Achtung behandelt wird und Anerkennung für ihre Arbeit bekommt, schwört die Honigbiene demjenigen, zu dem sie eine Beziehung aufgebaut hat, dauerhafte Treue.

### *Leistung und Anerkennung*

Das Bild der fleißigen Biene finden wir im übertragenen Sinn bei Kindern, auf die dieses Mittel passt. *Apis*-Kinder sind freundlich und hilfsbereit. Es liegt in ihrer Natur, ihr Bestes zu geben und sie arbeiten eifrig, um ein bisschen Anerkennung zu bekommen. Natürlich kann dieses Verhalten durch die Eltern und deren Erwartungen verstärkt werden, aber genau so kann es sich auch um ihre eigene Verhaltensweise handeln. Faulenzen lehnen sie ab, und wenn sie etwas tun, dann müssen sie es auch richtig machen. *Apis*-Kinder muss man nicht zur Leistung anspornen. Sie spüren, wenn etwas von ihnen erwartet wird, und machen sich sofort an die Arbeit. Sie können hart arbeiten, doch eventuell ist ihre Arbeitsweise etwas chaotisch. Diese Kinder sollten eher darin unterstützt werden, sich auch einmal eine Pause zu gönnen und nicht so hohe Anforderungen an sich selbst zu stellen.

## *Empfindlich gegenüber Berührung*

Obwohl *Apis*-Kinder ihre Reaktionen unmittelbar zeigen, sind sie doch ziemlich reserviert und mögen die direkte Annäherung nicht so sehr. Ehe sie eine richtige Beziehung eingehen, müssen sie ein Gefühl von Zuverlässigkeit und Vertrauen empfinden. Die Empfindlichkeit der Haut gegenüber Berührung hat auch eine symbolische Aussagekraft. Im Allgemeinen sind sie keine richtigen Kuschelkinder wie *Pulsatilla*- oder *Phosphorus*-Kinder. Doch ihre Reserviertheit ist nicht so stark wie zum Beispiel bei *Natrium muriaticum*-Kindern, die emotionale Kränkung befürchten. *Apis*-Kinder zeigen sich eher tapfer, als ihre Emotionen preiszugeben. Sie haben gelernt, sich stark und unabhängig zu verhalten, und ihren Kummer zeigen sie selten durch Tränen. Zorn kommt meist nur dann zum Vorschein, wenn sie allein sind. Dann kann allerdings schon mal ein Teller oder ein Glas kaputt gehen. Körperlichen Schmerz hingegen ertragen *Apis*-Kinder schlecht und können ihn auch nur schwer verbergen. Obwohl sie normalerweise nicht schnell zornig oder aggressiv werden, können sie durchaus auch sehr heftig reagieren, wenn es notwendig ist.

## *Prüfungsangst*

Wenn sie sich bewähren müssen und gute Ergebnisse erzielen wollen, dann geraten sie unter Druck. So können *Apis*-Kinder noch jahrelang im Traum durch eine Prüfung fallen, die sie in Wirklichkeit schon lange bestanden haben. Sie haben außerdem eine besondere Lösung für Situationen, in denen sie an sich selbst zweifeln: Sie tun so, als ob sie das alles gar nicht interessieren würde!

*Apis*-Kinder hängen an ihrem Besitz und haben deshalb Angst, etwas zu verlieren. Dabei kann es sich um ein Spielzeug handeln oder auch um Freunde. Ihre Eifersucht steht in Beziehung zu dieser Angst. Bienen verlassen ihre „Häuser" nur dann, wenn es absolut notwendig ist, und sind von Natur aus zuverlässig. Sie mögen keine Veränderungen und haben einen etwas konservativen Charakter.

## *Ich bin nicht krank*

*Apis*-Kinder ertragen es nicht, krank zu sein. Sie leugnen ihre Beschwerden so lange wie möglich, obwohl es sie schon sehr belastet, da sie so empfindlich sind. In dieser Hinsicht ähneln sie *Arnica*-Kindern. Sie ertragen Schmerzen sehr schlecht, und wenn sie Schmerzen haben, scheinen diese viel intensiver zu sein als bei anderen. Möglicherweise fürchten sie sich deshalb vor spitzen Gegenständen - aus Angst, selbst gestochen zu werden.
Emotionen bringen sie selten zum Ausdruck, lieber unterdrücken sie sie. Das kann so weit gehen, dass sie gefühllos erscheinen. Sie werden gleichgültig und zeigen kaum noch Reaktionen. Mit *Apis* und der richtigen Unterstützung lernen sie, ihre Emotionen wieder zuzulassen und die lebendigen Kinder zu werden, die sie im Grunde sind.

## *Körperliche Symptome*

Die bekanntesten körperlichen Symptome bei *Apis* erinnern an einen Bienenstich: Schwellung und brennende Schmerzen. Das Gefühl von Schwellung kann überall im Körper auftreten: auf der Haut, im Mund, im Hals oder im Bauch. Diese Schwellungen werden bei Kindern meist durch Entzündungen verursacht, wie beispielsweise durch eine Halsentzündung oder eine allergische Reaktion.
Wärme und Berührung verschlimmern die Beschwerden, Kälte bessert sie.

## *Ernährung*

Bei *Apis*-Kindern ist es auffällig, dass sie empfindlich auf die Farbe von Nahrungsmitteln reagieren, so wie auch Bienen bestimmte Blumenfarben bevorzugen. Ein besonderes Merkmal bei Fieber ist, dass sie gerade dann keinen Durst haben. Sie haben ein Verlangen nach sauren Dingen und nach Milch. Nach dem Genuss von Milch fühlen sie sich besser.

# Das Argentum nitricum-Kind

*Höllenstein, Silbernitrat, salpetersaures Silber ($AgNO_3$)*

*Mineralisches Mittel*

## „Ich möchte zeigen, dass ich begabt bin ... wenn nur das Lampenfieber nicht wäre“

### *Herkunft*

Silbernitrat wurde bis vor Kurzem Neugeborenen verabreicht, um ihre Augen gegen bestimmte Erkrankungen zu schützen und ist in der Medizin schon seit Langem bekannt. Deshalb wurde *Argentum nitricum* schon zu Beginn der homöopathischen Ära als Mittel geprüft.

In vieler Hinsicht ähnelt es dem Bild von *Argentum metallicum* (reines Silber), doch *Argentum nitricum* (Silbernitrat) hat einige spezifische Symptome, wodurch es auch bei Kindern leicht zu erkennen ist.

### *Angst zu versagen*

*Argentum nitricum*-Kinder besitzen genügend Selbstvertrauen und sind in der Lage, Rede und Antwort zu stehen. Sie haben eine sensible Art und sind sanftmütig im Umgang, was sie verwundbar macht. Grobheit und unberechtigte, niederschmetternde Kritik können sie schwer ertragen. Sie möchten eine wichtige Rolle spielen und machen das sehr schwungvoll, wenn ihr Selbstvertrauen gut entwickelt ist. Ihr Drang, gesehen und gehört zu werden, ist groß und bezieht sich sowohl auf ihre Kenntnisse als auch auf ihre künstlerischen Äußerungen wie Gesang, Musik und Malen.

Wenn sie jedoch in ihrem Selbstwertgefühl verletzt werden, verwandeln sie sich in schüchterne und zurückgezogene Kinder und werden schweigsam. Die unterschiedlichsten Ängste können auftreten, von der Höhenangst bis hin zur Angst vor Krebs und vor dem Sterben. Oft handelt es sich dabei um irrationale Ängste. Die auffälligste davon ist die Angst zu versagen. Aus Angst, Fehler zu machen, wollen sie sich dann gar nicht mehr äußern.

## Lebensgenießer

*Argentum nitricum*-Kinder sind Genießer, und das merkt man ihnen an. Sie sind spontan, offen, fröhlich und warmherzig. In Gesellschaft sind sie meistens nicht zu übersehen. Ihr Interesse für andere ist wohlmeinend, und sie können sich sehr gut in die Probleme und den Kummer anderer Menschen einfühlen. Es ist dann allerdings für sie wichtig, darüber zu sprechen, um das Leiden der anderen auch verarbeiten zu können.

Zum Genießen gehören auch leckeres Essen und Trinken. Auszugehen und sich sehen zu lassen ist sehr wichtig für die etwas älteren *Argentum nitricum*-Kinder, wobei sie eher eine künstlerische, feine Umgebung bevorzugen. Sie fühlen sich zur sanften Seite der Kunst hingezogen, sowohl in der Musik als auch in der Malerei. *Argentum nitricum*-Kinder können schon in sehr jungen Jahren an den großen Lebensfragen interessiert sein und aus voller Überzeugung Entscheidungen treffen, zum Beispiel Vegetarier zu werden.

## Benötigter Platz

*Argentum nitricum*-Kinder brauchen Platz, um sich selbst zu verwirklichen und gesehen zu werden. Es ist typisch für *Argentum nitricum*-Menschen, dass sie gerne ins Konzert gehen, jedoch am Rand der Reihe sitzen bleiben, damit sie jederzeit hinausgehen können. Bei Kindern ist dies möglicherweise weniger erkennbar, doch im Kino oder im Theater werden sie sich automatisch Plätze suchen, die sehr offen bzw. geräumig sind. Im Freien, an der frischen Luft, geht es ihnen generell besser. In einer Menschenmenge oder in einem kleinen Zimmer fühlen sie sich eingeschlossen. Bei Klaustrophobie, der Angst vor geschlossenen Räumen, denken wir immer auch an *Argentum nitricum*.

Ein weiterer Gesichtspunkt ist, dass sie auch im übertragenen Sinn Platz benötigen. Sie können Druck von außen sehr schlecht ertragen, ob es sich nun um Termine oder um die Zeit im Allgemeinen handelt. Ältere *Argentum nitricum*-Kinder erzählen oft, dass sie Schwierigkeiten mit Verabredungen haben, weil sie sich in ihrer Zeit eingeschränkt fühlen. Wenn ein Termin feststeht, beschäftigt er sie ständig, manchmal schon Stunden im Voraus. Sie fühlen sich gehetzt, und da sie unbedingt pünktlich sein wollen, kommen sie meistens viel zu früh zu ihren Verabredungen. *Argentum nitricum* ist darum eines der wichtigsten Mittel bei Erwartungsangst, und zwar besonders dann, wenn es um einen festgesetzten Zeitpunkt geht.

## *Lampenfieber*

*Argentum nitricum* ist zusammen mit *Gelsemium* das am meisten verordnete Mittel bei Lampenfieber. Das Verlangen, etwas vorzuführen und dabei zu glänzen, ist groß, doch andererseits ertragen sie den Druck dabei nicht. Die Schwierigkeit bei Auftritten ist, dass eine strikte Zeitplanung eingehalten werden muss. Alles ist festgelegt und sie können sich dem nicht entziehen.
Dazu kommt, dass *Argentum nitricum*-Kinder einen starken Geltungsdrang besitzen. Wird das Vertrauen durch ein Ereignis oder durch Kritik erschüttert, so können Panik und eine immense Versagensangst entstehen! Dann bewirkt *Argentum nitricum* – zusammen mit den richtigen Worten – Wunder und bringt den ursprünglichen Schwung wieder zum Vorschein.

## *Vertrauen geben*

*Argentum nitricum*-Kinder brauchen Sicherheit, und ihr Vertrauen wird schon gestärkt, wenn jemand in ihrer Nähe ist! Die Angst kann bei ihnen unterschiedliche Formen annehmen. Silber steht in Bezug zur Einbildungskraft und in ihrer Vorstellung kann alles Mögliche geschehen, auch wenn es in Wirklichkeit völlig unmöglich ist! Gebäude könnten auf sie einstürzen, Züge könnten plötzlich entgleisen, und man könnte für alle Krankheiten empfänglich werden. Auch wenn sie schon sehr früh gelernt haben, dass eine ernste Krankheit nicht durch Händeschütteln übertragen werden kann, haben sie dennoch Angst, auf diese Art angesteckt zu werden.
Die meisten *Argentum nitricum*-Kinder leiden an Klaustrophobie, haben Angst in Menschenmengen und Höhenangst. Diese Ängste können sie richtiggehend lähmen, wodurch sie in der Entwicklung ihrer Fähigkeiten eingeschränkt sind.
Wenn *Argentum nitricum* auf das Gesamtbild passt, so ist es in der Lage, diese Ängste auf ein erträgliches Maß zu reduzieren und kann so diesen Kindern helfen, sich bestmöglich zu entfalten.

## Körperliche Symptome

Die Beschwerden konzentrieren sich hauptsächlich auf die linke Körperhälfte.

*Argentum nitricum*-Kinder sind meistens warmblütig und können Hitze schlecht ertragen. Sie lieben es, an der frischen Luft zu sein, die ihnen im Allgemeinen gut tut. Ihre Beschwerden und Schmerzen sind meist zwischen 9 und 13 Uhr schlimmer.

*Argentum nitricum* hat eine große Wirkung bei Augenentzündungen, wofür das Mittel auch in der Schulmedizin bekannt ist. Der Halsschmerz, der zu *Argentum nitricum* passt, ist sehr charakteristisch: linksseitiger Schmerz, der durch Schlucken verschlimmert und durch Trinken kalter Getränke gebessert wird. Wenn jemand erzählt, dass er das Gefühl hat, als ob ihm ein Splitter im Hals stecken würde, ist das ein zusätzlicher Hinweis, dass *Argentum nitricum* das richtige Mittel ist.

Die Stimme ist das empfindlichste Organ. Wo die Kraft liegt, da liegt auch die Schwäche. Sobald diese Kinder aus dem Gleichgewicht geraten, ist das an ihrer Stimme zu erkennen. Die Stimme wird heiser, es kann zu Stimmverlust kommen, oder sie beginnen zu stottern.

Der Darm ist empfindlich und kann, vor allem bei Nervosität, rumoren. Häufig kommt es zu Blähungen und Durchfall oder Verstopfung.

## Ernährung

*Argentum nitricum*-Kinder haben meist ein starkes Verlangen nach Süßigkeiten und oft auch nach Käse. Außerdem mögen sie gerne frische Speisen und Schokolade sowie manchmal auch Salz und Fett. Gegen Fett und Käse kann auch eine Abneigung bestehen. Oft bekommen sie auch Beschwerden nach dem Verzehr von Zucker, Fett, Kohl, Pfeffer und Salatgurken. Vor allem ihr Darm reagiert auf diese Lebensmittel sehr empfindlich.

# Argentum nitricum in der Praxis

## *Lianne*

Wie groß der Einfluss des Mittels auf das Selbstvertrauen ist, was sich dann nicht nur beim Kind selbst, sondern auch in den Reaktionen der Umgebung zeigt, habe ich deutlich bei einer meiner kleinen Patientinnen erlebt.

Ungefähr zwölf Jahre ist es her, dass ich Lianne, einem achtjährigen Mädchen, begegnet bin. Sie hatte viele Ängste und wurde in der Schule schikaniert. Jeden Morgen hatte sie Angst davor, in die Schule zu gehen. Aufgrund ihrer Erwartungsangst und ihrer Angst zu versagen, verabreichte ich ihr eine Gabe *Argentum nitricum* C30.

Ihr Selbstvertrauen steigerte sich in kurzer Zeit und ihre Ängste sind nahezu allesamt verschwunden. Sehr verwundert erzählte sie mir sechs Wochen später, dass gerade die Kinder, die sie zuvor schikaniert hatten, nun morgens bei ihr klingelten, um mit ihr gemeinsam zur Schule zu gehen!

# Das Arnica montana-Kind

*Berg-Wohlverleih, Arnika*

*Pflanzliches Mittel (Fam. nat. Asteraceae)*

## „Mir fehlt überhaupt nichts!"

### *Herkunft*

Arnika wächst auf den Berghängen der Alpen und der Anden – und das nicht umsonst! In diesen gefährlichen Gegenden gibt es kein nützlicheres Mittel bei Unfällen als *Arnica montana*.
Seit Menschengedenken pflücken die Kletterer, die als erste im Frühjahr in die Berge gehen, unterwegs etwas Arnika, um es zu kauen. Am nächsten Tag haben sie dadurch keine schmerzenden Muskeln, wie es normalerweise der Fall wäre. Der Muskelkater entsteht nämlich durch viele winzige Blutungen im Muskelgewebe, das (noch) nicht an diese Art von Anstrengung gewöhnt ist. Offensichtlich sorgt Arnika dafür, dass diese Blutungen schneller heilen.
Homöopathen wissen, dass Arnika noch ein weitaus größeres Wirkungsspektrum besitzt. Es sind uns viele Fälle bekannt, bei denen es Menschen nach einem Autounfall mit ernsten inneren Blutungen *Arnica* zu verdanken hatten, dass sie es doch noch bis ins Krankenhaus geschafft haben, wo sie dann operiert werden konnten. Es scheint so, als ob der Körper damit in die Lage versetzt wird, die Blutung zu stoppen. Aus diesem Grund gehört *Arnica* zu den Erste-Hilfe-Mitteln und sollte unbedingt in jeder Hausapotheke vorrätig sein! Viele Hochleistungssportler verwenden *Arnica*, um sich nach Verletzungen oder Überanstrengungen schneller zu erholen.

### *Eine starke Abwehr*

Arnika gehört zur Pflanzenfamilie der Korbblütler (*Compositae* = *Asteraceae*). In der Homöopathie gibt es mehrere Mittel, die aus den Pflanzen dieser Familie hergestellt werden. Zu den bekannten zählen *Bellis perennis* (Gänseblümchen) und *Millefolium* (Schafgarbe), das „berühmteste" ist jedoch *Chamomilla* (Echte Kamille).

Es handelt sich dabei um bewährte „Kindermittel“, aber auch um „Verletzungsmittel“.
Die Gemeinsamkeit dieser Mittel liegt in der starken Abwehrkraft. Kinder, die eines dieser Mittel benötigen, lassen es sich nicht anmerken, wie verwundbar sie sind. Sie möchten der Außenwelt den Eindruck vermitteln, dass sie stark und unverletzbar sind. *Arnica*-Kinder übertreffen hierin alle anderen.
Dafür ist viel Kraft notwendig und davon haben *Arnica*-Kinder genug. Sie besitzen von Natur aus ein großes Vertrauen in ihre eigenen Fähigkeiten, sind gerne unabhängig und lassen sich durch niemanden zurechtweisen. Doch tief im Inneren bleibt natürlich die Angst, verletzt zu werden. Die Fassade der Unverletzbarkeit ist eine Reaktion auf diese Angst, ein Verhalten, das sie sich schon in jungen Jahren zu ihrem Schutz aneignen.

## *„Fass mich bloß nicht an!“*

Am stärksten kommt diese „Unverletzbarkeit“ zum Ausdruck, wenn ein *Arnica*-Kind krank ist. Sie können dann boshaft reagieren mit Äußerungen wie: „Mir fehlt gar nichts!“ Es ist für sie unvorstellbar, ihre Schwäche zu zeigen. Deshalb bereitet es ihnen Schwierigkeiten, getröstet zu werden, da es sie daran erinnert, dass ihnen etwas fehlt. Wenn sie etwas quält, möchten *Arnica*-Kinder in Ruhe gelassen werden. Auf Fragen antworten sie dann nicht oder sie reagieren abweisend. Sie haben keine Lust, über ihre Beschwerden zu reden.
Dem schulmedizinischen Arzt fällt es schwer zu ergründen, was ihnen fehlt. Homöopathische Ärzte wiederum erkennen gerade an diesem verneinenden Verhalten, dass es sich hier um *Arnica*-Kinder handelt, unabhängig davon, was ihnen fehlt! Selbstverständlich ist die körperliche Untersuchung trotzdem oft notwendig. Doch selbst diese gestaltet sich wesentlich einfacher, nachdem das Mittel gewirkt hat, da *Arnica*-Kinder vorher sonst alles tun, um Berührung zu vermeiden.
Im Allgemeinen haben *Arnica*-Kinder einen Widerwillen gegen Berührung, egal durch wen. Wenn sie sich nicht wohlfühlen, können sie auch Angst davor haben, dass ihnen jemand, der ihnen begegnet, etwas zufügen will.

## *Herausfordern und testen*

Eine Patientin erzählte ihrem Homöopathen, wie sie als Kind gelernt hatte, für sich selbst einzustehen. Sie hatte bemerkt, dass ihr tatkräftiges Verhalten – als Kind erreichte sie dies unter enderem durch Zuhauen – Ehrfurcht gebietet. Jeder dachte, sie sei stark und kräftig, während sie in Wirklichkeit sehr ängstlich war. Ihre Verhaltensweise wurde für sie zur Lösung für ihre innere Angst.
Um zu beweisen, dass sie „kräftig" sind, brauchen *Arnica*-Kinder eine Herausforderung und nehmen dafür selbst den Kampf mit anderen Kindern auf. Oft gewinnen sie. Für sie ist Gewinnen eine Art, sich selbst zu beweisen, und deshalb lieben sie den Wettkampf.

## *Äußerlich selbstsicher*

*Arnica*-Kinder sind äußerlich selbstsicher, sie gehen ihren eigenen Weg und nehmen aufgrund ihrer Ausstrahlung durchaus eine Führungsposition ein. Solange ihnen nichts widerfährt, trauen sie sich alles zu.
Ab dem Moment, in dem sie sich verletzen oder auf andere Art erfahren, wie verwundbar sie körperlich sind, werden sie vorsichtiger. Ein solches Ereignis kann derart traumatisch sein, dass ihr Übermut in Angst umschlägt.
*Arnica* kann sowohl die Heilung der körperlichen Verletzung beschleunigen, als auch das erschütterte Vertrauen in den eigenen Körper wieder herstellen.

## *Willenskraft*

Eine der wichtigsten Charaktereigenschaften von *Arnica*-Kindern ist ihre große Willenskraft. Sie möchten um jeden Preis durchsetzen, was sie sich in den Kopf gesetzt haben. Hierbei spielt einerseits ihr Drang nach Unabhängigkeit eine große Rolle, andererseits möchten sie keinesfalls unterlegen sein. Dieser Charakterzug ist so ausgeprägt, dass sie so lange weitermachen, bis sie buchstäblich „umfallen". Sie lassen sich durch körperliche Beschwerden nicht aufhalten, da sie diese als Schwäche erleben, die sie nicht zeigen möchten. Sie wollen nicht versagen! So können *Arnica*-Kinder ihr Hockeyspiel mit einer ernsten Prellung zu Ende spielen oder wollen beispielsweise nichts davon wissen, dass ihr Knie blutet.

## *Unfälle*

*Arnica* hat einen starken Bezug zu Unfällen und es ist eines der besten Erste-Hilfe-Mittel. Doch es sieht so aus, als ob *Arnica*-Kinder Unfälle geradezu anziehen oder diese unbedingt vermeiden wollen. Wenn ein Kind seit einem Unfall Beschwerden hat, wäre *Arnica* das erste Mittel, an das wir denken sollten. Wird „die uneinnehmbare Festung“ einmal verletzt, so wird alles zerstört. Der Vergleich mit Achilles liegt nahe. Dieser wurde als Neugeborener von seiner Mutter in den Styx getaucht, um ihn dadurch unverwundbar zu machen. Dabei musste sie ihn allerdings an der Ferse fest halten, wodurch diese kleine Stelle keinen Schutz erhielt. Der Pfeil, der ihn schließlich an seiner „Achillesferse“ traf, tötete ihn.

## *Körperliche Symptome*

*Arnica* ist das erste Mittel bei allen Folgen von Stürzen oder Schlägen. Alle Verletzungen, die mit blauen Flecken oder inneren Blutungen einhergehen, heilen schneller, wenn *Arnica* verabreicht wird.
Wie alle Mittel aus der Familie der Korbblütler, so ist auch *Arnica* bei Grippe, Halsentzündung und hohem Fieber hilfreich. Weniger bekannt bei *Arnica* sind die Beschwerden der Haut. Sowohl bei Furunkeln als auch bei Ekzemen fällt auf, dass die Symptome symmetrisch auftreten, also an denselben Körperstellen links und rechts vorkommen.

## *Ernährung*

*Arnica*-Kinder haben ein starkes Verlangen nach sauren Speisen und Getränken. Gegen Milch und Fleisch haben sie eine Abneigung.
Wenn sie sich nicht wohlfühlen, haben sie meist gar keinen Appetit. Man sollte ihnen nur ausreichend zu trinken geben. Eine Periode mit wenig Essen ist meist nicht so schlimm, vor allem, wenn der Körper das auch selbst anzeigt.

# Das Arsenicum album-Kind

*Weißes Arsenik (verwendet wird Arsentrioxid = $As_2O_3$)*

*Mineralisches Mittel*

## „Ordentlich und pedantisch“

### *Herkunft*

Dieser Stoff wurde im Mittelalter entdeckt und bekam den griechischen Namen „arsenikós“, was „männlich“ bedeutet. Aus welchem Grund die Alchemisten – sie waren damals die Chemiker und Mineralienkenner – diesen Namen gewählt haben, ist unklar.
Jahrhundertelang wurden arsenhaltige Mineralien als Heilmittel benutzt, obwohl die meisten Menschen sofort an Gift denken, wenn sie den Namen Arsen hören. Dabei muss berücksichtigt werden, dass nahezu alle Stoffe in bestimmter Dosierung heilsam sind und in zu hoher Dosis giftig werden. Man denke nur an Alkohol. Wissenschaftliche Untersuchungen haben erwiesen, dass ab und zu ein gutes Gläschen Wein die Arterienverkalkung hemmt, während jedem die Folgen eines zu hohen Alkoholkonsums bekannt sind!
Im Vorwort zur Beschreibung dieses Mittels erwähnt Hahnemann – der Begründer der Homöopathie – das Beispiel Eisen: Man kann daraus sowohl einen nützlichen Pflug als auch tödliche Waffen herstellen! Als homöopathisches Mittel ist *Arsenicum album* so stark verdünnt, dass es keine schädigende Wirkung mehr hat, sondern dem Körper nur als Anreiz zur Selbstheilung dient.
Hahnemann war nicht nur Arzt, sondern auch Chemiker. Der berühmte Chemiker Berzelius, der zur gleichen Zeit lebte, lobte die hervorragenden chemischen Kenntnisse Hahnemanns. Ehe er die Homöopathie entdeckte, hat Hahnemann nach intensiven Recherchen ein umfangreiches Buch über die Wirkung von *Arsenicum* geschrieben. Aufgrund seiner umfangreichen Sprachkenntnis war er in der Lage, arabische und hebräische Schriften zu studieren. Er wusste schon sehr viel über die Wirkung des Minerals als Heilmittel und im Laufe der vergangenen zweihundert Jahre hat sich herausgestellt, wie sehr er damals recht hatte.

## *Vom Neugeborenen bis zum Greis*

Alle homöopathischen Mittel sind für jedes Alter geeignet. Theoretisch gibt es keine Kinder- oder Erwachsenenmittel, doch die Praxis zeigt, dass es Mittel gibt, die häufiger an Kinder verschrieben werden, wie zum Beispiel *Calcium carbonicum* und *Chamomilla*. Andere Mittel wiederum werden fast immer älteren Menschen verordnet, zum Beispiel *Conium*. *Arsenicum album* ist ein wichtiges Mittel sowohl für Neugeborene als auch für Menschen am Ende ihrer Lebenszeit.
Bei Säuglingen wird es häufiger aufgrund der erkennbaren körperlichen Symptome verschrieben, während im Kindergartenalter auch die zum Mittel gehörenden Charakterzüge schon deutlich erkennbar sind.

## *Niemals schmutzig*

In einer Gruppe sind *Arsenicum album*-Kinder leicht von den anderen zu unterscheiden. Alles an ihnen ist ordentlich und sauber, selbst wenn sie im Sandkasten gespielt haben. Sie sind einfach nicht schmutzig zu kriegen!
Mit ihrem persönlichen Eigentum gehen sie äußerst sorgfältig um, weshalb es ihnen schwerfällt, ihr Spielzeug mit anderen zu teilen. Sparsamkeit ist eine weitere wichtige Eigenschaft. Schon in jungen Jahren wissen sie den Wert der Dinge zu schätzen und lieben es, hübsche Sachen zu sammeln. Obwohl sie innerlich oft ängstlich sind, kann man ihnen das nicht immer anmerken, da sie sich den Anschein geben, alles im Griff zu haben. Bei jüngeren Kindern bemerkt man die innere Anspannung an ihrer Nervosität und Unruhe.
*Arsenicum album*-Kinder leiden oft an Ekzemen. Nach Verabreichung dieses Mittels heilt nicht nur die Haut, sondern sie werden auch innerlich ein bisschen entspannter.

## *Ausgesprochen ordentlich*

Wenn sie ihre Kleidung selbst wählen dürfen, so ist diese sehr geschmackvoll. Selbst bei Wind und Wetter sitzt ihr Haar perfekt, und Hose oder Kleid bleiben faltenfrei. Das Gleiche trifft auf ihre persönlichen Sachen zu. Alles steht am richtigen Platz, nichts liegt

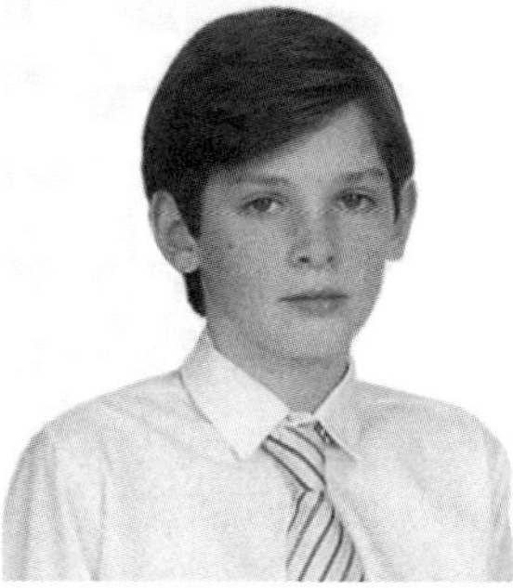

*Ars.*

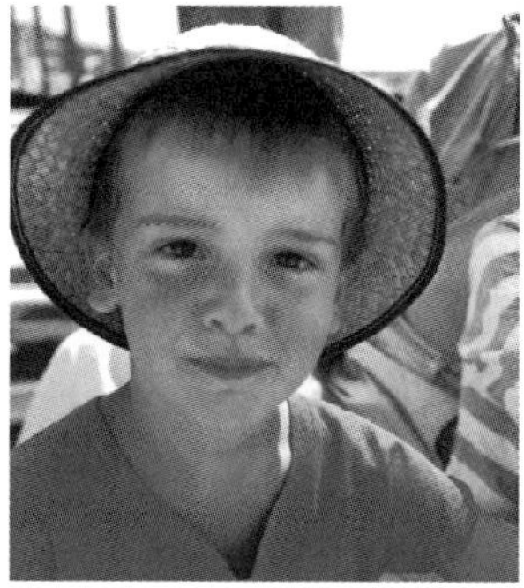

*Ars.*

herum, und alles ist wie neu. Sie mögen keine Veränderungen und kommen erst dann zur Ruhe, wenn wieder alles so angeordnet ist, wie sie es haben möchten. Ihr Wille ist stark ausgeprägt und in dieser Hinsicht ähneln sie *Nux vomica*-Kindern. Deshalb kommt es öfter vor, dass diese beiden Mittel verwechselt werden. *Arsenicum album*-Kinder haben dieselbe Perfektion und dasselbe Durchhaltevermögen. Es gibt jedoch auch klare Unterschiede und Symptome, die nur für dieses Mittel spezifisch sind.
Auch *Sulfur*-Kinder weisen gewisse Ähnlichkeiten auf. Das Typische an *Sulfur*-Kindern ist jedoch, dass sie genau und ordentlich in den Dingen sind, die sie interessieren, doch sehr unordentlich in allem, was sie nicht interessiert. Ihre Briefmarkensammlung sieht perfekt aus, doch ihre Kleider liegen verstreut auf dem Boden. So kann es vorkommen, dass sie faltenlose Hosen bzw. Kleider tragen, jedoch vergessen, ihre Schuhe zu putzen. Das wird einem *Arsenicum album*-Kind niemals passieren! Wenn ihre Eltern ihnen die Schuhe nicht putzen, machen sie es selbst.

## Sammeln

Sammeln und Sparen sind Charaktereigenschaften, die wir oft bei *Arsenicum album*-Kindern antreffen. Man kann ja nie wissen, was man später noch mal brauchen kann! Auch darin sind sie *Sulfur*-Kindern ähnlich. Doch *Arsenicum album*-Kinder ordnen alles feinsäuberlich in Alben, Dosen oder Kästchen. Egal ob es sich um eine Briefmarkenversammlung, alte Ansichtskarten oder Spielzeugautos handelt, sie sind sich des Wertes sehr wohl bewusst. *Arsenicum album*-Kinder lieben Besitz, denn er gibt ihnen Sicherheit, und dieses Sicherheitsgefühl ist für sie das Allerwichtigste.

## Besorgnis und Angst vor Verlust

Genau so sorgsam, wie sie ihre Sachen behandeln, gehen sie mit den Menschen um, die sie beschützen. Sie werden alles tun, um eine Beziehung aufrechtzuerhalten, und sie oder ihn mit allem versorgen, was dieser Person fehlen könnte. Sie erschaffen ihre eigene Welt, ihre eigene sichere Umgebung, und sehen diese nicht gern zerstört. Wenn sie sich innerlich und in ihrer Umgebung wohlfühlen, werden sie versuchen, die notwendige Sicherheit auch für andere zu schaffen.
Tief in ihrem Inneren sitzt die Angst, alles zu verlieren. Daher möchten sie am liebsten alles aufbewahren und alles so belassen, wie es ist. Ihre Angst bezieht sich sowohl auf materielle Dinge als auch auf Menschen. Die größte Angst ist die vor dem Tod, vor dem Verlust des Lebens. Bei Kindern kann diese Angst ausbrechen, wenn in ihrer Umgebung jemand stirbt. Der Tod des Großvaters oder der Großmutter kann sie tiefer treffen, als man erwarten würde. Dann hilft ihnen *Arsenicum album* dabei, alles wieder im richtigen Verhältnis zu betrachten. Natürlich haben Kinder Kummer und müssen diesen verarbeiten, doch die Angst – vor allem die vor dem Tod – wirkt nur lähmend.

## Ruhelos und ängstlich

Wenn die Angst nicht behoben wird, werden sie ruhelos und vor allem nachts, wenn es dunkel ist, bilden sie sich Dinge ein. Sie können viele Ängste entwickeln, zum Beispiel vor Dieben, vor dem Tod, vor einer Infektion, vor einer unheilbaren Krankheit und auch Angst, von Eltern oder Freunden verlassen zu werden. Alles muss sich stets genau am richtigen Platz befinden und in ihrem Zimmer darf nichts verändert werden, denn auch das erzeugt Angst und Unruhe. Sie versuchen – manchmal fast zwanghaft – alles im Griff zu haben, um so ihrer Angst Herr zu werden. Gegenüber anderen sind sie in solchen Momenten nicht immer freundlich. Sie sind anspruchsvoll und es scheint, als ob sie sich nichts daraus machen würden, was die

anderen denken oder wollen. *Arsenicum album*-Kinder können sich dann auch gemein und sarkastisch verhalten. Das ist ihre Art, ihre Ängste zu kompensieren.
Eine kleine Gabe dieses wundervollen Mittels hilft diesen Kindern, wieder in ihre Mitte zu kommen und das Sicherheitsgefühl in sich selbst zu entdecken.

## *Körperliche Symptome*

*Arsenicum album*-Kinder frieren leicht und sind oft etwas mager, obwohl es immer Ausnahmen gibt. Die Beschwerden reichen von Heuschnupfen mit viel Niesen und wässrigem, ätzenden Nasenausfluss über Ekzeme bis hin zu schweren Krankheiten. Wenn sie an Kopfschmerzen leiden, fällt auf, dass sie Kälte bevorzugen, während ihnen im Allgemeinen Wärme lieber ist.
Die Hautausschläge können sehr unterschiedlich sein, vom Ekzem bis zum Furunkel, mit Jucken und Brennen. Generell sehen wir eine Verschlechterung nachts.
Wässriger Durchfall mit Frösteln und Unruhe ist ein starker Hinweis auf dieses Mittel. Obwohl es um das Gesamtbild geht, also um den Kindertypus, ist dieses Mittel auch bei vielen akuten Krankheiten sehr hilfreich.

## *Ernährung*

*Arsenicum album*-Kinder bevorzugen warmes Essen und Trinken, oft sauer und fett, obwohl sie auch eine Abneigung gegen Fleisch und Fett haben können. Fett und Öl bekommen ihnen generell schlecht, und viele *Arsenicum album*-Kinder vertragen Obst, Eis sowie kalte Speisen und Getränke nicht gut.
Ein besonderes Symptom bei *Arsenicum album*-Kindern ist, dass sie während einer Krankheit Verlangen nach kaltem Wasser haben, das sie dann in kleinen Schlucken trinken.

# Das Aurum metallicum-Kind

*Gold (Au)*

*Mineralisches Mittel*

## „Ein Herz aus Gold"

### *Herkunft*

Gold ist seit Menschengedenken bekannt. In nahezu jeder Kultur findet dieses Edelmetall Verwendung, ursprünglich zur Herstellung von religiösen Objekten oder Gegenständen der Machthaber. In der Symbolik des Goldes finden wir bereits einige Merkmale, die wir auch bei *Aurum*-Kindern sehen.

Gold steht für die Sonne, den Himmelskörper, der für das Leben unentbehrlich ist und deshalb von vielen historischen Völkern wie eine Gottheit verehrt wurde. Das Tier, das in der Astrologie dem Gold entspricht, ist der Löwe, der König der Tiere. Das Herz ist das Organ, das symbolisch mit Gold verbunden ist, und wenn *Aurum*-Kinder im Gleichgewicht sind, haben sie wirklich ein „goldenes Herz"!

### *Ernsthafte Kinder*

Bei Neugeborenen und kleinen Kindern ist es schwierig, das Bild von *Aurum* zu erkennen. Obwohl die körperlichen Beschwerden möglicherweise passen, ist der Charakter erst nach einigen Jahren klar zu erkennen.

*Aurum*-Kinder sind früh ernsthaft und brauchen wenig Ansporn, um Verantwortung zu übernehmen. Daher ist es wichtig, darauf zu achten, gerade diesen Kindern nicht zu früh zu viel Verantwortung zu übertragen, da sie versuchen würden, alles zu tragen! Von Kindern in ihrem Alter werden sie geschätzt, weil sie gerne bei spannenden Aktivitäten die Initiative ergreifen und es mit ihrer einnehmenden Persönlichkeit verstehen, andere zu fesseln. Vor Herausforderungen schrecken sie nicht zurück, doch unverantwortliche Risiken werden sie nur selten eingehen. Sie sind die geborenen Führer und teilen ihre Machtposition nicht. Wenn ein anderes Kind ebenfalls Anführer sein möchte, so wird es sich eine andere Gruppe suchen müssen, denn *Aurum*-Kinder lassen sich von ihrer Position nicht verdrängen. Wenn sie es für notwendig halten, können sie ihren Zorn sehr deutlich zum Ausdruck bringen und für ihr „Königreich" kämpfen.

## Verantwortung

Das Verantwortungsgefühl ist bei *Aurum*-Kindern stark ausgeprägt. Wenn vonseiten der Familie daran appelliert wird, werden sie – wie jung sie auch immer sein mögen – versuchen, den Forderungen nachzukommen. In der Praxis sehen wir diese Entwicklung oft in Familien mit nur einem Elternteil oder, wenn das älteste Kind weggegangen ist. Sie wissen, was sie können und lassen sich nicht schnell aus dem Gleichgewicht bringen, auch wenn innerlich der Zweifel beträchtlich nagt. Genau wie Platina-Kinder erhalten sie wie von selbst leitende Positionen, erst im Freundeskreis, dann in einer Organisation oder einer Firma und vielleicht im Alter in einem größeren Verein. Doch sie wissen auch, dass man dafür arbeiten muss! Umsonst geht die Sonne nicht auf, und Stillstand ist Rückschritt. Sie verlangen nicht nur viel von sich selbst, sondern auch von anderen. Sport machen sie nicht nur zum Spaß. Sie wollen gewinnen und ertragen es nicht, wenn andere nachlässig sind und keinen Einsatz zeigen. Ihre Lebensfreude schöpfen sie aus ihren Taten, da sie ihre Aufgabe kennen und diese auch gebührend erfüllen. *Aurum*-Kinder sind meistens ernsthaft und „goldehrlich".

## Würdig

*Aurum*-Kinder haben etwas Würdiges und Königliches an sich, wie der Löwe, der König der Tiere. Sie sind gewissenhaft, unbestechlich und machen alles mit voller Hingabe. Sie sind gerne überall die Besten, egal ob es sich um sportliche oder schulische Leistungen handelt. *Aurum*-Kinder möchten mit Respekt behandelt werden. Sie zeigen ihre Emotionen nicht so schnell und erscheinen dadurch etwas zurückhaltend, dennoch lieben sie es, gesehen zu werden, denn Gold will strahlen. Sie sind bestimmt keine Engelchen, obwohl sich viele *Aurum*-Kinder zu religiösen „Angelegenheiten" hingezogen fühlen. In Notzeiten können sie beispielsweise im Gebet Zuflucht suchen. Im Allgemeinen haben sie ein gutes Selbstwertgefühl. Wenn etwas nicht so läuft, wie sie sich das vorstellen, können sie außerordentlich wütend werden. Auffällig hierbei ist, dass sie manchmal vor Wut zittern.

## *Traurigkeit bei Versagen*

Wenn alles um sie herum in Ordnung ist, genießen *Aurum*-Kinder die schönen Seiten des Lebens. Sobald jedoch ein unvorhergesehenes Problem auftritt oder es Probleme bei einer Sache gibt, für die sie die Verantwortung übernommen haben, geraten sie in ein moralisches Tief. Mit der gleichen Intensität, mit der sie sich mit Leib und Seele einer für sie wichtigen Sache verschreiben, können sie auch auf dem Bauch landen. Jedes Versagen empfinden sie als persönlichen Fehlschlag, und manchmal kann es so weit gehen, dass ihnen ihr ganzes Leben nutzlos erscheint. *Aurum* ist eines der wichtigsten Mittel bei traurigen Kindern.

Wenn sie zu diesem Zeitpunkt *Aurum* erhalten, können sie die Situation leichter relativieren und den Mut finden, neu anzufangen. Möglicherweise gelingt es ihnen dann auch, die Ansprüche etwas herunterzuschrauben!

## *Körperliche Symptome*

Obwohl man vorsichtig dabei sein muss, bestimmte äußere Merkmale einem homöopathischen Typ zuzuordnen, ist es bei *Aurum* sehr auffällig, dass viele Kinder eher dunkel sind – mit dunklem Haar und dunklen Augen. Außerdem sind sie gerne auch dunkel und sauber gekleidet.

*Aurum*-Kinder frösteln leicht, brauchen jedoch frische Luft. Sie sind richtige Abend- bzw. Nachtmenschen, und es ist deshalb nicht verwunderlich, dass sie leicht Schlafstörungen bekommen. Viele Beschwerden treten um 3 Uhr nachts auf wie bei *Nux vomica*-Kindern, mit denen sie viel Ähnlichkeit aufweisen. Kopfschmerzen, Augenbeschwerden, Ohrenentzündungen, geschwollene Drüsen – nahezu jedes Organ kann betroffen sein. Rheumatische Beschwerden kommen häufig bei *Aurum* vor. Ein Gelenk nach dem anderen kann sich entzünden, wobei Bewegung die Beschwerden erleichtert. Bei Jungen sehen wir öfter Beschwerden der Geschlechtsorgane, meistens an den Hoden.

## *Ernährung*

Sie mögen gerne gutes Essen, darunter Fleisch, Kräuter, Brot und Milch. Es kann auch eine Abneigung gegen Fleisch bestehen.

# Das Barium carbonicum-Kind

*Bariumcarbonat ($BaCO_3$)*
*Mineralisches Mittel.*

## „Wachsen mit der richtigen Unterstützung“

### *Herkunft*

Barium ist ein chemisches Element, welches in der Natur ebenso wie Schwefel und Kohlendioxid nur in Verbindung mit anderen Elementen vorkommt. Der Name ist vom griechischen Wort „barys“ abgeleitet, was übersetzt „schwer“ und im übertragenen Sinn auch „mächtig“, „kräftig“ und „schwierig“ bedeutet. Die bekannteste Anwendung von Barium ist der „Bariumbrei“, ein Getränk, das man im Krankenhaus zu sich nimmt, bevor man an Magen oder Darm geröntgt wird. Da Barium für Röntgenstrahlen undurchlässig ist, ist der Verdauungstrakt auf den Bildern gut sichtbar. Außerdem wird Barium wegen seines spezifischen Gewichts und seiner Luft- und Lichtundurchlässigkeit oft in der Industrie verwendet.

### *Mangelndes Selbstvertrauen*

*Barium carbonicum*-Kinder sind vergleichbar mit *Calcium carbonicum*-Kindern. Bei jedem neuen Schritt im Leben fragen sie sich: „Kann ich das wohl?“ und „Traue ich mir das wohl zu?“ Das sagt aber noch nichts über ihre Fähigkeiten aus. *Barium carbonicum*-Kinder können sehr intelligent sein und als Erwachsene sehr hohe und wichtige Funktionen bekleiden. Ihre Herausforderung liegt darin, zu lernen, mit ihrem Selbstzweifel und ihrer Ohnmacht umzugehen und diese Gefühle zu überwinden. Das Selbstvertrauen und der Glaube an sich selbst sind bei diesen Kindern äußerst leicht zu erschüttern.
Zunächst werden sie bei fremden Menschen und in neuen Situationen zögern, um zu sehen, „wie der Hase läuft“, was grundsätzlich nicht falsch ist. Wenn ihnen die richtige Betreuung, Bestätigung und Motivation geboten wird, können sie ihre angeborenen Fähigkeiten optimal entwickeln. Sollte ein unvorhergesehenes Problem auftauchen, kann *Barium carbonicum* dabei helfen, die Entwicklung wieder in Gang zu setzen.

## *Gehemmte Entwicklung und Spott*

Das *Barium carbonicum*-Bild ist bei Kindern, die in ihrer Entwicklung gehemmt sind, oft klar zu erkennen. Es kann die Folge einer angeborenen Behinderung sein oder zum Beispiel auch durch körperliche Krankheit entstanden sein. Vor allem, wenn sie sich der Tatsache bewusst werden, dass sie weniger leistungsfähig als ihre Altersgenossen sind, kann das zu Problemen führen. Dieses Gefühl, „wenig zu können" oder „geringer" oder „kleiner" zu sein, kann durch Probleme in der Schule entstehen. Hänseleien oder abwertende Bemerkungen der Lehrer können einen *Barium carbonicum*-Zustand auslösen. Selbstverständlich sind diese Kinder nicht minderwertig, aber sie fühlen sich so. Dieses Minderwertigkeitsgefühl ruft wiederum negative Reaktionen bei anderen Kindern hervor. Sie werden sehr leicht zur Zielscheibe von Spott und Hänseleien. Ihr Selbstvertrauen nimmt noch weiter ab und dadurch sinkt auch ihre Leistung – ein Teufelskreis entsteht.

Neben einem angemessenen Vorgehen der Eltern und Lehrer hilft *Barium carbonicum* diesen Kindern, mehr Selbstvertrauen zu entwickeln. Damit verändern sich auch die Reaktionen der Umgebung. Wer sich selbst schätzt, wird auch von anderen geschätzt. Natürlich benötigen die „Quälgeister" selbst manchmal auch ein homöopathisches Mittel, da hinter dem Drang, andere zu quälen, meist eine ähnliche Problematik verborgen ist. Sie kompensieren ihren Mangel an Selbstvertrauen dadurch, dass sie andere ärgern.

## *Vorsichtig und stur*

Auf den ersten Blick wirken *Barium carbonicum*-Kinder einfach und fügsam. Sie sind schüchtern und lassen ihre Fähigkeiten geringer erscheinen, als sie in Wirklichkeit sind, da dann auch weniger von ihnen erwartet wird. Eine Möglichkeit, ihren Mangel an Selbstvertrauen zu verbergen, ist es, den Witzbold oder den Hampelmann zu spielen. Doch das sind nur Äußerlichkeiten.

Sie sind nicht besonders selbstsicher und scheinen daher leicht beeinflussbar zu sein. Doch im Grunde wissen sie oft sehr gut, was sie wollen; sie trauen sich nur nicht, es zu äußern oder zu zeigen. Wenn sie aber in einer ruhigen, sicheren und freundlichen Umgebung die Chance bekommen, ergreifen sie die Initiative. Denn sie

haben Willenskraft und sogar eine angeborene Führungskompetenz. Innerhalb der Familie, einer Klasse oder einer Gemeinschaft kann dieser Charakterzug verstärkt werden. Haben sie einmal eine klare Position eingenommen, stellt sich heraus, dass sie sorgsam und einfühlend sind. Sie sind nicht diktatorisch, obwohl sie sich sehr wohl querlegen können, wenn sie anderer Meinung sind.
Um sich an eine neue Situation und an neue Menschen zu gewöhnen, brauchen sie allerdings etwas Zeit. Für diese Kinder ist die regelmäßige Unterstützung der Eltern sehr wichtig, denn es fällt ihnen schwer, ohne Hilfe selbstständig zu handeln - genau so, wie in der Natur das Element Barium nur in Verbindungen vorkommt.

## *Angst, ausgelacht zu werden*

Wenn *Barium carbonicum*-Kinder gefragt werden, wovor sie Angst haben, sagen sie häufig, dass sie sich davor fürchten, ausgelacht zu werden. Noch wahrscheinlicher ist es, dass sie sich gar nicht trauen, dies beim ersten Besuch einem fremden Arzt zu erzählen. Deshalb ist es so wichtig, dass ein Elternteil oder beide Eltern über den Charakter ihres Kindes Auskunft geben. Meist kann dies ohne Probleme in Anwesenheit des Kindes geschehen, doch bei *Barium carbonicum*-Kindern ist es oft besser, kurz allein mit dem Arzt zu reden oder die Punkte, die am schwierigsten zu besprechen sind, auf einem Zettel zu notieren. Diese Kinder sind sehr empfindsam, vor allem, wenn über sie gesprochen wird. Falls in ihren Augen negative Dinge über

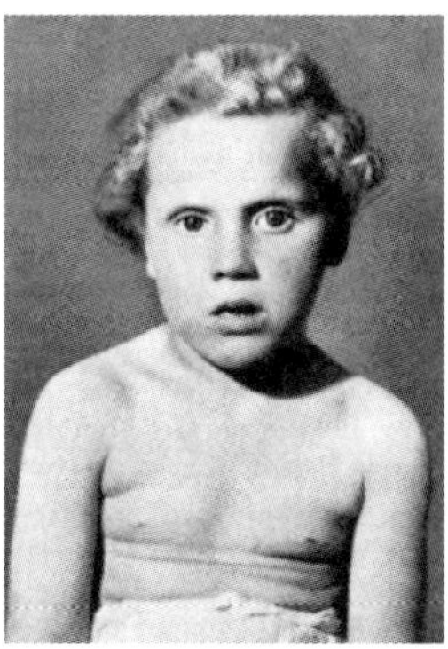

*Bar-c.*

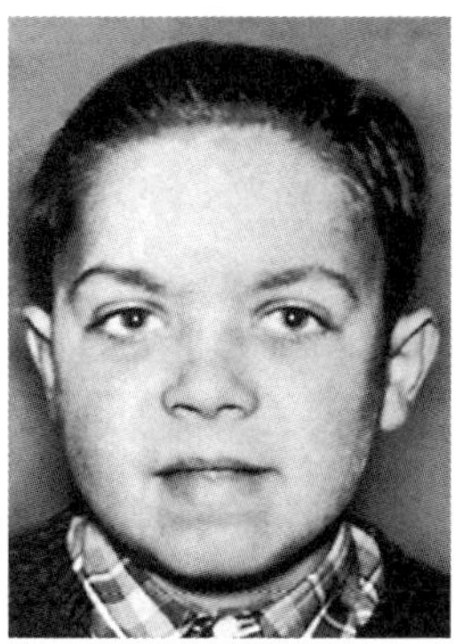

*Bar-c.*

sie erzählt werden, wollen sie möglicherweise nie wieder zu diesem Arzt gehen.
Die Angst, nicht ernst genommen oder lächerlich gemacht zu werden, sitzt bei ihnen sehr tief. Wenn jemand lacht, wird das Kind sehr schnell das Gefühl haben, ausgelacht zu werden. Wenn Menschen miteinander reden, denken sie meist, dass über sie gesprochen wird. Beim ersten Kontakt kann es vorkommen, dass sich das Kind hinter den Eltern versteckt oder sich unter einen Stuhl setzt. *Barium carbonicum*-Kinder vermeiden direkten Blickkontakt und wollen nicht beobachtet werden. Dieses Verhalten finden wir auch bei *Calcium carbonicum*- und *Natrium muriaticum*-Kindern.

## *Träge und schwerfällig*

*Barium carbonicum*-Kinder sind sowohl auf der körperlichen als auch auf der geistigen Ebene ein bisschen schwerfällig. Ihr Denken ist langsam und sie brauchen Zeit, um etwas vollständig zu verstehen, was eine der Ursachen ihrer Schulprobleme darstellt. Bei angeborener Behinderung kann *Barium carbonicum* das Selbstvertrauen stärken, doch in der Praxis stellt sich immer wieder heraus, dass sich auch verborgene Fähigkeiten entfalten.
Die Anforderungen, die die Gesellschaft an Kinder stellt, liegen hauptsächlich im intellektuellen Bereich, wobei alles am besten schnell gehen soll. Das wirkt sich nachteilig auf *Barium carbonicum*-Kinder aus. Sobald sie aber etwas mehr Zeit haben und regelmäßig gelobt werden, stellt sich heraus, dass sie oft schlauer sind, als vermutet.

## *Körperliche Symptome*

Jeder Körperbereich scheint von der Langsamkeit betroffen zu sein. *Barium carbonicum*-Kinder können im Wachstum zurückbleiben oder ungenügend zunehmen. Sie scheinen nicht größer werden zu wollen. Die Abwehr gegen Krankheiten kommt nur langsam in die Gänge. Das Immunsystem reagiert zwar, überwindet die Krankheit aber nur sehr mühsam. Dadurch schwellen Mandeln und Lymphknoten an und verhärten sich, während die Kinder chronisch erkältet bleiben.
Ihr Bauch ist oft aufgetrieben und ihre Füße können schwitzen und schlecht riechen. Sie neigen zum Frösteln und ertragen Kälte und

Feuchtigkeit nicht gut. Bei verschiedenen Entwicklungsstörungen wie zu spätem Laufenlernen und Sprechenlernen, aber auch bei Fettsucht, kann *Barium carbonicum* hilfreich sein.

## *Ernährung*

Diese Kinder haben oft ein Verlangen nach Milch. Sie lieben Süßigkeiten oder haben eine Abneigung dagegen.
Man sieht häufig eine Abneigung gegen Obst, vor allem gegen Pflaumen und Bananen.

# Barium carbonicum in der Praxis

## *Lucia*

Lucia war seit ihrer Geburt zurückgeblieben. Als sie vier Jahre alt war, konnte sie noch nicht sprechen, und ihre motorische Entwicklung verlief langsam. Sie war kräftig gebaut, ihre Arme und Beine hielt sie nahe am Körper. Der Hauptgrund, warum ihre Eltern gekommen waren, war Verstopfung. Sie hatte zwar regelmäßig Stuhlgang, konnte ihn aber nur in kleinen Mengen und unter Schwierigkeiten absetzen. Ansonsten war sie in ihren Bewegungen sehr hölzern. Sie tat sich schwer beim Bücken und beim Laufen war sie sehr steif.
Sie war schüchtern, ängstlich und bedächtig, sehr vorsichtig und beherrscht. Schon als Neugeborene fürchtete sie sich vor fremden Menschen und ihre Entwicklung verlief in sehr kleinen Schritten. Wenn sie allerdings mit etwas beschäftigt war, konnte sehr lange und konzentriert spielen und war dabei sehr genau. Sie wusste jedoch nicht, wie sie sich verhalten sollte, wenn sie die Wahl zwischen zwei Dingen hatte. Das brachte sie völlig aus der Fassung. Sie konnte sich immer nur auf eine Sache konzentrieren. Wenn sie etwas wollte, war sie äußerst starrköpfig. Ansonsten versuchte sie, jede Aufmerksamkeit vermeiden, und wenn Menschen sie anblickten, machte sie sich ganz klein.
Als Erstes verschrieb ich ihr *Calcium carbonicum*. Obwohl sie einige Verbesserung zeigte, blieb sie steif und hölzern. Erst, nachdem sie *Barium carbonicum* erhalten hatte, zunächst eine C30, später eine C200 und C1000, ging es allmählich bergauf mit ihr, und sie holte in jedem Bereich langsam aber sicher auf.
In der Schule – sie bekam Sonderunterricht – lief es sehr gut. Sie sprach immer besser und wurde freier in ihrem Verhalten. Ihre Bewegungen wurden geschmeidiger, ihr Gleichgewicht besser, und sie traute sich mehr zu. *Barium carbonicum* sorgte dafür, das sie sich wohler fuhlte.

## *Bastian*

Bastian war fünf Jahre alt, als ich ihn zum ersten Mal sah. Seine Beschwerden, wegen derer seine Mutter mich aufsuchte, waren regelmäßig wiederkehrende Erkältungen, vergrößerte Tonsillen und Schwierigkeiten beim Sprechen.

Schon die Art, wie er sich während der ersten Konsultation verhielt, war charakteristisch für das Mittel. Bastian war anfangs sehr schüchtern - sobald ich ihn anblickte, drehte er seinen Kopf weg und versuchte, sich hinter seiner Mutter zu verstecken. Seine Mutter erzählte, dass er sich von Geburt an normal entwickelt hätte, jedoch etwas langsamer beim Sprechenlernen wäre und auch undeutlich spreche. Er ließ seine Zunge oft aus dem Mund hängen, und er hatte unverkennbar X-Beine.

Bastian war regelmäßig erkältet mit Fieber und Husten. Wenn er krank war, fühlte er sich sehr müde und hustete grünen Schleim ab. Jedes Mal verschrieb der Hausarzt eine Antibiotikum-Kur, und der HNO-Arzt hatte bereits seine Polypen entfernt, was alles nicht viel gebracht hatte.

Bastian war immer sehr hungrig und verrückt nach Süßigkeiten und Obst. Ungewohnte Speisen und besonders Bohnen mochte er nicht. Schlafen konnte er gut; abends bat er selbst darum, ins Bett gehen zu dürfen, allerdings hatte er lange Zeit bei seinen Eltern im Bett geschlafen.

Er war ein wissbegieriger und gewitzter Junge, der jedoch auch sehr unruhig und ängstlich war. Er konnte nicht ohne seine Mutter sein. Sein Wille war stark, und er spielte sich gerne als Chef auf, auch gegenüber seinem älteren Bruder. Im Allgemeinen war er lieb und anhänglich - er saß auf dem Schoß und ließ sich gerne verhätscheln - doch er konnte auch sehr wütend werden. Auffällig war seine Empfindlichkeit gegenüber Kritik. Er bekam sehr schnell das Gefühl, ausgelacht zu werden.

Sechs Wochen nach der ersten Gabe von *Barium carbonicum* C30 sah ich ihn wieder. Er war noch ein Mal erkältet gewesen, doch dieses Mal war die Erkältung von selbst vorübergegangen. Er war tatkräftiger, ruhiger, konnte sich besser konzentrieren, und sein Selbstvertrauen war beträchtlich gestärkt.

Ich verschrieb *Barium carbonicum* C200 und sah ihn erst ein Jahr später wieder. Im Winter hatte er noch ein Mal eine Erkältung gehabt, doch diese ging ohne Medikamente vorüber. Ansonsten ging es Bastian sehr gut. Er fühlte sich wohl und war voller Selbstvertrauen. Er war in allem noch ein bisschen langsam.

Als er Beschwerden mit seinem Ohr hatte, verschwanden diese nach einer Gabe *Barium carbonicum* C1000. Ein halbes Jahr später rief mich seine Mutter an, um mir mitzuteilen, dass es Bastian immer noch gut gehe. In der Schule war man mit seiner Konzentration und seinem Arbeitstempo zufrieden.

# Das Belladonna-Kind

*Tollkirsche, Waldnachtschatten, Wutbeere, Wolfsbeere, Teufelskirsche*

*Pflanzliches Mittel (Fam. nat. Solanaceae = Nachtschattengewächse)*

## „Intensiver Lebenswille“

### Herkunft

Atropa belladonna ist der lateinische Name der Pflanze, die als „Tollkirsche“ bekannt ist. Es handelt sich um eine 50-150 cm hohe Staude mit grünen Blättern, violetten bis braunen Blüten und im reifen Zustand mit glänzenden schwarzen Beeren. Die Pflanze blüht zwischen Juni und August.
Ihr Name ist vom griechischen „Atropos“ (= die Unabwendbare) abgeleitet und bezeichnet eine der drei Schicksalsgöttinnen, deren Aufgabe es ist, den Lebensfaden der Menschen abzuschneiden. Zweifellos hängt der Name mit der großen Giftigkeit dieser verlockenden Beeren zusammen. Im Englischen wird diese Pflanze „Deadly nightshade“ (= tödlicher Nachtschatten) genannt. Doch der Name hat auch eine andere Bedeutung, da *Belladonna* schon viele Menschen vor dem Tod bewahrt hat: „Bella donna“ bedeutet übersetzt „schöne Frau“ und bezieht sich auf die Tatsache, dass Frauen früher den Saft in ihre Augen träufelten, um ihre Pupillen

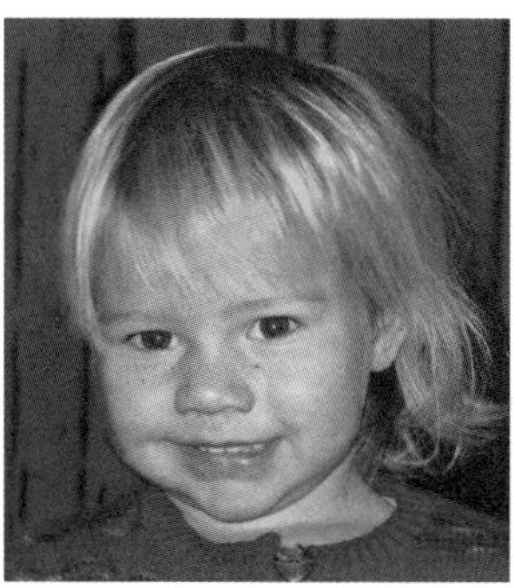

*Bell.*

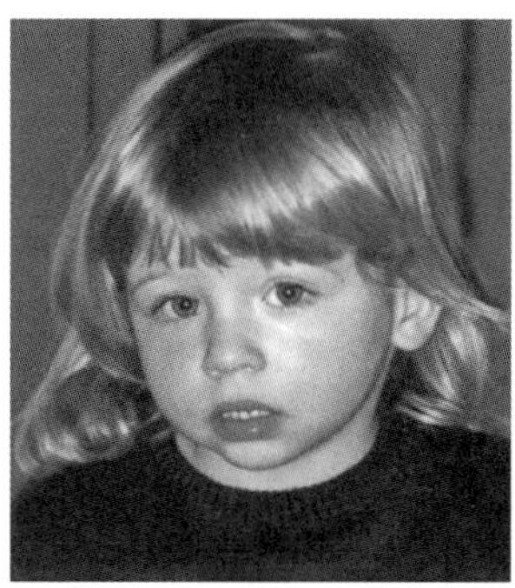

*Bell.*

zu erweitern und auf diese Weise ihre Schönheit zu steigern. Die Pupillen sahen dann genau so aus wie die schwarzen Beeren dieser Pflanze. Atropin, einer der enthaltenen Wirkstoffe, wird noch immer in der Augenheilkunde verwendet, um die Pupillen für die Untersuchung zu erweitern. *Belladonna* wird in der Schulmedizin auch bei Darmkrämpfen eingesetzt.

## *Ungebremste Naturkräfte*

*Belladonna*-Kinder haben eine große Kraft in sich. Für die Eltern und Lehrer ist es eine große, nicht immer leichte Herausforderung, diese Energie mit viel Liebe in die richtigen Bahnen zu lenken.

Alle Emotionen bei *Belladonna*-Kindern sind heftig und intensiv. Sie zeigen ihre Gefühle unmittelbar und ungebremst. Wenn sie fröhlich sind, sind sie außer sich vor Freude. Wenn sie sprechen, so tun sie dies laut und für jeden deutlich hörbar. Und wehe, wenn sie wütend sind ...

Elisabeth Kübler-Ross hat geschrieben, dass Zorn bei Kindern nur 15 Sekunden dauere und dass es sehr wichtig sei, ihnen diese 15 Sekunden zu gewähren, bevor man eingreift. Das ist nicht einfach, da die meisten Erwachsenen konditioniert sind, sofort zu reagieren. Nahezu jeder lebt in dem Glauben, dass Wut nicht sein darf.

Bei *Belladonna*-Kindern ist es umso wichtiger, dass sie die Wut ausleben können, da die dahinterliegenden Kräfte sehr groß sind. Wenn man sofort eingreift, so richtet sich die Wut nach innen und wird später noch heftiger zum Ausdruck gebracht werden.

## *Heftig und intensiv*

Atropa belladonna gehört zur Familie der *Solanaceae* (= Nachtschattengewächse). Diese Pflanzen bergen die finsteren Kräfte der Nacht in sich, doch in dem lateinischen Namen sitzt auch das Wort „sol“, was „Sonne“ bedeutet. Alle Nachtschatten kämpfen mit dem Dilemma, wie sie ihre enormen Kräfte positiv anwenden können, sodass sie das Tageslicht nicht scheuen müssen. Ihre Emotionen sind intensiv und fast animalisch, wie heftige Leidenschaft, Angst und Wut.

*Belladonna*-Kinder haben viel Ähnlichkeit mit *Tuberculinum*-Kindern. Das Leben scheint zu kurz zu sein, und sie wollen so vieles erleben.

Beide Kindertypen haben viel Unruhe in sich und knirschen nachts mit den Zähnen. Sie möchten alles anfassen, was ihre Aufmerksamkeit erregt. Sie wollen das Leben im wahrsten Sinne des Wortes „be-greifen". *Belladonna*-Kinder sind in ihren emotionalen Reaktionen jedoch noch heftiger. Wenn sie richtig wütend sind, was sehr leicht geschehen kann, werden sie alles tun, um sich dieser Wut zu entledigen: treten, schlagen, schreien und sogar beißen. In solchen Augenblicken sind sie unerreichbar und absolut nicht zur Vernunft zu bringen.

## *Hyperaktiv*

*Belladonna* ist ein typisches Kindermittel. Das bedeutet jedoch nicht, dass wir dieses Mittel ausschließlich bei Kindern verschreiben. Es gibt auch Erwachsene, auf die dieses Bild noch immer zutrifft. Das Kindliche sitzt in ihrer Reaktionsweise: direkt und ohne Hemmung. Die Emotionen sind viel stärker, als wir annehmen. Die Erwachsenen haben im Laufe ihres Lebens gelernt sich zu beherrschen, da sie sich, wie die Kinder, über die Reaktionen der Außenwelt bewusst sind. Aus diesem Grund können Kinder in der Schule sehr folgsam sein, doch zu Hause genau das Gegenteil verkörpern, ähnlich wie bei *Anacardium* („In der Schule ein Engel, zu Hause ein Bengel"). Die Wutausbrüche von *Belladonna*-Kindern sind jedoch viel stärker. Wenn die Emotionen Oberhand gewinnen, kann dies zum Bild von Hyperaktivität und selbst AD(H)S führen (Aufmerksamkeits-Defizit-Syndrom mit/ohne Hyperaktivität). Das Kind leidet an einer unvorstellbaren inneren Unruhe, die schwer zu handhaben ist, und sich in Wutanfällen und unbeherrschtem Verhalten äußert.
Zusammen mit *Lithium phosphoricum*, *Tuberculinum* und *Stramonium* gehört *Belladonna* zu den Mitteln, die in der Lage sind, hyperaktive Kinder ins Gleichgewicht zu bringen.

## *Kampf oder Flucht*

Wenn *Belladonna*-Kinder auf Widerstand treffen, so beginnen sie Streit. „Bella" ist der lateinische Plural von „bellum", was „Krieg" bedeutet. Kämpfen oder fliehen. Die tiefste Angst, die sie dabei antreibt, ist die Todesangst. Sie wollen leben!

Wir sehen dieses Bild auch, wenn sie krank sind. Bei einer Entzündung oder während einer Grippe reagieren sie sehr heftig, mit hohem Fieber und immenser Hitze. Der Körper geht aufs Ganze, um mit dem Gegner fertig zu werden. Während eines Fieberanfalls haben *Belladonna*-Kinder oft beängstigende Visionen. Fieber mit Delirium und wirrer Sprache ist typisch für dieses Mittelbild. Ansonsten kennen diese Kinder nur wenige Ängste. Im gesunden Zustand sind sie sehr stark und wehrhaft. Eine der wenigen unverkennbaren Ängste ist die Angst vor Hunden (genau wie bei *Tuberculinum* und *Lycopodium*). Möglicherweise hat dies einen Bezug zum „Wolf" in sich selbst. *Belladonna* heißt auch „Wolfskirsche", *Lycopodium* „Wolfsfuß".

Nur wenn sie merken, dass der Kampf hoffnungslos ist, werden sie fliehen. Bei Kindern mit hohem Fieber kann es vorkommen, dass sie aus Angst vor eingebildeten Monstern oder anderen Furcht erregenden Bildern aus dem Zimmer fliehen möchten.

## *Körperliche Symptome*

Fieber, Kopfschmerz und ein empfindliches Nervensystem sind die wichtigsten Symptome bei *Belladonna*. Jeder könnte bei Grippe oder einer Entzündung in einen *Belladonna*-Zustand geraten, doch die Erfahrung lehrt, dass dieses akute Krankheitsbild besonders häufig bei *Calcium carbonicum*-Kindern auftritt.

Ein charakteristisches Merkmal ist außerdem der plötzliche Fieberanstieg. Ein Kind kann ruhig spielen und schon nach einer Viertelstunde im Delirium liegen, wobei sogar Krämpfe auftreten können. *Belladonna* kann solche Fieberkrämpfe verhindern, wenn es rechtzeitig verabreicht wird. Bei Fieber ist der Kopf glühend heiß, während sich Hände und Füße kalt anfühlen. Die Farbe des Gesichts – feuerrot, mit glänzenden Augen, geweiteten Pupillen und sichtbar pulsierenden Blutgefäßen am Hals – erinnert an das Bild, das die Beeren bei Vergiftung hervorrufen. Während eines Fieberanfalles können sie gehetzt sein und halluzinieren. Kinder sehen Monster oder unheimliche Gesichter, und in ihrer Angst, die sie sonst nicht kennen, sind sie kaum ansprechbar.

Bei *Belladonna* sind die Beschwerden meist rechtsseitig, sowohl bei Hals- als auch bei Ohrenentzündungen. Das *Belladonna*-Bild könnte auch zu einer akuten Blinddarmentzündung (Appendizitis) passen. Selbstverständlich wird das Kind dann umgehend ins Krankenhaus eingewiesen.

Bei der Behandlung von Kopfschmerzen hat *Belladonna* eine große Bedeutung. Auch hier gilt, dass ein Kind, das *Belladonna* gegen Kopfschmerzen erhält, nicht unbedingt dem *Belladonna*-Typus entsprechen muss. Der Kopfschmerz kann zum Beispiel durch Abkühlung des Kopfes nach dem Haarewaschen auftreten oder auch durch Überhitzung nach Sonnenbestrahlung. Der Schmerz, der für das Kind furchtbar sein kann, wird durch jede geringste Bewegung und Erschütterung verschlimmert. Das Kind wünscht sich absolute Ruhe und mag kein Licht. Wärme wirkt meist lindernd. Wenn außerdem der Kopf hochrot und heiß ist, während sich Hände und Füße kalt anfühlen, steht die Entscheidung für *Belladonna* fest!

## *Ernährung*

*Belladonna*-Kinder verlangen nach Limonade, Zitronen und Brot. Gegen Wasser, Saures, warmes Essen, Kaffee sowie gegen Gemüse, Suppen und Fett haben sie eine Abneigung.

# Belladonna in der Praxis

## *Marlies*

Marlies war gerade vier Jahre alt geworden, als ich sie zum ersten Mal sah. Sie hatte schon seit ihrer Geburt Beschwerden, weinte viel und wuchs langsam. Nach einigen Monaten wurde sie mit Bronchitis-ähnlichen Symptomen ins Krankenhaus eingewiesen. Anschließend war sie immer erkältet, bekam schnell Fieber und hatte regelmäßig Ohrenentzündungen.
Als sie ein Jahr alt war, bekam sie zum ersten Mal einen Fieberkrampf. Da diese Krämpfe immer wieder auftraten, verschrieb der Kinderarzt verschiedene Anti-Epilepsie-Mittel – ohne Erfolg.
Marlies war ein soziales Mädchen, aber auch sehr eigensinnig. Sie hätte nie etwas getan, was sie nicht wollte, und jede Form von Zwang bewirkte nur das Gegenteil. Sie liebte Bewegung, kletterte gerne und war am liebsten im Freien. Wenn es nicht so lief, wie sie es sich vorgestellt hatte, warf sie sich auf den Boden und biss, schlug und schrie.
Aufgrund der Fieberkrämpfe und ihres Verhaltens verschrieb ich ihr eine Gabe *Belladonna*, worauf sie sehr gut reagierte. Die Verbesserung betraf sowohl den körperlichen Bereich als auch ihr Verhalten. Ab und zu hatte sie noch eine Erkältung, die von selbst heilte, und auch die Fieberkrämpfe traten nicht mehr auf. Marlies hörte besser auf ihre Eltern, hatte weniger Wutanfälle und wurde generell freundlicher.

# Das Beryllium metallicum-Kind

*Beryllium (Be)*

*Mineralisches Mittel*

## „Was die wohl von mir denken?"

### *Herkunft*

Unsere Erde besteht aus vielen festen Elementen. Die bekanntesten sind Silicium (Kiesel), Graphit (Kohlenstoff) und Metalle wie Aluminium und Eisen. Weniger bekannt ist das Metall Beryllium, das jedoch als homöopathisches Mittel mindestens genau so bedeutend ist.
Nach Lithium ist Beryllium der leichteste feste Stoff der Erde. Wie der Name schon sagt, kommt Beryllium in der Edelsteinsorte Beryll vor. Dieser Name wiederum soll aus Berul, einer Stadt im Irak, stammen. Eine weitere Erklärung für den Namen dieses Elementes ist die griechische Bezeichnung „berullos", was „meergrün" bedeutet. Früher wurde Beryll für die Herstellung von Brillengläsern benutzt – daher hat also auch die Brille ihren Namen!
Außer in dem farblosen bis weißen Mineral Beryll kommt Beryllium auch noch in anderen Gesteinssorten vor. Berylliumsalze schmecken süß, was der Grund dafür ist, dass Beryllium auch manchmal Glucinium (von Glukose) genannt wird. Neben Durchsichtigkeit und Härte – härter als Stahl – hat Beryllium noch einige Eigenschaften, welche die homöopathische Wirkung erklären. Es ist sehr elastisch und wird darum in Legierungen beim Herstellen von Federungen verwendet.

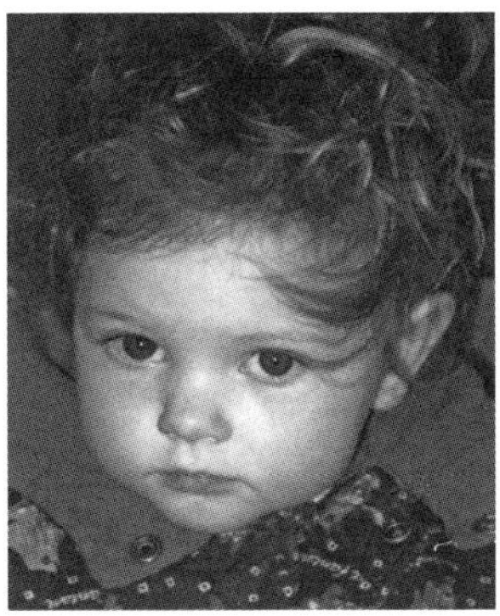

*Beryl-c.*

### *Durch die Brille eines anderen betrachtet*

Kinder, die *Beryllium* benötigen, neigen dazu, sich selbst durch eine fremde Brille zu betrachten. Diesen Charakterzug finden wir bei

verschiedenen Mitteln, von denen *Calcium carbonicum* das bekannteste ist. Es handelt sich dabei um ein Gefühl der Unsicherheit gegenüber sich selbst und das Bedürfnis nach Anerkennung durch andere. *Beryllium*-Kinder bezweifeln, ob sie einfach so sein können, wie sie sind. Kritik ist für sie sehr schwer zu ertragen. Ihre Persönlichkeit hatte durch die Umstände, unter denen sie aufgewachsen sind, nicht die Möglichkeit, Selbstachtung bzw. Selbstwertgefühl zu entwickeln. Sie fühlen sich, als ob sie „durchsichtig" wären, verwundbar und unsicher. Sie trauen sich deshalb nicht, eigene Entscheidungen zu treffen oder sich Konflikten zu stellen, worin sie *Thuja*-Kindern ähnlich sind.
Sie haben nicht gelernt Beziehungen aufzunehmen und tun sich sogar schwer damit, zu fühlen, was sie wollen, bzw. wer sie wirklich sind. Sie suchen danach außerhalb, bei jemandem, den sie für stärker halten als sich selbst.

## *Anpassen und verbergen*

Was denken die anderen von mir? Um Anerkennung zu finden, neigen sie dazu, sich selbst anzupassen und sich anderen unterzuordnen. Die Fähigkeit, sich einzufühlen und der Wille nach Anerkennung machen sie zu idealen Helfern. Davon leiten sie möglicherweise ihre Daseinsberechtigung ab. Aber durch ihre Anpassung entfernen sie sich leicht von sich selbst. Das kann dazu führen, dass sie ein passives, unsicheres Benehmen zeigen und andere Menschen Entscheidungen für sie treffen. Ihr Selbstwertgefühl wird dadurch noch schwächer, da sie nie zeigen, wer sie wirklich sind. Die Art und Weise, wie andere sie behandeln, kann ihnen sogar das Gefühl vermitteln, „schlecht" zu sein.
Wenn sie dieses Gefühl erst einmal haben, neigen sie dazu, sich zu verbergen und unauffällig zu sein. Scham und Selbstkritik spielen dabei eine große Rolle. Es kann sogar so weit gehen, dass sie sich aus der Wirklichkeit zurückziehen. Sie sind anwesend, aber fühlen sich innerlich hilflos und machtlos.

## *Eigenliebe*

Die Problematik bei *Beryllium*-Kindern ist eigentlich nicht so sehr, was die anderen von ihnen denken, sondern vielmehr ihr eigenes

Urteil über sich selbst. Sie vermissen eine Basis, auf die sie vertrauen können. Während *Silicium-*, *Natrium muriaticum-* oder *Sulfur*-Kinder die Vorstellung nicht ertragen können, dass der andere sie nicht liebt, haben *Beryllium*-Kinder Mühe, sich selbst zu lieben.
Das Bild von *Beryllium* ähnelt *Calcium carbonicum, Carcinosinum, Lac caninum, Borax* und *Thuja*. Die Unterschiede sind subtil und in einigen Fällen wird der homöopathische Praktiker die Mittel abwechseln müssen, unter Berücksichtigung der angezeigten Beschwerden. *Beryllium* hilft diesen Kindern, wieder zu sich zu finden, sodass sie sie selbst sein können und sich auf eine gesunde Art selbst lieben.

## *Körperliche Symptome*

Die Haltung sagt etwas über das innere Gefühl aus. Diese Kinder neigen dazu, mit hängenden Schultern und vorn übergebeugt durchs Leben zu gehen - ein Zeichen für ihren Mangel an Selbstvertrauen. Ein weiteres Merkmal ist, dass sie häufig mit gekreuzten Beinen sitzen, was darauf hinweisen könnte, dass sie sich schützen wollen.
Meistens sehen wir einen Mangel an Energie. Das Wachstum bzw. die Entwicklung der Geschlechtsmerkmale können bei *Beryllium*-Kindern - wie auch bei *Calcium carbonicum-* und *Barium carbonicum*-Kindern - zurückgeblieben sein. Wie diese beiden Kindertypen leiden auch *Beryllium*-Kinder oft an trockener Haut, trockenen Schleimhäuten und geschwollenen Drüsen im Nacken, in den Achseln und in den Leisten. Außerdem haben sie oft eine trockene und verstopfte Nase, besonders morgens, sowie Nasenbluten und Beschwerden der Atemwege. Wie bei den anderen „großen" Kindermitteln können generell alle Organe in Mitleidenschaft gezogen werden, wie zum Beispiel Magen, Darm, Nieren und Harnwege.
Auffällig sind die Knochenbeschwerden, die wiederum sehr an *Calcium* erinnern. Die Knochen können zum Beispiel zu „biegsam" sein, was sehr zum gesamten Bild von *Beryllium metallicum* passt.

## *Ernährung*

Im Allgemeinen fühlen sie sich durch Essen und Trinken besser. Milch kann zu Irritationen der Nase führen. Pfannkuchen (Eierkuchen) kann Übelkeit bis zum Erbrechen hervorrufen.

# Das Borax veneta-Kind

*Natriumtetraborat ($Na_2B_4O_7$)*

*Mineralisches Mittel*

## „Auf der Suche nach der eigenen Identität"

### *Herkunft*

Borax ist ein Salz, das in den Gebirgsseen Tibets vorkommt. Die Tibeter benutzen Borax wie Salz zum Würzen ihrer Tsampa, eine Art Hirsebrei, der als Grundnahrungsmittel in diesem unwirtlichen Land dient. Durch die Venezianer – Marco Polo hat Tibet schon vor achthundert Jahren besucht – wurde dieses Salz in Europa eingeführt. Daher der Zusatz „veneta" (venezianisch). Niederländische Händler verarbeiteten den rohen Stoff bis zum brauchbaren Borax, das vor Jahrhunderten schon gegen Mundausschlag eingesetzt wurde. Da die Niederländer ihr Verfahren geheim hielten, suchten die Franzosen nach anderen Quellen für Borax und fanden es in einigen Warmwasserbrunnen Italiens.

Das bedeutendste Element in diesem Salz ist Bor (Borium), das seit Kurzem auch in roher Form in der Homöopathie verwendet wird. *Borax* wurde bereits von Hahnemann geprüft und als homöopathisches Mittel anerkannt.

### *Entwicklungsphase: Wer bin ich?*

Borax ist ein Salz, das aus zwei chemischen Elementen besteht: Natrium und Bor(ium). Der Einfluss von *Bor* im Mittelbild ist groß und eine kurze Erläuterung über dieses Element wird das Bild von *Borax* verdeutlichen.

Das homöopathische Mittel *Borium metallicum* passt in die Entwicklungsphase des Kindes, in der es sich über seine eigene Identität, sein eigenes „Ich" bewusst wird. Das Alter, in dem dies stattfindet, ist etwa das vierte oder fünfte Lebensjahr. Die Kinder beginnen zu verstehen, dass sie eigenständige Individuen sind. Wenn in diesem Lebensabschnitt etwas sehr Einschneidendes geschieht, so kann dies die Entwicklung der eigenen Identität behindern.

Bevor Kinder in diese Phase kommen, fühlen sie sich im Idealfall auf eine natürliche Art mit allem und jedem verbunden.

## *Nicht größer werden*

*Borax*-Kinder brauchen Ruhe und sie wollen nicht wachsen. Sie entwickeln aus unerfindlichen Gründen einen Widerstand gegen diese Phase. Die Kinder wehren sich gegen das Großwerden, dagegen, kein Kind mehr zu sein. Sie haben jedoch weniger Probleme mit ihrer Identität als *Beryllium*-Kinder.
Am liebsten möchten sie wieder zurück in die ruhige, harmonische Phase vor der Geburt und das warme Verbundensein mit ihrer Mutter. Die Ruhe und Harmonie, die sie suchen, erinnert an die Stille der tibetanischen Gebirgsseen.

## *Immer mit der Ruhe!*

Jede Veränderung stört die Ruhe, die diese Kinder suchen. Neugeborene, die *Borax* benötigen, weinen, sobald sie hingelegt werden, zum Beispiel beim Wickeln. Offenbar ruft die Abwärtsbewegung Angst hervor. Auch bei älteren Kindern sehen wir diese Empfindlichkeit gegenüber der Abwärtsbewegung - sie können Aufzüge beim Abwärtsfahren nicht ertragen!
*Borax*-Kinder sind auch sehr empfindlich gegenüber anderen Ruhestörungen wie plötzlichen Geräuschen und unerwarteten Bewegungen. Ihre Reaktionen sind heftig: Wut, Angst und lautes Schreien. Am liebsten klammern sie sich an ihre Mutter oder an eine andere vertraute Person. Von Fremden lassen sie sich selbstverständlich nicht berühren.

## *Anpassen*

Das *Borax*-Bild ist bei etwas größeren Kindern unterschiedlich. Eigentlich würden sie sich am liebsten noch immer an jemanden festklammern, doch das gehört sich in diesem Alter nicht mehr. Wenn dieses Bild durch eine Störung in der Individualitätsbildung auftritt – zum Beispiel durch Inzest, Misshandlung oder Vernachlässigung – tendieren sie dazu, sich zu sehr an der Außenwelt zu orientieren. Sie haben keine eigene Identität, sondern verhalten sich so, wie es von ihnen erwartet wird, und passen sich so gut wie möglich an. Hierin gleichen sie *Thuja*-Kindern. Sie sind genau so sensibel und einfühlsam und können sich ebenso vollständig in ihre eigene Welt zurückziehen. Doch gibt es einige Merkmale, die uns bei der

Unterscheidung der beiden Mittel helfen. Während *Borax*-Kinder gegenüber Geräuschen sehr empfindlich sind – selbst wenn jemand einen Apfel isst, kann sie das schrecklich reizen – reagieren *Thuja*-Kinder im Allgemeinen stark auf Musik und werden schnell von Schuldgefühlen geplagt. Ein weiterer Unterschied ist die Angst, die *Borax*-Kinder vor Infektionskrankheiten haben können. Dies ist der Grund, warum sie sich so oft die Hände waschen, obwohl sie es eigentlich nicht gerne tun!

## *Zweifeln und abspalten*

Kinder, die nicht wissen, wer sie eigentlich sind, entwickeln schnell Selbstzweifel. Wenn sie etwas auswählen müssen, so bringt sie das in ein schreckliches Dilemma: „Was will ich nun eigentlich?" Gleichzeitig stört es sie sehr stark bei anderen, wenn diese undeutlich sind oder zweifeln. Ein ähnliches Muster sehen wir oft, auch bei uns selbst: Wir ärgern uns bei anderen am meisten über die Eigenschaften, die wir bei uns selbst ablehnen!

Durch die Schwierigkeit, eigene Entscheidungen zu treffen, verstärken sie ungewollt ihre Abhängigkeit von anderen.

Die Störung in der Identitätsbildung kann so weit gehen, dass sich Teile abspalten und sich sozusagen mehrere Persönlichkeiten bilden. Das kommt aber nur bei ernsten traumatischen Ereignissen vor und dann nur in einem Alter, in dem sich noch kein starkes Selbstbewusstsein gebildet hat. *Borax* kann diesen Kindern in frühen Phasen dabei helfen, das Trauma zu verarbeiten und ihre Identität zu finden. Im fortgeschrittenen Alter kann es in jedem Fall unterstützend wirken und – zusammen mit der geeigneten Therapie – vielleicht auch heilen.

## *Körperliche Symptome*

*Borax* ist eines der wichtigsten Mittel bei Neugeborenen mit Blutarmut. Die Nahrungsaufnahme stellt oft ein Problem für diese Neugeborenen dar und der Mundausschlag, zu dem sie häufig neigen, wirkt auch nicht gerade appetitanregend!

Die bereits erwähnte Abneigung gegen Abwärtsbewegungen kann zu Schwindel bis hin zu Ohnmacht führen. Im Allgemeinen ist das Gleichgewichtsorgan eine Schwachstelle.

Das Rückzugsverhalten äußert sich auch auf der körperlichen Ebene an den Augenlidern: Bei Entzündungen kommt es häufig zur Einwärtskehrung der Wimpern (Trichiasis). Auch die Augenlidränder können sich einwärts kehren (Entropium).
Ernährung und Verdauung bereiten oft Schwierigkeiten, so wie auch die Kinder Mühe haben, alltägliche Erlebnisse zu verdauen. Die Schleimhäute des gesamten Magen-Darm-Traktes, vom Mund bis zum After, sind sehr anfällig. Überall können Ekzeme auftreten, meist sehr schmerzhafte weiße Flecken, oft auch Geschwüre, wobei diese Beschwerden am häufigsten im Mund vorkommen. Überdies leiden die Kinder oft an reichlichem Speichelfluss, Rissen in der Zunge, Übelkeit, Erbrechen und Durchfall. Eine weitere Schwachstelle ist die Blase.
Im Allgemeinen sind *Borax*-Kinder reizbar und sogar weinerlich, bevor sie auf die Toilette gehen. Nach dem Harnlassen bzw. nach dem Stuhlgang sind sie merklich erleichtert. Sie sind dann wieder froh und heiter. Sie fühlen sich auch besser, nachdem sie geweint oder etwas ausgehustet haben. Sie müssen sich des „Mülls" entledigen und leiden solange, bis sie ihn losgeworden sind.
Sie erholen sich beim Spaziergang an der frischen Luft. Andererseits ertragen sie weder Kälte noch Wärme besonders gut. Verfilzte Haare sind ein Symptom, das wir auffällig oft bei *Borax*-Kindern vorfinden.

## *Ernährung*

*Borax*-Kinder lieben zwar Äpfel, doch Obst können sie auch schlecht vertragen, genau wie salzige und süße Nahrung. Es ist typisch, dass sie durch Zigarettenrauchen Durchfall bekommen. Vielleicht hält sie dies davon ab, mit dieser ungesunden Gewohnheit anzufangen!

# Das Calcium carbonicum-Kind

*Austernschalenkalk ($CaCO_3$)*

*Mineralisches Mittel*

## „Äußerlich robust, innerlich verletzlich"

### *Herkunft*

*Calcium carbonicum* ist eines der wichtigsten Kindermittel. Schätzungen zufolge würden etwa 40 % aller Kinder in einem bestimmten Zeitraum ihres Lebens *Calcium carbonicum* benötigen. Durch die Entdeckung neuer Mittel wie *Lithium*, *Beryllium* und *Borium* wird dieser Prozentsatz heutzutage niedriger eingeschätzt. Homöopathen können heute immer treffender das richtige Mittel für jedes Kind finden.

*Calcium carbonicum* ist kein herkömmlicher „Kalk", sondern der Kalk der Austernschale. Die Symbolik der Auster zieht sich durch das gesamte Mittelbild.

### *Die Muschel verlassen*

Das Mittel passt besonders zu dem Zeitpunkt, an dem das Kind den Übergang von der beschützten Welt zu Hause in die „große, böse Außenwelt" bewältigen muss, zum Beispiel beim Besuch des Kindergarten oder beim Schuleintritt. Es kann helfen, diesen Übergang zu erleichtern, wenn Beschwerden dabei aufgetreten sind. *Calcium carbonicum* bestärkt das Kind in seinem Mut, die entscheidenden Schritte zu gehen. Im Bild der Auster gesprochen verlässt das Kind dadurch „die Muschel".

Bei körperlichen Beschwerden wie chronischen Erkältungen, Ekzemen oder bei körperlicher bzw. geistiger Retardierung, die bei einem solchen Übergang auftreten können, ist *Calcium carbonicum* hilfreich. Wenn wir nachfragen, wie das Kind sich fühlt, erzählen die Eltern über die Mühe, die das Kind mit neuen Situationen hat, wie beispielsweise mit einer neuen Lehrerin in der Schule, einem Umzug oder dem Wechsel von einer Gruppe in die nächste.

## *Sehen, wie der Hase läuft*

Das charakteristische *Calcium carbonicum*-Kind hat einen schweren Körperbau und schwitzt leicht am Kopf. Allerdings sehen wir manchmal auch magere, hochgewachsene Kinder dieses Typs. Oft sind sie mit dem Gehenlernen etwas später dran und die Zahnung geht meist langsamer und mühsamer voran als bei anderen Kindern. Der Homöopath kann manchmal das Bild schon erkennen, wenn das Kind ins Sprechzimmer kommt. Diese Kinder halten am Anfang ein bisschen Abstand und sitzen am liebsten bei Vater oder Mutter auf dem Schoß. Sie wollen erst wissen, „wie der Hase läuft", und sagen nur das Notwendigste. Es sind meist ruhige Kinder, die nicht gerne auffallen. In der Schule sind sie brav und werden ihr Bestes geben, um so viel wie möglich zu leisten, nicht aus Ehrgeiz, sondern weil sie nicht die Gunst des Lehrers verlieren möchten. Es sind meist aufmerksame Schüler, die jedoch viel Zeit benötigen, um den Lernstoff aufzunehmen. Deshalb geraten sie gegenüber ihren Mitschülern ins Hintertreffen, was allerdings nicht von ihren Fähigkeiten abhängig ist, sondern von ihrem Tempo. Sie arbeiten stetig, Schritt für Schritt, mit unvorstellbarem Durchhaltevermögen. Was sie einmal verstanden haben, werden sie nicht mehr vergessen. Hohes Tempo oder zu hohe Ansprüche entmutigen sie. Dann verlieren sie ihr Selbstvertrauen und lassen den Mut leicht sinken. Jede einschneidende Veränderung kann sie aus dem Gleichgewicht bringen – eine Gabe *Calcium carbonicum* stellt dieses wieder her.

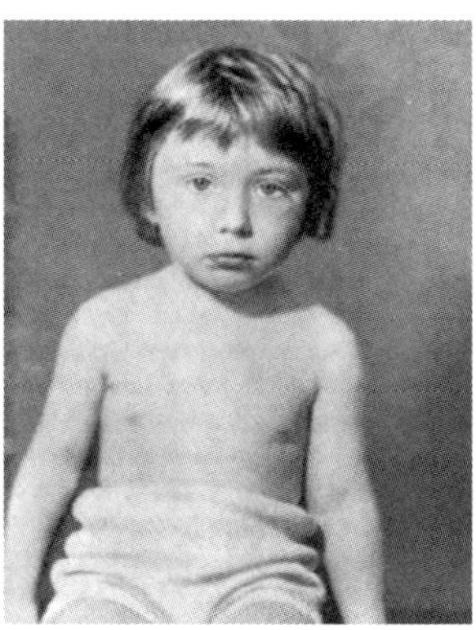

*Calc.*

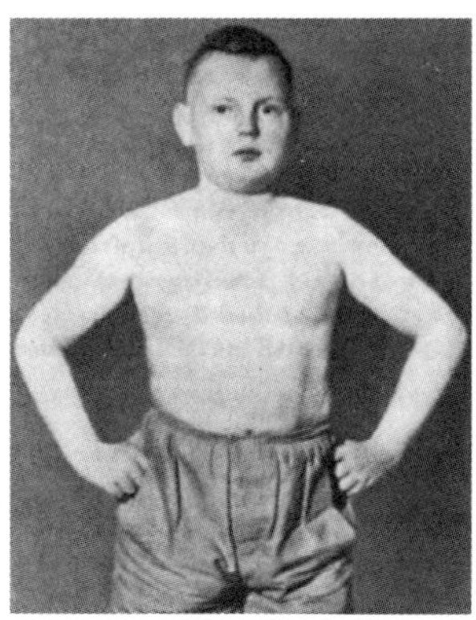

*Calc.*

## *Kinderängste*

Zu *Calcium carbonicum* gehören die typischen Kinderängste wie Angst im Dunkeln, Angst allein zu sein, Höhenangst und Furcht vor Neuem. Alles, was Unsicherheit mit sich bringt, kann Angst einflößen. Gruselfilme oder unheimliche Geschichten stören die Nachtruhe, weil sie weiter darüber nachdenken und davon träumen.
*Calcium carbonicum*-Kinder haben einen sehr starken Willen. Wenn sie mit etwas nicht einverstanden sind, dann zeigen sie das auch, meistens nicht durch Wut, sondern eher durch störrisches Verhalten.

## *Sicherheit*

Sicherheit ist für diese Kinder absolut notwendig. *Calcium carbonicum*-Kinder brauchen die Gewissheit, sich irgendwo anlehnen zu können. Sie müssen „auf sicherem Boden stehen". Daher sind sie selten schnell in ihrer Entwicklung – jeder neue Schritt wird sorgfältig vorbereitet und abgewägt. Und es ist nicht verwunderlich, dass bei diesem Kindertyp Höhenangst vorkommt, da sie am liebsten mit beiden Beinen fest auf der Erde stehen. Sie möchten wissen, woran sie sind. Sie können sich Sorgen über die Zukunft machen, da die Zukunft Unsicherheit mit sich bringt. „Was wird geschehen ...?"
*Calcium carbonicum*-Kinder sind bekannt für ihre schwer zu beantwortenden Lebensfragen. Sie wollen zum Beispiel wissen, wie die Welt entstanden ist, und wohin man geht, wenn man stirbt. Ihr Lernwille und ihre Neugier beziehen sich auf das Bedürfnis nach Klarheit und Sicherheit.

## *Harte Schale, weicher Kern*

Äußerlich können diese Kinder robust und kräftig aussehen, doch innerlich sind sie sehr gefühlvoll und daher verletzbar. Eine negative Atmosphäre ertragen sie schlecht, und schlimme Ereignisse, die im Fernsehen gezeigt werden, bekommen sie nur schwer wieder aus ihrem Kopf. Am liebsten beschäftigen sie sich mit solchen Themen gar nicht, da sie dadurch daran erinnert werden, wie unsicher das Leben ist, und was ihnen alles passieren könnte. Wenn sie sich bedroht oder ängstlich fühlen, „klappen sie zu" und werden verschlossen wie eine Auster. Das heißt nicht, dass sie sich nicht wehren

können, doch wirklich wütend werden sie nur dann, wenn es gar nicht mehr anders geht.
Am wenigsten schützen können sie sich ihrer Meinung nach vor dem Blick der Anderen. Angesehen zu werden, vor allem von einer fremden Person, ist ihnen immer unangenehm. Sie sind der Meinung, dass man es ihnen ansieht, wenn sie sich nicht wohlfühlen, was wiederum mit ihrer Empfindlichkeit gegenüber Kritik in Zusammenhang steht. Sie sind sehr empfindlich gegenüber der Meinung anderer und nehmen aus diesem Grund so viel Rücksicht wie möglich. Ihre Vorgangsweise ist vorsichtig und sie fragen sich immer, ob sie wohl auch alles schaffen werden.
Das Schöne an diesem Mittel ist, abgesehen davon, dass es die Heilung der körperlichen Beschwerden anregt, dass es diese Kinder innerlich stärker macht und ihnen hilft, ihr Selbstvertrauen zurückzugewinnen.

## *Körperliche Symptome*

Im menschlichen Körper spielt Kalk eine sehr wichtige Rolle. Genau wie der Auster gibt er unserem Körper Form und Stabilität. Sowohl unser Skelett als auch unsere Zähne bestehen zu großen Teilen aus Kalk. Außerdem ist Kalk bzw. Calcium unentbehrlich für verschiedene funktionelle Abläufe im Körper. Beschwerden, die zum *Calcium carbonicum*-Bild passen, haben generell mit Schwäche zu tun. Das betrifft nicht nur Muskeln und Knochen, sondern auch das Immunsystem und die seelische Abwehrkraft. Es sieht so aus, als würde jede Stabilität fehlen. Andererseits können genau so Verhärtungen und Schwellungen entstehen, als ob der Körper zu viel Kalk aufnehmen würde.
Die körperlichen Beschwerden dieser Kinder stehen meist in Verbindung mit ihrer Abwehrkraft. Wenn sie geschwächt sind, erkälten sie sich leicht – als würden sie sämtliche Viren und Bakterien um sich herum aufsammeln. Intensiviert sich dieser Zustand, können auch Ohrenentzündungen, Bronchitis oder Asthma auftreten.
Probleme mit Zähnen und Knochen geben oft einen Hinweis auf *Calcium carbonicum*. So können selbst Kinder, die an Osteogenesis imperfecta leiden, einer schweren Erbkrankheit, bei der die Knochen eine abnorm hohe Brüchigkeit aufweisen, mit der Hilfe von *Calcium carbonicum* eine deutliche Verbesserung erreichen.

Überdies können Hautbeschwerden wie Ekzeme, Warzen und Verhärtungen auftreten. Bei diesen Kindern schwellen die Drüsen sehr leicht an und sie schwitzen deutlich mehr als der Durchschnitt, sowohl an einzelnen Körperstellen als auch allgemein.
Die Knochen können zerbrechlich sein oder auch Auswüchse (Exostosen) aufweisen. Rachitisartige Erscheinungen (Rachitis = Knochenerweichung) sind typisch für *Calcium carbonicum*, genau so wie ein verzögerter Fontanellenschluss oder eine Verkrümmung der Wirbelsäule. Wenn *Calcium carbonicum* rechtzeitig verabreicht wird, kann es vielen dieser Krankheiten vorbeugen!

## *Ernährung*

Sehr bezeichnend für *Calcium carbonicum*-Kinder ist das starke Bedürfnis nach (weichen) Eiern. Im Bild des Eies sehen wir Ähnlichkeiten zur Auster – auch hier die harte Schale und das weiche Innere! Kleine Kinder haben ein Verlangen nach unverdaulichen Dingen wie Kalk, Erde, Lehm und dergleichen, als ob sie damit einen Calciummangel kompensieren möchten. Andere beliebte Nahrungsmittel sind Milch und Nüsse – auch hier ist Calcium enthalten – sowie Oliven, Salz, Süßes und Eis.
Sie haben eine Abneigung gegen schleimige Speisen und Fett.
Es kann auch eine Abneigung gegen Milch bestehen und sie ertragen sie oft nicht. Viele Beschwerden können sich durch Milch verschlimmern oder erst dadurch entstehen.

# Calcium carbonicum in der Praxis

## *Bernd*

Bernd war fast zehn Jahre alt, als er zum ersten Mal mit seiner Mutter zu mir kam. Von seinem zweiten Lebensjahr an litt er bereits an Blutarmut, Beklemmungen, Bauchschmerzen und Albträumen und hatte dagegen schon viele verschiedene Medikamente eingenommen. Besonders im Herbst und im Winter wurde alles schlimmer. Seine Mutter beschrieb ihn als einen lieben, etwas langsamen Jungen, der Schwierigkeiten mit neuen Situationen hatte. In der Schule war er bald der Meinung, dass die anderen Kinder „besser" seien als er, obwohl er eigentlich gut lernen konnte. Er benötigte dazu zwar mehr Zeit als andere, aber beherrschte dann das Gelernte sehr gut! Trotzdem war sein Selbstvertrauen sehr gering. Selbst wenn er von Zeit zu Zeit geärgert wurde, wurde er nicht leicht böse.
Die ganze Geschichte passte gut ins *Calcium carbonicum*-Bild. Ich verschrieb ihm eine Gabe *Calcium carbonicum* C30. Nach sechs Wochen war die Kurzatmigkeit für einige Wochen besser und die Bauchschmerzen waren verschwunden. Er sah außerdem viel besser aus, war aktiver und hatte mehr Selbstvertrauen. Es war auffällig, dass er weniger schwitzte. Vorher hatte er eine starke Schweißabsonderung, besonders am Kopf im Schlaf. Nach einer Gabe C200 verbesserten sich seine Beschwerden nochmals und auch anhaltender. Später benötigte er nochmals eine Gabe C1000 und zweimal eine C10000. Ein Jahr nach der ersten Konsultation rief seine Mutter an, um zu erzählen, dass nahezu alle Beschwerden verschwunden waren und dass er sich allgemein besser fühlte. Ab und zu trat die Kurzatmigkeit wieder auf, doch nach einer Gabe *Calcium carbonicum* C10000 verschwanden diese Beschwerden jedes Mal sehr schnell.

# Das Calcium phosphoricum-Kind

*Calciumphosphat*

*Mineralisches Mittel*

## „Freunde als Grundlage“

### *Herkunft*

Dieses homöopathische Mittel wird aus Calcium und Phosphor hergestellt, zwei chemischen Elementen, die beide auch als homöopathische Einzelmittel verwendet werden. Zur Herstellung von Calciumphosphat wird Phosphorsäure in Kalkwasser geträufelt.
Beim Aufbau des Skeletts spielt Calciumphosphat eine wichtige Rolle. Probleme beim Knochenaufbau (und den Zähnen) sowie bei der Heilung von Knochenbrüchen können mit diesem homöopathischen Mittel behoben werden. Da Wachstum und Knochenaufbau hauptsächlich in jungen Jahren stattfinden, wird dieses Mittel oft bei Kindern verschrieben.
Im Bild von *Calcium phosphoricum* finden wir Symptome, die wir auch von *Calcium carbonicum* und *Phosphorus* her kennen. In der Praxis wird *Calcium carbonicum* öfter bei jüngeren Kindern, *Calcium phosphoricum* bei älteren Kindern und *Phosphorus* in der Zeit verabreicht, wenn die Kinder die Schule verlassen. Dennoch ist das konstitutionelle Bild nicht vom Alter abhängig; wir finden es sowohl bei Neugeborenen als auch bei Erwachsenen bis ins hohe Alter.

### *Freundschaft und Lernen*

*Calcium phosphoricum*-Kinder sind von Natur aus offen und knüpfen schnell Kontakte. Sie sind neugierig, lieben neue Herausforderungen und reisen sehr gerne. Der Unterschied zu *Phosphorus*-Kindern ist, dass *Calcium phosphoricum*-Kinder etwas zurückhaltender sind. Das hat mit ihrer Empfindlichkeit zu tun, was

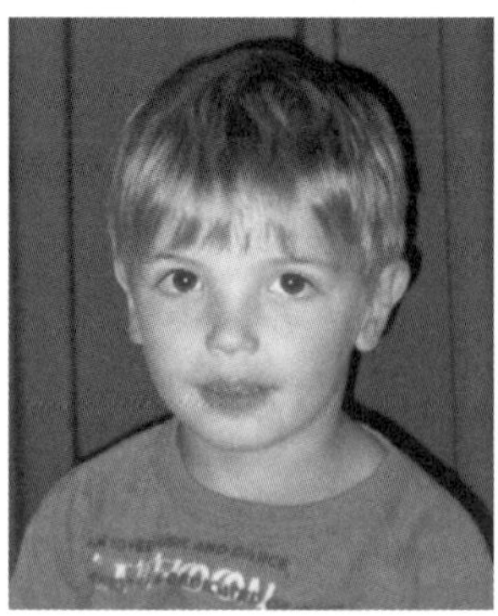

*Calc-p.*

andere über sie denken. Sie möchten gerne einen guten Eindruck machen und sind daher sehr empfindlich gegenüber Kritik, worin sie *Calcium carbonicum*-Kindern gleichen. Ein großer Unterschied zu *Calcium carbonicum* ist, dass sie gerade die Veränderung lieben. Sie haben einen Widerwillen gegen den Alltagstrott. Sie sind immer auf der Suche nach Neuem, das sie reizen kann. Sie sind wissbegierig und haben ein äußerst großes Bedürfnis nach Freunden. Im Lernen und in Freundschaften liegt ihre Kraft, jedoch auch ihre Schwäche. Wenn in der Schule alles in Ordnung ist und sie gute Freude haben, dann blühen sie auf, doch wenn etwas schief geht, können Probleme entstehen.

## *Schulschwierigkeiten*

Die Anforderungen an kleine Kinder sind hoch. Von Vierjährigen wird schon sehr viel erwartet, obwohl viele diesen Erwartungen noch nicht gewachsen sind. Es gibt große individuelle Unterschiede, was die Reife anbelangt. Manche Vierjährigen sind schon in der Lage, Lesen, Schreiben und Rechnen zu lernen, andere sind noch verspielt und würden am liebsten noch eine Weile Kind bleiben. Wieder andere brauchen Zeit, um sich an den Lernprozess zu gewöhnen. Sie haben bereits den Willen und kennen auch die Grundsätze, doch brauchen sie bei jedem Schritt Bestätigung. *Calcium phosphoricum* ist ein wichtiges Mittel für diese zuletzt genannte Kindergruppe.
Bei Lehrern, die gut einschätzen können, welchen Anforderungen die Kinder gewachsen sind, werden sie keine Probleme haben, doch leider fehlt Lehrern manchmal die Zeit, jedem Kind die Aufmerksamkeit zu schenken, die es benötigt. Positive Motivation holt das Beste aus jedem Kind (und generell aus jedem Menschen), doch leider sind die meisten Erwachsenen selbst mit Kritik und demotivierenden Bemerkungen aufgewachsen. Sind diese Kinder erst einmal der Meinung, nicht gut im Lernen zu sein, dann ist die Wahrscheinlichkeit groß, dass sie unter ihren Fähigkeiten bleiben werden, einfach aus Angst Fehler zu machen. *Calcium phosphoricum*-Kinder können schnell das Gefühl bekommen, dass sie dumm sind, manchmal schon durch kleine Ereignisse oder beiläufige Bemerkungen. Das Traurige daran ist, dass dieses Gefühl das ganze Leben lang anhalten kann, wenn es nicht bemerkt und behoben wird. Als Erwachsene

können sie dann noch immer Angst haben, als „dumm" wahrgenommen zu werden.

## *Konzentrationsschwierigkeiten*

Die erste Reaktion von *Calcium phosphoricum*-Kindern auf Kritik ist, dass sie sich noch mehr Mühe geben. Sie arbeiten dann härter und brauchen noch mehr Zeit, um ihre Arbeit zu vollenden. Aus Angst, Fehler zu machen, werden sie vorsichtig und denken länger nach. Wenn sie dann trotzdem nicht das leisten, was sie sich vorgenommen haben, oder nicht die notwendige Bestätigung erhalten, sinkt ihr Selbstvertrauen. Das führt dazu, dass sie die Schule scheuen, besonders, wenn es um Prüfungen geht, wo sie sich bewähren müssen. Mangel an Selbstvertrauen kostet Kraft. Durch ihre Anspannung werden sie schneller müde und die Konzentration wird schlechter. In dieser Phase sehen wir, dass die Kinder unter Kopfschmerzen leiden. Kopfschmerz bei Schulkindern kann ein starker Hinweis auf *Calcium phosphoricum* sein.

## *Freunde*

Dieselbe Empfindlichkeit haben *Calcium phosphoricum*-Kinder in Bezug auf Freunde und Freundinnen. Sie möchten so gerne dazugehören und einen oder mehrere gute Freunde haben. Wenn das nicht klappt, oder wenn man sie abweist, wird ihr Selbstvertrauen schwer erschüttert. Sie können ebenso durch einen Umzug, einen Schulwechsel oder andere Gegebenheiten, aufgrund derer sie ihre Freunde verlieren, völlig aus der Bahn geworfen werden. Freunde bilden für sie die Grundlage, ihre Sicherheit, und ohne sie fühlen sie sich verloren. Eine gute Freundschaft kann ihnen durch sehr schwierige Zeiten helfen, beispielsweise bei einer Trennung oder beim Verlust eines Elternteils.
*Calcium phosphoricum* hilft diesen Kindern mehr Selbstvertrauen zu entwickeln, sodass sie unabhängiger vom Urteil anderer, ihren Schulleistungen oder fehlenden Freunden sind.

## *Körperliche Symptome*

Das Mittel hat einen starken Bezug zu Knochen und Zähnen und kann die unterschiedlichsten Beschwerden wie zu langsames oder

zu schnelles Wachstum, Wachstumsschmerzen, Verwachsungen und einen verspäteten Fontanellenschluss bessern oder sogar heilen. Dasselbe gilt für Zahnprobleme, das Laufenlernen bis hin zur seelischen Entwicklung. Da *Phosphor* für unser Denken eine wichtige Rolle spielt, kann *Calcium phosphoricum* bei Konzentrationsproblemen und/oder Lernstörungen helfen.
*Calcium phosphoricum*-Kinder frieren leicht und mögen es gerne warm. *Calcium phosphoricum* ist das wichtigste Mittel bei Kindern mit Kopfschmerzen. Dabei ist der Kopfschmerz meist eine Folge von zu großer geistiger Anstrengung.
Häufig sind die Tonsillen geschwollen. Wenn die Widerstandskraft geschwächt ist, erkälten sie sich leicht und bekommen Beschwerden an den Atemwegen sowie geschwollene Lymphknoten im Halsbereich. Anstatt die Tonsillen zu entfernen, wäre es besser, zuerst eine Gabe *Calcium phosphoricum* zu verabreichen – natürlich nur, wenn das Gesamtbild stimmt. Wir sehen dann, dass die Lymphknoten abschwellen, sich die Widerstandskraft verbessert, die Stimmung positiv wird und das Selbstvertrauen zunimmt.

## *Ernährung*

Wenn Neugeborene die Muttermilch verweigern, ist dies eines der möglicherweise passenden Mittel. *Calcium phosphoricum*-Kinder bevorzugen würzige, geräucherte Speisen, Salz, Fisch, Süßes und kalte Getränke. Gegen Fisch und Salz kann allerdings auch eine Abneigung bestehen.

# Das Calcium silicatum-Kind

*Calciumsilikat*

*Mineralisches Mittel*

## „Die Familie als Grundlage"

### *Herkunft*

Calcium und Silicium sind zwei wichtige Elemente für den Aufbau unseres Skeletts. Calcium kommt in der Natur nicht in reiner Form vor, würde aber auch zu brüchig sein, während Silicium in reiner Form – zum Beispiel Quarz – zu hart und unbiegsam wäre. Im richtigen Verhältnis mit anderen Elementen wie Phosphor, Mangan und Fluor sind unsere Knochen kräftig und ausreichend biegsam. Wenn wir die genaue Wirkungsweise aller Elemente kennenlernen, so ermöglicht uns dies ein besseres Verständnis für die Wirkung auf körperlicher und geistiger Ebene.

Kalkstein (Calcium) und Kiesel (Silicium) sind auch die Grundstoffe, die beim Hausbau verwendet werden. Und zusammen mit Aluminiumoxid bilden sie den ausgehärteten Zement. Dadurch bekommen unsere Häuser ihre endgültige Form und Stabilität. Das „Haus" steht nicht nur für den physischen Schutz, sondern auch für die Familie, in der man aufwächst. Man denke nur an einen Begriff wie „das Königshaus", der nicht das Mauerwerk, sondern die Familie bezeichnet.

*Calcium silicatum* steht nicht nur in Zusammenhang mit der Zuverlässigkeit der Familie, sondern auch mit der Stabilität unseres physischen Körpers. Wenn hier etwas fehlt, kann *Calcium silicatum* als homöopathisches Mittel den nötigen Anreiz geben, um Gleichgewicht und Stabilität wieder herzustellen.

### *Was denken sie über mich?*

Ausdrücke wie: „Er stammt aus gutem Hause.", zeigen uns den Einfluss der Familie auf das Erscheinungsbild eines Menschen. Wir werden auch durch die Personen geprägt, die uns ein Vorbild sind, besonders in den ersten Lebensjahren.

*Calcium silicatum*-Kinder sind feinfühlig und oft zart gebaut. Sie sind sehr empfindlich gegenüber der Meinung anderer und sensibel für ihre Umgebung. Sie sind sich ständig darüber bewusst, was andere über sie denken, nicht nur, wenn sie angesehen werden. Da sie gerne einen guten Eindruck machen möchten, neigen sie dazu, sich anzupassen. Ihre Sensibilität geht manchmal so weit, dass sie nicht nur die Menschen fühlen, die tatsächlich anwesend sind, sondern sogar Familienmitglieder, die bereits verstorben sind. *Calcium silicatum*-Kinder können zum Beispiel im Haus ihrer Großmutter ihren verstorbenen Großvater auf seinem vertrauten Sofa sitzen sehen und ihn bis in alle Einzelheiten beschreiben. Ob es sich hier um eine wirkliche Geistererscheinung handelt oder um eine starke Einbildung ist schwer zu beurteilen. Für das Kind ist es aber sehr wichtig, dass diese Wahrnehmung ernst genommen und nicht einfach bestritten wird, da man sonst seinem Selbstvertrauen schadet.

## *Gut sein und ihr/sein Bestes geben*

Um dem Bild, das andere von ihnen haben, zu entsprechen, geben diese Kinder in jedem Bereich ihr Bestes. In der Schule arbeiten sie hart und die *Silicium*-Seite in ihnen ist verantwortlich dafür, dass sie exakt und präzise sind. Die Meinung ihres Vaters ist ihnen sehr wichtig und sie fühlen unmittelbar dessen Billigung oder Missbilligung, sowohl verbal als auch nonverbal!
Ihr Selbstvertrauen ist größtenteils von der Meinung der Umgebung abhängig. Es ist nicht so, dass sie selbst nicht wissen, was sie wollen oder meinen, doch sie ordnen ihre eigene Meinung eher der Meinung anderer unter.
Außerhalb ihrer Familie sind sie empfindlich gegenüber der Meinung, die andere über ihre Familie haben. „Wer meinen Vater trifft, trifft auch mich!“ ist ein Ausdruck, der zu diesen Kindern passt. Daher werden sie versuchen, sich von ihrer besten Seite zu zeigen. Negative Bemerkungen über Familienmitglieder können sie sehr treffen und verletzen. Im Allgemeinen werden sie allerdings nicht sofort darauf reagieren. Da *Calcium silicatum*-Kinder meist eine etwas bescheidene und schüchterne Art haben, ziehen sie sich eher zurück.

## *Nachgiebig oder starrköpfig*

Solange sie nachgeben, ohne sich selbst zu schaden, ist alles in Ordnung. Doch wenn sie die Grenze überschreiten, können zwei Dinge geschehen: Sie hören nicht mehr auf sich selbst und machen sich völlig abhängig von der Meinung anderer, oder sie ziehen sich in Starrköpfigkeit und Untätigkeit zurück: „Wenn du meine Taten missbilligst, tue ich gar nichts mehr!“ Das ist die innere Härte, während sie äußerlich sanft erscheinen. Wenn ihr Selbstvertrauen ständig erschüttert wird, zum Beispiel durch zu kritische Eltern oder Lehrer, dann werden sie eine solide Basis in ihrem Leben vermissen. Ihre Ansicht, nichts richtig zu machen, verhärtet sich, sie sehen überall Kritik, und es fehlt ihnen jede Form von Selbstvertrauen. Dadurch wird selbstverständlich ihre Lebenskraft und Lebensfreude untergraben. Diese Kinder zeigen sich passiv und apathisch und es fehlt ihnen die nötige Lebensenergie. *Calcium silicatum* kann diesen Kindern helfen, zu einem positiven Selbstbild zu finden.

## *Körperliche Symptome*

Energiemangel ist eines der auffälligsten Symptome von *Calcium silicatum*-Kindern, die aus dem Gleichgewicht geraten sind. Ihr ohnehin bereits schmächtiger Körper wird dann noch dünner, kälteempfindlich und schwach. Jede Form von Kälte verschlimmert ihren Zustand und sie schwitzen bei der geringsten Anstrengung, vor allem am Hinterkopf und an den Händen. Nachtschweiß und übelriechende Schweißfüße kommen ebenfalls oft vor. Sie reagieren sensibel auf den Mondzyklus, vor allem bei Vollmond fühlen sie sich schlechter. Oft treten Beschwerden als Folge von Impfungen auf. Wärme und Massagen tun ihnen meistens gut.

Ihr Körper ist für jede Art von Entzündungen wie Erkältungen, Ohrenentzündungen, geschwollene Drüsen, etc. anfällig. Bei Hautentzündungen können Pickel entstehen und manchmal selbst große Abszesse mit gelbem, stinkenden Ausfluss.

Ihre Zähne und Knochen sind oft ungesund, genau wie Haut, Haare und Nägel. Die Haut ist trocken und es können verschiedene Ausschläge auftreten. Die Nägel wachsen häufig ein, werden brüchig oder verfärben sich.

## *Ernährung*

Genau wie *Calcium carbonicum*-Kinder und *Silicea*-Kinder mögen sie Eier sehr gern. Außerdem lieben sie Salz und Süßes. Gerichte wie Pizza und Lasagne sind ebenfalls recht beliebt. Bei Milch besteht entweder ein Verlangen oder eine Abneigung. Oft bekommt Milch ihnen auch nicht, genau so wie Fett.

# Das Calcium sulfuricum-Kind

*Calciumsulfat*

*Mineralisches Mittel*

## „Liebst du mich wirklich?“

### Herkunft

Die bekannteste Verbindung zwischen Kalk (Calcium) und Schwefel (Sulfur) ist Gips, der beispielsweise für den Putz, aber auch in der Kunst verwendet wird. Kalk gibt Stabilität, so wie er auch die Grundlage für das Körperskelett formt. Bis vor Kurzem war *Calcium sulfuricum* als Heilmittel ziemlich unbekannt, doch in den letzten Jahren haben wir ein tieferes Verständnis für die Mineralien entwickelt. *Calcium* und *Sulfur* sind uns als Einzelmittel bekannt, deshalb konnten homöopathische Ärzte Voraussagen treffen, wie diese beiden Elemente in der Verbindung wirken würden. In den vergangenen Jahren wurden diese Voraussagungen in der Praxis bestätigt, und so ist *Calcium sulfuricum* ein bedeutendes Mittel geworden, sowohl für Kinder als auch für Erwachsene.

### Liebe und Aufmerksamkeit

*Calcium*-Kinder brauchen Sicherheit in der Außenwelt. Sie sind empfindlich in Bezug darauf, was andere über sie denken, und im Allgemeinen etwas reserviert. *Sulfur*-Kinder sind meist offen und auf Liebe ausgerichtet. Sie können Liebe geben, vergessen jedoch selten sich selbst dabei. Ihre eigene Person steht im Zentrum.

*Calcium sulfuricum*-Kinder zeigen eine Kombination dieser Eigenschaften und haben dadurch ein großes Bedürfnis nach Liebe und Aufmerksamkeit. In dieser Hinsicht erinnern sie uns an *Pulsatilla*-Kinder, wobei der Hintergrund ein anderer ist. *Pulsatilla*-Kinder sind auf das Empfangen von Wärme und Aufmerksamkeit ausgerichtet, während sich die Bedürfnisse der *Calcium sulfuricum*-Kinder eher auf eine Empfindlichkeit gegenüber ihrer Wirkung auf andere beziehen. Finden sie mich lieb? Finden sie mich schön? Werde ich richtig gewürdigt? Das sind die Fragen, mit denen sich *Calcium sulfuricum*-

Kinder auseinandersetzen. Ihr Hintergrund ist also die Beurteilung und Einschätzung durch andere und die Frage, ob sie ernst genommen werden. Solange sie gesehen, gehört und geliebt werden, sind sie glücklich, doch wenn sie das vermissen - auch wenn es sich nur um ein subjektives Gefühl handelt - geraten sie aus dem Gleichgewicht.

## *Schüchtern, eifersüchtig oder aggressiv*

Wenn *Calcium sulfuricum*-Kinder in eine Situation kommen, in der sie Liebe entbehren - entweder, weil ihre Eltern sie nicht geben können, oder aufgrund anderer unglücklicher Umstände - reagieren sie auf unterschiedliche Weise. Einige ziehen sich zurück und werden still und schüchtern, andere fühlen sich ausgeschlossen und meinen, dass andere Kinder mehr Zuwendung erhalten als sie, während wiederum andere aggressiv werden. Negative Aufmerksamkeit ist auch Aufmerksamkeit. Durch ihre verschiedenen Reaktionsmuster ähneln diese Kinder anderen Arzneimitteltypen, zu denen die beschriebenen Reaktionen ausgezeichnet passen, wie *Calcium carbonicum*, *Lachesis* oder *Lycopodium*. Genau wie *Lachesis*-Kinder können sie sich darüber beschweren, nicht wahrgenommen zu werden. *Lycopodium*-Kinder brauchen Macht und benehmen sich aus diesem Gefühl heraus herrisch, wollen aber doch nicht „Chef" sein. Es handelt sich dabei eher um eine Form von Tyrannei und Querköpfigkeit. Durch den *Sulfur*-Anteil können sie außerdem sehr von sich eingenommen sein.

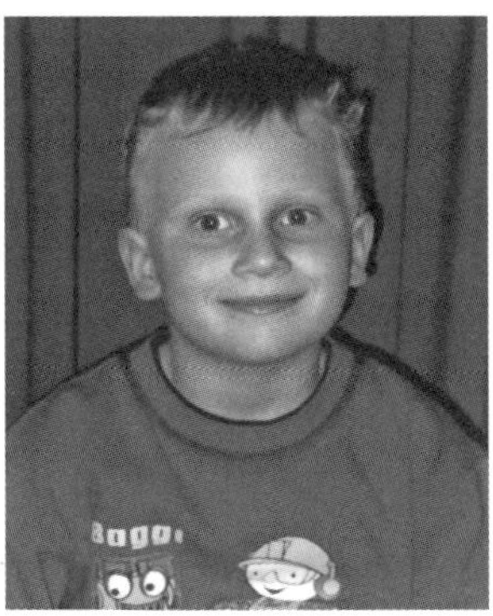

*Calc-s.*

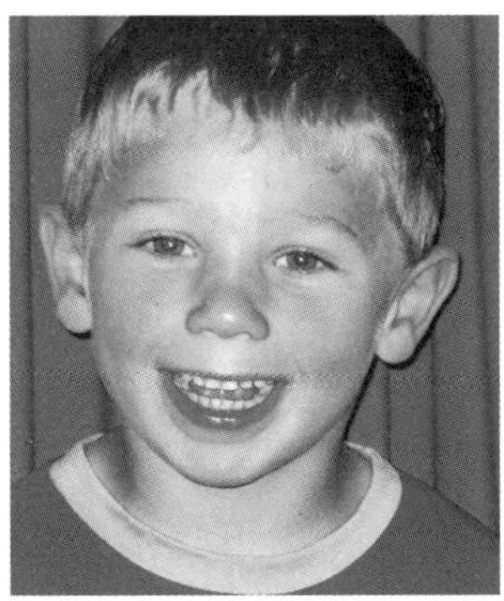

*Calc-s.*

Ein Beispiel für eine Situation, durch die ein *Calcium sulfuricum*-Bild entstehen kann, ist die Adoption im nicht mehr ganz jungen Lebensalter. Als Neuling in einer Familie mit Kindern können sie das Gefühl bekommen, dass die anderen – leiblichen – Kinder mehr geliebt werden als sie selbst.

## *Das äußere Erscheinungsbild ist wichtig*

Bei *Calcium sulfuricum*-Mädchen spielt das Äußere schon in sehr jungen Jahren eine wichtige Rolle. Sie lieben hübsche Kleidung, Haarschmuck, die neueste Mode und dergleichen – Hauptsache, sie werden als Schönheit betrachtet. Um Aufmerksamkeit zu bekommen, können sie kokettieren und sich anbiedern. Negative Bemerkungen über ihr Äußeres können ihrem Selbstvertrauen schaden. Bei Jungen spielt diese Empfindlichkeit meist erst in der Pubertät eine Rolle, also in dem Moment, in dem sie sich für das andere Geschlecht interessieren. Unangenehm ist, dass sie oft unter Jugendakne leiden, die für alle sichtbar ist! Das Besondere bei *Calcium sulfuricum* ist, dass es nicht nur dabei hilft, das Selbstvertrauen wieder zu stärken, sondern auch die Akne heilen kann. Das Äußere bleibt natürlich wichtig, aber sie können besser damit umgehen, auch wenn es nicht ihren hohen Ansprüchen genügt.

## *Unsicher über die Liebe*

Manche Kinder sind frühreif. Wen werde ich später heiraten? Wann kommt der Prinz auf dem weißen Ross? *Calcium sulfuricum*-Kinder sind im Liebesleben sehr verletzlich, vor allem wenn es eine „(feste) Beziehung" betrifft. Liebt er mich genug? Wird sie nicht der Versuchung von jemandem erliegen, der hübscher ist als ich? Auch beim geringsten Anlass zum Zweifel wird jedes Kind auf seine Art reagieren. Das eine wird still und zieht sich zurück, das andere wird besonders anschmiegsam und versucht, den anderen auf jede erdenkliche Weise an sich zu binden. Alles dreht sich um das gleiche Problem: Unsicherheit über die Liebe des Freundes oder der Freundin.

## *Querköpfig und störrisch*

Kinder kommen oft zum Homöopathen, weil sie sich laut ihren Eltern „nicht wohl in ihrer Haut fühlen". Ein schwieriges Verhalten

fällt natürlich mehr auf, als still und lieb zu sein. Auf den ersten Blick ist es nicht immer klar, was dahinter steckt, vor allem bei jungen Kindern oder bei eher verschlossenen Charakteren. Sie sind bockig und störrisch, und bei Nachfrage stellt sich dann heraus, dass die Probleme begonnen haben, als ein anderes Kind mehr Aufmerksamkeit erhalten hatte als sie. Sie reagieren darauf, indem sie nun umso mehr nach der Bestätigung verlangen, geliebt und geschätzt zu werden. Das kann so weit gehen, dass sie dem neuen Bruder oder der neuen Schwester etwas antun möchten. Sie können außerordentlich dickköpfig und ruhelos sein und jede Bemerkung falsch auffassen. Wenn jemand mit ihnen nicht einer Meinung ist, glauben sie, dass sie nicht geliebt oder geschätzt werden.
*Calcium sulfuricum* kann diesen Kindern helfen, sich selbst mehr zu lieben und das Vertrauen zu bekommen, dass sie, so wie sie sind, in Ordnung sind. Denn hier liegt das wahre Problem. Es fällt ihnen schwer, wirklich an sich selbst zu glauben, und daher sind sie abhängig von der Meinung anderer.

## Körperliche Symptome

Genau wie *Sulfur*-Kinder sind sie meist warmblütig. Beschwerden treten in erster Linie auf der linken Körperseite auf, der Seite der Gefühle und des Herzens. Wärme ertragen sie nicht gut. Sie schwitzen leicht und reichlich, vor allem bei Anstrengung. Der Schweiß riecht oft stark. Die typische Schlafposition dieser Kinder ist die Rückenlage mit den Armen über dem Kopf, genau wie bei *Pulsatilla*-Kindern. Wenn sie Schmerzen haben, dann sind diese häufig mit einem brennenden Gefühl verbunden. Alle Absonderungen (zum Beispiel bei Schnupfen) sind dick, gelb und riechen im Allgemeinen stark. Die Haut ist das Organ, das mit am häufigsten zu Beschwerden neigt. Auch hier sehen wir – neben einer schlecht heilenden Haut und der Neigung zu Entzündungen – Pusteln oder Akne mit gelblichem Inhalt und brennenden Schmerzen.

## Ernährung

*Calcium sulfuricum*-Kinder lieben meist Süßes, saures Obst (insbesondere Äpfel) sowie kohlenhydratreiche Speisen. Gegen Eier und Kartoffeln besteht häufig eine Abneigung.

# Das Carcinosinum-Kind

*Nosode*

## „Grenzen aufzeigen"

### *Herkunft*

*Carcinosinum* ist ein homöopathisches Mittel, das aus Tumorzellen hergestellt wird. Aus welchem Grund?
Schon vor hundert Jahren wurde damit begonnen, homöopathische Arzneimittel aus Krankheitserregern herzustellen. So entstanden aus einer Tuberkulosekultur das homöopathische Mittel „*Tuberculinum*" und aus einer Gonorrhökultur das Mittel „*Medorrhinum*". *Tuberculinum* hat sich als gutes Mittel für die Folgen von Tuberkulose erwiesen, vor allem bei den Nachkommen (siehe: *Tuberculinum*) und *Medorrhinum* für viele typische Symptome als Folge einer Gonorrhöe, vor allem bei späteren Generationen.
Auf die gleiche Art wurde nach einem Mittel geforscht, das bei den Folgen von Krebs passen würde. Dieses Mittel bekam den Namen *Carcinosinum*. Selbstverständlich werden Nosoden nur in homöopathischer Zubereitung verabreicht, wobei kein einziges Molekül des ursprünglichen Stoffes mehr vorhanden ist. Also enthält *Carcinosinum* keine Tumorzellen mehr und wirkt ausschließlich auf energetischer Ebene!
Die vielen Untersuchungen über dieses Mittel haben dazu geführt, dass es zu *Carcinosinum* ein sehr klares Arzneimittelbild gibt. Die Beschwerden und Symptome dieses homöopathischen Mittels finden wir bei vielen Kindern (und Erwachsenen), auch wenn kein Krebs in der Familie vorkommt.

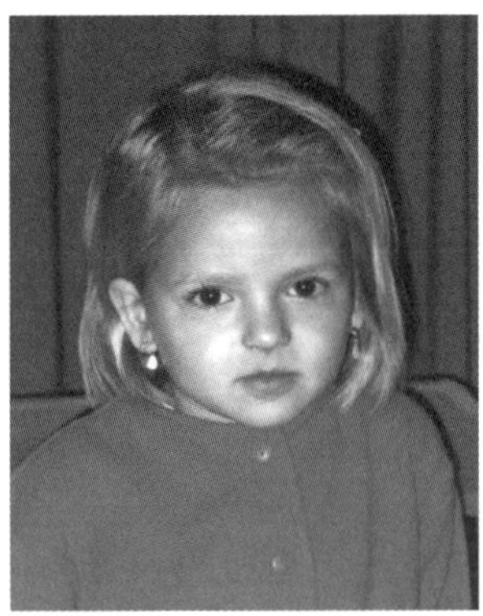

*Carc.*

## *Schlechter Schlaf*

*Carcinosinum*-Kinder sind meist sehr liebe Kinder, die alle Wünsche ihrer Eltern erfüllen möchten. Doch wenn sie sich nicht wohlfühlen, können sie sehr stur sein. *Carcinosinum* ist das wichtigste Mittel bei Säuglingen und Kindern, die schlecht schlafen können. Wenn sie nachts aufwachen, fühlen sie sich genau so fit wie tagsüber und haben Lust zu spielen. Auch Ängste können eine Rolle spielen, wenn sie nicht zu Bett gehen wollen. Die charakteristische Schlafposition bei *Carcinosinum* ist auf den angewinkelten Knien, genau wie bei *Medorrhinum* und *Tuberculinum*. Ein weiterer Hinweis auf dieses Mittel ist das unaufhörliche Weinen bei Säuglingen.

Die etwas größeren Kinder lieben Tiere, Bücher und Musik. Wenn sie Musik hören, beginnen sie zu tanzen, genau wie *Sepia*-Kinder. Auffällig ist die bläuliche Verfärbung der Skleren (= des Weißen in den Augen), ein Symptom, woran man *Carcinosinum*-Kinder oft schon beim ersten Kontakt erkennt. Wenn sie dann auch noch an ihren Nägeln kauen, ist die Entscheidung für dieses Mittel eindeutig!

## *Es anderen recht machen*

Diese empfindsamen Kinder haben eine spezielle Antenne für die Erwartungen ihrer Eltern oder Lehrer. Deshalb ist es sehr wichtig sie zu lehren, selbst zu entscheiden und für sich selbst einzutreten. Von Natur aus neigen sie dazu, ihre Wünsche und Gefühle für sich zu behalten und, wenn notwendig, auch zu unterdrücken.

Nach einer Gabe dieses wunderbaren Mittels sieht man, wie diese Kinder sich entfalten. *Carcinosinum*-Kinder machen es anderen gerne recht, da sie Frieden und Harmonie lieben und einen Widerwillen gegen Konflikte haben. Da sie ein großes Einfühlungsvermögen haben und sich leicht fügen, sind sie in vieler Hinsicht für ihre Umgebung die „idealen" Kinder. Sie haben ein sehr hohes Verantwortungsgefühl und sind ausgesprochene Perfektionisten. Sie kommen ungern zu spät und tun alles, um Fehler zu vermeiden.

## *Tiere, Natur und Musik*

Mit ihrer sensiblen Art können sie sich nicht nur in Menschen einfühlen, sondern auch in Tiere. Meist sind sie geradezu vernarrt in Tiere, obwohl auch Ängste vor bestimmten Tieren wie Schlangen,

Mäusen und Spinnen anzutreffen sind. Im Allgemeinen sind *Carcinosinum*-Kinder Naturliebhaber. Sie lieben Gewitter und Sturm (was sie aber auch ängstigen kann) und am Meer fühlen sie sich am wohlsten. Die meisten von ihnen reisen für ihr Leben gern. Musik tut ihnen gut und sie lieben das Tanzen. Genau wie *Sepia*-Kinder entspannen sie sich durch körperliche Anstrengung, besonders durch das Tanzen. Auffällig ist, dass sie gerne lesen; sie sind regelrechte Bücherwürmer.

## Mitgefühl und Besorgnis

Bevor *Carcinosinum* entdeckt wurde, verschrieben wir bei diesem Kindertyp oft fälschlicherweise *Phosphorus*. Es gibt viele übereinstimmende Charakterzüge. Beide Kindertypen sind stark mitfühlend und können sehr um ihre Nächsten besorgt sein. Auch ihre Ängste weisen viele Ähnlichkeiten auf, wie die Angst vor schweren Krankheiten (zum Beispiel Krebs), vor schlimmen Dingen (wie Furcht erregenden Filmen), vor großer Höhe und Gewitter.
Durch ihren Perfektionismus und ihr Bedürfnis, es anderen recht zu machen, überschreiten sie leicht ihre eigenen Grenzen. Sie lassen keine Hausaufgabe liegen, die noch nicht fertiggestellt ist, und sie können schwer Nein sagen, wenn sie um etwas gebeten werden. Hier liegt ihre größte Verletzlichkeit: Ihre Fähigkeit, anderen zu helfen, kann leicht missbraucht werden.
Einer der Gründe, warum sie so folgsam und hilfsbereit sind, ist ihr Mangel an Selbstvertrauen. Sie wagen nicht, aufsässig zu werden, da sie der Ansicht sind, dass sich das nicht gehört. Oft hängt das mit ihrer Erziehung zusammen, weil sie vielleicht das Gefühl bekommen haben, an sie gestellte Forderungen unbedingt erfüllen zu müssen. Von Natur aus sind sie sanftmütig und schüchtern und geben deshalb lieber Druck nach, als für sich selbst einzutreten.

## Körperliche Symptome

Ihre Sensibilität kann sich in allerlei Allergien wie zum Beispiel Heuschnupfen äußern, jedoch auch in chronischen Erkältungen, Nebenhöhlenentzündungen, Halsentzündungen und Infektionen wie dem Pfeifferschen Drüsenfieber (Mononukleose). Nicht nur die psychische Abwehr versagt, sondern auch die körperliche. Die üblichen Kinderkrankheiten bekommen sie oft nicht im Kindesalter, sondern erst als Erwachsene. Infektionskrankheiten überwinden sie schwer. Sie haben viel Energie, doch die ist leicht erschöpft, sodass Müdigkeit ein immer wiederkehrendes Problem ist. Sie neigen zu Warzenbildung, Akne und Pusteln. Schlafstörungen kommen häufig vor, allerdings ist auffällig, dass sie nach einem kurzen Nickerchen völlig erholt sind. Am Abend fühlen sie sich oft besser und am Meer können sie sich gut erholen.

*Carcinosinum*-Kinder sind anfällig dafür, nach Impfungen Komplikationen zu entwickeln.

## *Ernährung*

*Carcinosinum*-Kinder haben ein starkes Verlangen nach Schokolade.

# Das Causticum-Kind

*Frisch gebrannter Kalk mit doppeltsaurem, schwefelsaurem Kalium (Hahnemanns Ätzstoff)*

*Mineralisches Mittel*

## „Wer den anderen trifft, der trifft auch mich“

### *Herkunft*

*Causticum* ist eine der Erfindungen von Samuel Hahnemann. Neben seiner Tätigkeit als Arzt war er auch Chemiker. Laut seinem Zeitgenossen Berzelius hätte er auf diesem Gebiet eine Berühmtheit werden können. Mithilfe seines chemischen Wissens „stellte“ er aus natürlichem Marmor das homöopathische Arzneimittel her, das noch immer einen unschätzbaren Wert hat. Aufgrund ihrer ätzenden Wirkung nennt Hahnemann diese Substanz *Causticum* (Ätzstoff).

### *Ehrlichkeit und Mitgefühl*

Es gibt zwei Eigenschaften, die schon in jungen Jahren bei *Causticum*-Kindern auffallen: Ehrlichkeit und Mitgefühl. Sie können nicht lügen, selbst wenn sie es sich damit leichter machen würden. Von Natur aus nehmen sie sich kein Blatt vor den Mund. Sie äußern stets ihre Meinung, vor allem wenn es um Ehrlichkeit und Gerechtigkeit geht. Das Leid, das sie in ihrer Umgebung wahrnehmen und fühlen, bereitet ihnen Kummer, und sie haben das Gefühl, dass sie dagegen etwas unternehmen müssen. Sie können hart und verschlossen sein, doch in ihrem Inneren fühlen sie jeden Schmerz.

Wenn sie klein sind, weinen sie einfach mit, wenn ein anderes Kind weint, da sie es nicht ertragen. Wenn sie etwas größer sind, versuchen sie, für den anderen etwas zu tun, um dessen Schmerz zu lindern. In der Schule setzen sie sich für schwächere Kinder ein, zum Beispiel für die Kinder, die gehänselt werden. Sie fühlen sich wie Robin Hood.

Ihren eigenen Schmerz und Verdruss lassen sie sich nicht leicht anmerken. Obwohl sie viel Ähnlichkeit mit *Phosphorus*-Kindern aufweisen, sind sie weniger offen im Umgang mit ihren eigenen Gefühlen.

## *Unrecht*

Wie bereits erwähnt sind *Causticum*-Kinder empfindlich gegenüber Unrecht, sowohl Unrecht, das sie selbst betrifft, als auch, wenn es anderen zugefügt wird. Sie finden es leichter für andere einzutreten als für sich selbst. Während der Pubertät beginnen sie gerne Diskussionen, nicht nur, wenn sie auf Ungerechtigkeit stoßen, sondern auch, weil sie es lieben zu diskutieren.
Sie haben weniger Ängste als *Phosphorus*-Kinder. Manchmal können sie Angst vor Hunden und im Dunkeln haben. Sie haben keine Angst ihre Meinung zu äußern und scheuen auch keine körperliche Auseinandersetzung, vor allem, wenn es um andere geht. Wenn es sich nicht vermeiden lässt, lassen sie sich auf eine Konfrontation ein, um für die – in ihren Augen – gerechte Sache einzustehen.
In der Pubertät können *Causticum*-Kinder für ihre Eltern zu einer großen Belastung werden. Sie haben früh Schwierigkeiten mit Autoritäten und schon als junges Kind verlangen sie eine Erklärung, warum sie etwas dürfen oder nicht. Autorität als solche akzeptieren *Causticum*-Kinder nicht. Sie erleben sie als eine Form der Unterdrückung und Ungerechtigkeit und das ertragen sie nicht.

## *Schmerz und Sorge*

Das Leid und die Sorge um andere kann ihnen Schmerzen bereiten. Es ist für *Causticum*-Kinder nicht einfach, loszulassen. Sie werden böse auf Menschen, die den Himmel versprechen und dieses Versprechen dann nicht einhalten, und sie ärgern sich über jede Form von Scheinheiligkeit, die ihnen begegnet. Sie machen sich viele Sorgen um Menschen, die ihnen am Herzen liegen. Solange sie diese Emotionen äußern und etwas unternehmen können, um das Leid anderer zu lindern, fühlen sie sich stark. Doch sobald sie merken, dass sie wie Don Quichotte gegen Windmühlen kämpfen, und so ihre Machtlosigkeit erfahren, kann sich ihre Energie gegen sie richten. Stottern kommt bei *Causticum*-Kindern vor und entsteht häufig aufgrund von Aufregung oder Ohnmachtsgefühl.

## *Grenzen ziehen lernen*

Weil sie sich von Natur aus mit ihren Mitmenschen verbunden fühlen, ist es schwer für sie, eine klare Grenze zwischen ihren eigenen

Aufgaben und denen der anderen zu ziehen. *Causticum* hilft ihnen bei der Entscheidung, wo sie ihre Energie investieren sollen und wann es besser ist, etwas dem anderen zu überlassen. Im Allgemeinen kann dieses besondere Mittel den Kindern helfen, ihre Grenzen kennenzulernen. Auch wenn wir miteinander verbunden sind, so hat doch jeder seine eigene Aufgabe, die wir nicht einfach voneinander übernehmen können. Selbstverständlich dürfen wir den anderen aber jederzeit unterstützen.
Durch zu große Sorgen und weil sie sich zu viel auf die Schultern laden, können *Causticum*-Kinder in einen Erschöpfungszustand geraten – zuerst geistig und später auch körperlich. In dieser Phase entstehen viele Beschwerden, die manchmal sehr symbolisch dafür sind, was sie im Inneren fühlen.

## *Körperliche Symptome*

*Causticum*-Kinder sind oft äußerlich erkennbar. Es ist zwar schwierig, die genauen Merkmale zu definieren, doch oft sehen wir eine Asymmetrie des Gesichts und des Körpers. Die zwei Körperhälften sind unterschiedlich. Sie entwickeln häufig Hautbeschwerden wie Risse an den Lippen, an den Nasenflügeln und am After. Doch am charakteristischsten sind Warzen an den Fingern, direkt neben der Nagelhaut.
Eine weitere Schwachstelle sind die Muskeln. Sie können an Muskelzuckungen und Stottern leiden. Zum Teil wird dies durch Aufregung verursacht, doch oft handelt es sich dabei auch um einen Kontrollverlust über die Sprachmuskulatur. Schmerzen, besonders ziehende und brennende, können an verschiedenen Körperstellen auftreten. Ruhelose Beine abends im Bett kommen häufig vor und sind die Folge von Gefühlen wie Ohnmacht, Wut oder Verdruss, die sie nicht richtig äußern konnten.
Müdigkeit ist ein Symptom, das sich langsam steigert, erst geistig und später auch körperlich. Diese Ermüdung kann auf Dauer so schlimm werden, dass Arme und Beine kaum noch angehoben werden können – als ob sie gelähmt wären.
*Causticum*-Kinder sind generell anfällig für Heiserkeit, Stimmverlust und Lähmungen, die glücklicherweise meistens von selbst zurückgehen. Berüchtigt ist die Gesichtslähmung nach Autofahrten mit

offenem Fenster im Sommer. Diese Lähmung, die als Bell-Lähmung bezeichnet wird, heilt meist von selbst. Der Heilungsprozess kann durch *Causticum* beschleunigt werden, sofern das Gesamtbild passt. Eine weitere charakteristische Lokalisation für Lähmungen ist die Blase. Kinder können auch Harn verlieren, wenn sie lachen, husten, etc. *Causticum* kann Wunder wirken, wenn es rechtzeitig verabreicht wird, und bringt auf jeden Fall Erleichterung, wenn es zum Gesamtbild passt.

## *Ernährung*

*Causticum*-Kinder haben meist ein Verlangen nach geräucherter Nahrung, Salz, Eiern, Käse, Fleisch und würzigem Essen. Sie mögen nichts Süßes, keinen Fisch und kein Gemüse.

# Das Chamomilla-Kind

*Matricaria recutita, Echte Kamille*

*Pflanzliches Mittel (Fam. nat. Asteraceae)*

## „I can't get no satisfaction"

### *Herkunft*

Die Kamille gehört zur Familie der Korbblütler (*Asteraceae*), einer großen Pflanzenfamilie, die in Europa weit verbreitet ist. Viele Korbblütler sind typische „Kindermittel", was bedeutet, dass sie im Kindesalter öfter notwendig sind und bei typischen Kinderproblemen passen.

Ursprünglich kam die Echte Kamille wahrscheinlich nur im Süden und Südosten von Europa vor, doch als die heilsame Wirkung der Pflanze bekannt wurde, erlangte sie überall auf der Welt Popularität. Heutzutage wird diese Pflanze weltweit gezüchtet, ausgenommen im Polargebiet und in den Tropen. Die heilkräftigen Stoffe der Kamille haben entzündungshemmende, heilende und krampflösende Wirkung.

Sowohl der Pflanzenwirkstoff, zum Beispiel in Form von Kamillentee, als auch das homöopathische Mittel (meist in den Potenzen D6 und D12) werden heute oft bei Kindern angewendet, die an Zahnschmerzen, Darmkrämpfen und Ohrenentzündungen leiden. Wenn das Kind dann auch noch das charakteristische Verhalten zeigt, das nachfolgend beschrieben wird, so ist *Chamomilla* das Mittel der Wahl. Häufig wird *Chamomilla* allerdings zu Unrecht verschrieben, und zwar dann, wenn die Kinder ein völlig abweichendes Verhalten vom Mittelbild zeigen. Es ist sehr unwahrscheinlich, dass diese Kinder von *Chamomilla* profitieren, da in diesen Fällen ein anderes homöopathisches Mittel geeigneter wäre.

Echte *Chamomilla*-Kinder sind jene, die nicht nur im Krankheitsfall ein *Chamomilla*-Verhalten zeigen, sondern in jeder Hinsicht dem *Chamomilla*-Typus entsprechen.

## *Stark und unabhängig*

*Chamomilla*-Kinder möchten stark und unabhängig sein, was sie grundsätzlich auch sind. Diese Thematik betrifft alle Pflanzen aus der Familie der Korbblütler. Die Kinder haben Angst davor, schwach zu sein, vor allem körperlich. Daher werden körperliche Veränderungen oder Schmerzen als eine schreckliche Bedrohung erfahren. Sie bekommen das Gefühl, als ob ihre ganze Welt, ihre Sicherheit angegriffen wird.

Beschwerden treten hauptsächlich dann auf, wenn sich ihr Lebensmuster verändert. Die Zahnung ist für gewöhnlich eine beschwerliche Zeit, wie auch jeder nachfolgende Entwicklungsschritt.

Ihre Reaktion äußert sich in Protest! Niemand leidet schlimmer als sie, nichts kann ihnen helfen. Jede Form der Wutäußerung wird angewendet: Schreien, Schlagen, Beißen und Kratzen. Die einzige Möglichkeit sie etwas zu beruhigen, ist, sie auf den Arm zu nehmen, umherzugehen und sie ein wenig zu schaukeln.

## *Wundermittel*

Wenn es ein Mittel gibt, das Ärzte und Eltern von der heilsamen Wirkung der Homöopathie überzeugen kann, dann ist es *Chamomilla*. Zeigt ein Kind die hier beschriebenen Symptome, gebe man ein Kügelchen *Chamomilla* C30 oder einige Male nacheinander D6 oder D12. Diejenigen, die die Reaktionen beobachten können, werden denken, dass das Kind ein Betäubungsmittel bekommen hat. Das Wunderbarste ist, dass diese Kinder dann problemlos die nächste Entwicklungsphase durchlaufen und sich ihrem Alter entsprechend verhalten. Selbstverständlich sollte die Einnahme des Mittels wiederholt werden, sobald der Heilungsprozess ins Stocken gerät.

## *Herausfordern*

Eines der Probleme, dem wir oft bei Kindern, die ein Mittel aus der Familie der Korbblütler (*Asteraceae*) benötigen, begegnen, ist, dass sie Probleme haben, Grenzen zu ziehen. Sie haben es entweder nicht gelernt oder sie fühlen sich nicht stark genug. Sie empfinden schnell etwas als Bedrohung und suchen dann Schutz bei einem anderen Menschen, selbst wenn dieser dabei ihre Grenzen überschreitet.

Diese Verhaltensweise trifft auf *Chamomilla*-Kinder überhaupt nicht zu. Sie möchten dem anderen zuvorkommen und versuchen, sich zu verteidigen, indem sie auf Angriff gehen und den anderen herausfordern. Nicht um ihn zu dominieren, sondern um sich selbst zu beweisen, dass sie stark genug und daher nicht gefährdet sind. Der Angriff und die Herausforderung haben keinen echten Kampf zum Ziel – es ist nur ein Spiel. Etwa wie ein Boxer, der einen Sparringpartner braucht, um für den echten Kampf bereit zu sein.

## *Schwer zufrieden zu stellen*

Durch ihren Charakter sind *Chamomilla*-Kinder schwer zufrieden zu stellen. Die meisten Kinder haben eine Beschäftigung, eine Sportart oder ein Hobby, wo sie zur Ruhe kommen und Zufriedenheit finden können. *Chamomilla*-Kinder jedoch finden keine Befriedigung, sie tragen stets Konflikte aus. Es ist ein Kampf gegen eine innere Unruhe, ein Suchen nach Erleichterung des Schmerzes, den sie so leicht erfahren. Ihr Nervensystem ist überempfindlich, jeden Schmerz fühlen sie viel intensiver als andere Kinder. Das Lied der Rolling Stones „I can´t get no satisfaction“ ist ihnen wie auf den Leib geschrieben.
Sie sträuben sich gegen ihre Entwicklung. Alle *Asteraceae*-Kinder tragen dieses Problem in sich. Eigentlich wollen sie Kinder bleiben, ohne Verantwortung. Sie brauchen die anderen, um ihnen die Schuld für ihr Leiden zu geben. Nicht umsonst ist es das wichtigste Mittel bei der Zahnung und bei jedem Entwicklungsschritt.

## *Körperliche Symptome*

Wie schon erwähnt, ist bei *Chamomilla*-Kindern jedes Wachstum bzw. jede Entwicklung mit Schmerzen verbunden. Bei jeder Veränderung treten Beschwerden auf, selbst bei natürlichen Funktionen wie dem Harnlassen, der Stuhlentleerung und der Menstruation. Beschwerden während der Zahnung, die oft von Durchfall begleitet ist, Verdauungsschmerzen, Beschwerden beim Harnlassen und bei der Entleerung sind charakteristisch für *Chamomilla*. Sie äußern ihren Schmerz lautstark und mit grober Sprache. Man sollte allerdings lieber nicht versuchen, sie zu trösten, geschweige denn, sie anzusehen, da sie dann denken, dass daraus eine Abhängigkeit entstehen

könnte. Und genau das wollen sie nicht! Außerdem bietet der Schmerz auch einen Grund zum Klagen.
*Chamomilla*-Säuglinge ballen die Fäustchen, machen sich steif und überstrecken sich nach hinten. Die etwas älteren Kinder können nicht stillsitzen, laufen herum und werden am liebsten getragen (aber nicht getröstet!). Sie können wirklich laut sein und ihr Geschrei geht durch Mark und Bein. Nichts hilft, um das Kind zu beruhigen (außer *Chamomilla*), doch sie verlangen sofortige Erleichterung!
Sind die Zähne erst einmal da und der Körper von einer gewissen Anstrengung befreit, fühlen sie sich erleichtert. Durch körperliche Betätigung steigert sich ihr Wohlbefinden.
Ein weiteres Krankheitsbild, bei dem *Chamomilla* schnell Erleichterung bringen kann, ist die Mittelohrentzündung, immer unter der Voraussetzung, dass das Verhalten dem oben beschriebenen gleicht!

## *Ernährung*

*Chamomilla*-Kinder haben ein Verlangen nach kalten und sauren Getränken. Außerdem lieben sie Brot und haben eine Abneigung gegen Suppe und Fleisch.

## *Zahnung*

Wenn es einen Bereich gibt, in dem viele Eltern bei ihren Kindern Homöopathie einsetzen, dann ist das bei der Zahnung. *Chamomilla* ist für viele Eltern ein Zauberwort. Wenn sie erfahren haben, wie schnell ein weinerliches, quengeliges und oft lästiges Kind nach einer Gabe *Chamomilla* wieder zur Ruhe kommt, dann wissen sie, wie Homöopathie wirkt.
Man sagt, dass das britische Königshaus aus diesem Grund einst einen homöopathischen Arzt eingestellt hat. Ein kleiner Prinz (ca. um 1850) soll ein lästiges *Chamomilla*-Kind gewesen sein, mit dem man nichts anfangen konnte. Die Ärzte waren machtlos, doch einer der Krankenpfleger wusste Rat: *Chamomilla*!
Leider ist *Chamomilla* nicht immer das passende Heilmittel bei Zahnungsproblemen. Wenn *Chamomilla* nicht hilft, suchen Sie bitte einen homöopathischen Arzt in ihrer Nähe auf.

# Das Cina-Kind

*Artemisia cina, Wurmkraut, Zitwer*

*Pflanzliches Mittel (Fam. nat. Asteraceae)*

## „Kontra“

### *Herkunft*

Ärzte haben diese Pflanze früher aus den Ländern des östlichen Mittelmeeres bezogen. Auch wenn sie in europäischen Ländern vorkommt, so kam die beste Qualität aus der „Levante“. Warme Luft tut dieser Pflanze gut, was auch für die Kinder dieses Typs gilt.
Der englische Name dieser Pflanze ist „Wormseed“, Wurmsamen. Seit jeher verwendet man diese Pflanze zur Bekämpfung von Darmparasiten wie Würmern. Linnaeus nannte sie Artemisia contra, die Abkürzung für „Artemisia contra vermes“ (Artemisia gegen Würmer). Und auch beim homöopathischen Mittel *Cina* ist die Anfälligkeit für Darmparasiten eine Indikation.
Der Zusatz „Kontra“ passt wie kein anderer zu diesem Kindertypus. *Chamomilla* ist als Mittel bekannt, das gut bei Kindern hilft, die im Krankheitsfall lästig sind. *Cina*-Kinder können allerdings noch eine Stufe lästiger werden als *Chamomilla*-Kinder. Beide, *Chamomilla* und *Cina*, gehören der Familie der Korbblütler an, deren Vertreter mehrere

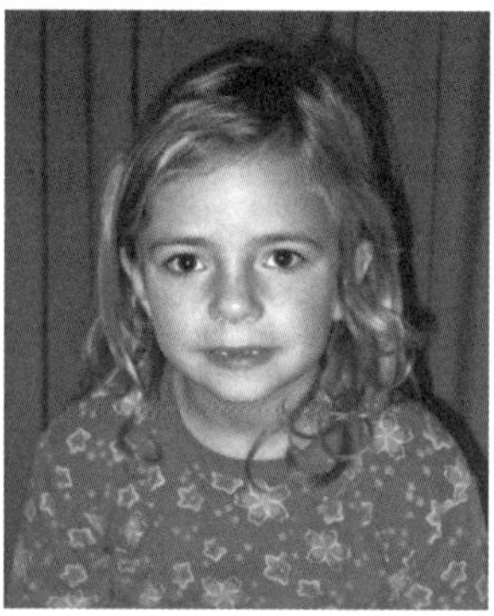

*Cina*

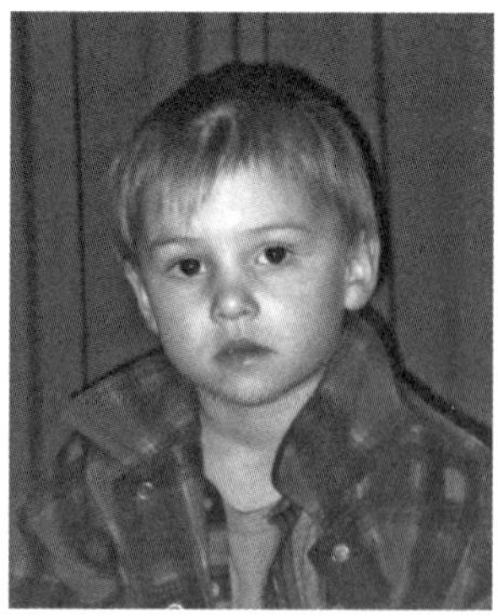

*Cina*

Gemeinsamkeiten aufweisen. Es handelt sich um typische Kindermittel, die häufig dann benötigt werden, wenn sich Kinder über ihren eigenen Platz und ihre Beziehung zur Umgebung bewusst werden. Sie haben bereits ein eigenes „Ich“ aufgebaut und haben nun das Gefühl, sich gegen die Außenwelt schützen zu müssen. Die Kinder aus der Familie der Korbblütler tun dies mithilfe ihres Abwehrsystems, im wörtlichen und im übertragenen Sinn. Abwehr ist ihre natürliche Reaktion auf bedrohliche Situationen. Jede Veränderung und jede neue Umgebung stellt in erster Linie eine mögliche Bedrohung dar.

## „Touchy“ (überempfindlich, gereizt, kratzbürstig)

*Cina*-Kinder sind sehr feinfühlig für ihre Umgebung, sowohl auf körperlicher als auch auf emotionaler Ebene. Genau wie *Chamomilla*-Kinder haben sie ein sehr empfindliches Nervensystem. Der Unterschied zwischen diesen beiden Kindertypen liegt in der Heftigkeit der Reaktion und der Art der körperlichen Beschwerden. Solange sie gesund sind und in einer ruhigen, harmonischen Umgebung leben, fühlen sie sich behaglich. Sie sind dann sehr ausgeglichen und umgänglich, da sie nicht von Natur aus lästig sind.
Ihr Wunsch nach Geborgenheit und Sicherheit ist groß. Nur wenn hier etwas zerstört wird, kommt die andere Seite ihres Charakters zum Vorschein. Man könnte sagen, sie sträuben sich gegen die sich entwickelnde Selbstständigkeit. *Cina*-Kinder machen gerne andere – am liebsten ihre Eltern – für ihr Wohlergehen und ihr Wohlbefinden verantwortlich. Wenn es ihnen nicht gut geht, so liegt das an den anderen. Das erste Anzeichen ist, dass sie nicht angefasst werden möchten. Vor allem das Kämmen oder Bürsten ihrer Haare ist eine Zumutung; sie schreien aus vollem Hals und tun alles, um es zu verhindern. Schmerzen, wie beispielsweise bei der Zahnung, ertragen sie schlecht. Auffällig ist auch, dass sie oft mit ihren Fingern in der Nase bohren.

## Böse und starrsinnig

Kann ein Problem nicht gelöst werden, reagiert das Kind immer ungestümer. Nicht nur Berührung, sondern auch Blicke rufen heftigen Widerstand hervor und können zu lautem Kreischen führen,

zuerst nur bei Fremden, später auch bei Bekannten und in der Familie. Alles wird als negativ empfunden, selbst wohlgemeinte Liebkosungen! *Cina*-Kinder sind richtige Quertreiber. Sie bitten uns um etwas, werfen es aber weg, sobald sie es bekommen, selbst wenn es sich dabei um ihr liebstes Spielzeug handelt! Auch *Chamomilla*-Kinder werfen mit Gegenständen um sich, doch *Cina*-Kinder können gezielt nach jemandem werfen. Sie versuchen jemanden zu treffen – so böse und extrem reagieren sie. Nichts kann ihnen recht gemacht werden. Sie schreien, werfen, beißen ... – auf jede erdenkliche Art und Weise zeigen sie ihre Unzufriedenheit, als ob sie von jemandem herausgefordert oder terrorisiert werden würden. Auch nachts während des Schlafens schreien sie oder knirschen mit den Zähnen. So zeigen sie selbst im Ruhezustand ihre Unzufriedenheit.
*Cina*-Kinder sind möglicherweise der lästigste Kindertypus, wenn sie sich nicht wohlfühlen. Doch es ist wunderbar zu sehen, wie schnell sie nach der Einnahme von *Cina* wieder einlenken. Dieses Mittel hilft ihnen dabei, selbstständiger zu werden und mehr Verantwortung für ihr eigenes Leben zu übernehmen. Im Grunde sind es sehr lebendige Kinder mit starkem Willen und Temperament!

## *Körperliche Symptome*

Die auffälligsten körperlichen Beschwerden sind die Überempfindlichkeit gegen Berührung, besonders am Kopf, und die Anfälligkeit für Wurminfektionen. Eine solche Infektion ist oft von Juckreiz der Nase und von einem unbezwingbaren Drang begleitet, mit den Fingern in der Nase zu bohren. Außerdem klagen sie häufig über Bauchschmerzen und haben einen weichen Stuhl. Sie bekommen dunkle Ringe um die Augen, und die Haut um Nase und Mund erscheint bläulich-weiß. Daran und an ihrem Verhalten erkennen homöopathische Ärzte diesen Kindertypus.
Genau wie *Chamomilla*-Kinder haben sie oft Beschwerden bei der Zahnung. Sie können vor Wut völlig erstarren, doch wir bemerken auch Muskelanspannungen beim Husten oder wenn sie angeschaut werden. Ein weiteres typisches Symptom ist das häufige Gähnen, wenn sie sich nicht wohlfühlen.
Ernste neurologische Beschwerden können auch zu diesem Mittel passen, vor allem Anzeichen einer Epilepsie. Kinder mit dieser

Krankheit werden nachts plötzlich wach, als ob sie etwas erschreckt hätte, und schreien; nachdem sie sich aufgesetzt haben, werden sie starr und steif.
Nachts können sie toben und schreien, noch im Schlaf können sie Laute von sich geben. Zähneknirschen kommt bei *Cina* vor, doch auch bei einigen anderen Mittelbildern wie *Belladonna* (auch so ein heftiges Mittel) und *Tuberculinum*. Wärme, Bewegung und Liegen auf dem Bauch verschaffen ihnen etwas Erleichterung.

## *Ernährung*

Bei neugeborenen *Cina*-Kindern ist es auffällig, dass sie die Brust verweigern. Milch vertragen sie im Allgemeinen weniger gut.
Ältere Kinder können einen ungeheueren Appetit haben, wobei sie jedoch kaum zunehmen. Es kann ein auffälliges Verlangen nach Salz vorhanden sein.

# Das Cuprum-Kind

*Kupfer (Cu)*

*Mineralisches Mittel*

## „Regeln und Rituale“

### *Herkunft*

Kupfer ist eines der ersten Metalle, das vom Menschen verwendet wurde. Der Name hängt mit Zypern zusammen, der Insel, auf der im Altertum viel Kupfer gefunden wurde. In der Natur kommt es sowohl in gediegener Form als auch gebunden in Mineralien (Chalcopyrit, Chalcosin, Cuprit, Malachit und Azurit) vor. Es ist ein weiches, dehn- und formbares Metall, das nach Silber der beste Wärme- und Elektrizitätsleiter ist. Seit jeher wird Kupfer für Gebrauchsgegenstände wie Schüsseln und Vasen verwendet. Heutzutage kommt Kupfer in Gas-, Wasser- und Heizungsrohren sowie bei der Elektroinstallation zum Einsatz. Das Besondere an Kupfer ist seine gute Korrosionsbeständigkeit. Diese beruht auf der Fähigkeit, stabile Deckschichten auszubilden, die das Metall vor weiterem Korrosionsangriff schützen. Diese schützende, „bewahrende“ Eigenschaft des Kupfers spiegelt sich auch im Arzneimittelbild wieder.

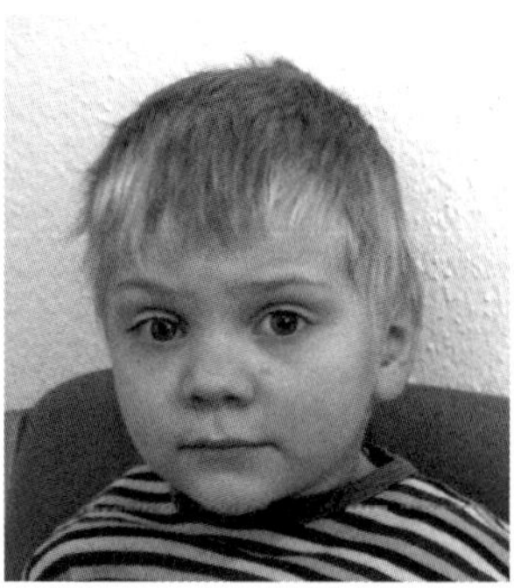

*Cupr-br.*

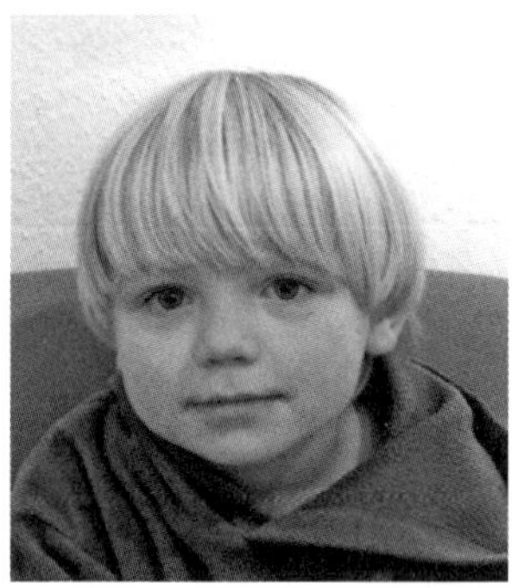

*Cupr-c.*

## *Stark aber empfindlich gegenüber Veränderungen*

*Cuprum*-Kinder haben von Natur aus einen starken Willen und einen im Allgemeinen lebensbejahenden Charakter. Sie scherzen gern, doch auch ihre Wut können sie nicht verbergen. Sie haben fixe Vorstellungen und empfinden es als angenehm, wenn alles nach einem geregelten Schema abläuft. Sie wissen dann, woran sie sind und können nicht überrascht werden. Sie lieben die Sicherheit, genau wie *Calcium carbonicum*-Kinder. Noch mehr als diese suchen sie Halt in Regeln und Ritualen. Außerdem ist ihre Reaktion auf Veränderungen heftiger als bei *Calcium carbonicum*-Kindern. Darin gleichen sie *Chamomilla*- und *Belladonna*-Kindern. Angriff ist die beste Verteidigung. Schreien, Beißen, Spucken, alle Register werden gezogen, wenn sie wütend sind.

Man sollte sich nicht wundern, dass *Cuprum* – neben *Chamomilla*, *Nux vomica* und *Belladonna* – bei Säuglingen eines der wichtigsten Mittel bei Darmkrämpfen ist.

## *Ordnung und Regeln*

Das Verlangen nach Ordnung und Regeln macht sich überall bemerkbar. Sie mögen es nicht, wenn Dinge anders ablaufen, als es vorher vereinbart war. Sie werden immer versuchen, egal wie jung sie sind, die an sie gestellten Anforderungen zu erfüllen. In der Schule zum Beispiel geben sie alles darum, ihre Arbeit fertigzustellen. Sie brauchen die Anerkennung und können keine Kritik ertragen. Von Lehrern aufgestellte Regeln werden befolgt. Wenn andere Kinder Regeln übertreten, zögern sie nicht, ihnen dies klar zu machen. Für die Lehrkräfte sind es die idealen Schüler – wenn sie für die Klasse einen guten Aufseher benötigen, können sie sich auf diese Kinder verlassen.

## *Krampfartig*

In ihrem Hang zum Perfektionismus und ihrem Bedürfnis nach Anerkennung haben *Cuprum*-Kinder gerne alles unter Kontrolle, auch ihre Emotionen. Sie sind schnell besorgt wegen allem, was noch vor ihnen liegt, woraus Ängste vor der Zukunft, vor Unfällen, Krankheiten und dem Tod entstehen können. Ihre ursprüngliche

Lebendigkeit verschwindet dann und geht in eine eher ernste Haltung über.
Wenn zu viel von ihnen erwartet wird, geben sie krampfhaft das Beste, um den Forderungen nachzukommen. Auf körperlicher Ebene kann sich das in unterschiedlichen Beschwerden – Krämpfen, Nägelbeißen, Stottern, Muskelzuckungen, Asthma und auch Epilepsie – bemerkbar machen. Wenn die Wut unterdrückt wird, kann es auch zum anfallsweisen Anhalten des Atems kommen: Das geht so weit, dass das Kind blau wird und sogar ohnmächig werden kann. So viel verkrampfte Kraft steckt hinter dieser Wut, die sie loswerden wollen! *Cuprum*-Kinder werden schnell böse und fühlen sich leicht angegriffen und kritisiert.
Generell sollte man keine zu hohen Anforderungen an ein Kind stellen, vor allem aber *Cuprum*-Kinder können damit überhaupt nicht umgehen.

## Spannungen ausgleichen

Wenn es zu Spannungen in der Familie oder in der Schule kommt, fühlen sie sich schnell dafür verantwortlich und tun ihr Bestes, um zur Beruhigung der Situation beizutragen, selbst wenn sie sich dafür bis auf die Zehenspitzen strecken müssen.
*Cuprum*-Kinder sind ziemlich selbstbewusst und nehmen gerne das Ruder in die Hand. Daher können sie schon einigermaßen dominant sein. Der Ton, in dem sie etwas fragen, klingt manchmal eher nach einem Kommando als nach einer Frage. Alles hängt mit ihrem Wunsch nach Unabhängigkeit und Kontrolle zusammen. Anderen gänzlich zu vertrauen fällt ihnen schwer. Sie sind eher reserviert und lassen sich nicht gern von Fremden berühren, andererseits können gerade sie eine angespannte Situation durch einen Witz auflösen. Mit ihrem Verhalten versuchen sie ihre Gefühle, die sehr heftig sein können, unter Kontrolle zu halten.

## Körperliche Symptome

Alle Beschwerden sind mit Krämpfen verbunden. Zuerst ist meist die Muskulatur betroffen (Wadenkrämpfe, Nackenschmerzen, Kopfschmerzen, etc.), später dann auch die tieferen Körperregionen.

Spannungen im Brustbereich können zu Asthma oder gar Herz- und Gefäßkrankheiten führen. Da sich ihre Blutgefäße leicht verkrampfen, haben *Cuprum*-Kinder häufig Beschwerden wie beispielsweise (eis)kalte Hände und Füße. Wenn die Anspannung ihren Höhepunkt erreicht, können auch epileptische Anfälle auftreten.
*Cuprum*-Kinder fühlen sich durch körperliche Anstrengung, Massage, sanfte Berührung und Duschen wohler. Dadurch können ihre Spannungen abgebaut werden.

## *Ernährung*

Sie bevorzugen kalte Getränke, kalte Nahrung, Süßigkeiten und Fleisch. Warmes und/oder gekochtes Essen mögen sie nicht so gern. Kalte Getränke erleichtern verschiedene Beschwerden wie Husten, Übelkeit und Spasmen.

# Das Ferrum metallicum-Kind

*Eisen (Fe)*

*Mineralisches Mittel*

## „Die Kämpfernatur"

### *Herkunft*

Eisen kommt überall auf der Erde vor, sowohl als Erz in der Erde, als auch in allen lebendigen Organismen. Es ist das vierthäufigste Element auf diesem Planeten. Im menschlichen Körper ist Eisen vor allem für die roten Blutkörperchen wichtig. Mit dessen Hilfe transportiert das Blut Sauerstoff in die Zellen. Die rote Farbe unseres Blutes entsteht durch das Eisen! Deshalb sehen Kinder mit Blutarmut so bleich aus – aufgrund des Eisenmangels.
Seit Beginn des Eisenzeitalters wird dieses Metall für die Herstellung von Werkzeugen und Waffen verwendet. Folglich dient ein und dasselbe Material einerseits dazu, etwas aufzubauen – Eisen sorgt als wichtiger Bestandteil von Stahl für die Stabilität vieler Konstruktionen – und andererseits dazu, um in Form von Waffen etwas zu vernichten. Eisen steht für die männliche Kraft im Menschen, die Kraft zu handeln und etwas zu schaffen. In unserem Sprachgebrauch finden wir viele Hinweise auf den *Ferrum*-Typus. Man denke nur an „Eisenfresser" oder „Iron Lady" (Margaret Thatcher) und an Kinder mit einem „eisernen Willen".

### *Eiserner Wille*

*Ferrum*-Kinder haben nicht nur einen eisernen Willen, sie wissen auch genau, zu welchem Zweck sie handeln. Sie sind äußerst zielstrebig. Wenn sie sich etwas in den Kopf gesetzt haben, tun sie alles, um dieses Ziel zu erreichen, genau wie *Nux vomica*-Kinder. Darin liegt natürlich eine ungeheure Kraft und es ist nicht immer einfach für die Eltern, mit *Ferrum*-Kindern umzugehen. Sie fordern Klarheit und Grenzen. Es ist nicht so, dass diese Kinder mutwillig versuchen, Grenzen zu überschreiten oder jemanden zu kränken. Sie haben einfach ihr eigenes Ziel vor Augen und wollen dieses erreichen. Sie sind allerdings weniger kompliziert als *Nux vomica*-Kinder und *Chamomilla*-

Kinder, da hinter ihrem Verhalten keine komplizierten emotionalen Muster stecken. Sie sind einfach nur zielstrebig, das ist alles! Ob es sich nun um ein kleines Kind handelt, das versucht einen Würfel zu bekommen, oder um einen Halbwüchsigen, der bestrebt ist, seine Hausaufgaben zu Ende zu bringen, sie beißen sich durch!

## Tüchtig

*Ferrum*-Kinder sind „tüchtig", das heißt tapfer, resolut und standhaft. Wenn sie etwas wollen, kämpfen sie sich überall durch. Darin liegt sowohl ihre Stärke als auch ihre Schwäche. Es steckt viel Kraft in diesen Kindern, doch mit ihrem Leistungsdruck und ihrem Durchhaltevermögen laufen sie Gefahr, ihre eigenen Grenzen zu überschreiten.
Sie meinen, dass Probleme immer lösbar sind und suchen nach praktischen Lösungen. Für ihre Entwicklung ist es natürlich wichtig, dass sie lernen sich anzupassen, was ihre Eltern zusätzliche Energie und Aufmerksamkeit kostet. Sie sollten lernen, den Nutzen und die Angemessenheit dessen, was von ihnen gefordert wird, einzuschätzen. Trotz ihrer Tatkraft und ihres Willens haben sie große Schwierigkeiten, die Lebensziele, die sie sich selbst gestellt haben, zu erreichen.

## Schwierige Aufgabe

*Ferrum*-Kinder suchen eine gewisse Herausforderung. Es sind Kämpfer, im wörtlichen wie auch im übertragenen Sinn. Mit ihrem Perfektionismus und ihrem Durchhaltevermögen stellen sie sich stets Aufgaben, bei denen etwas von ihnen gefordert wird. Das bezieht sich sowohl auf die körperliche als auch auf die geistige Ebene. Ihre Arbeit erledigen sie mit viel Disziplin und sie behalten die Übersicht. *Ferrum*-Kinder können gut organisieren und bevorzugen klare Strukturen.

## Widerstand und Kritik

Da *Ferrum*-Kinder hart arbeiten und gerne ein deutliches Ziel vor Augen haben, erleben sie jeden Widerstand als Hindernis. Darüber ärgern sie sich sehr. Widerspruch ertragen sie schlecht und alles, was sie beeinträchtigen könnte, manchmal selbst das geringste Geräusch (wie das Knistern einer Zeitung), stört sie. Wenn sie böse werden, wandelt sich ihre gesamte Energie in Aggressivität um, die sie in Worten und möglicherweise auch in Taten ausdrücken. Daher sind sie gerne allein, wenn sie sich nicht wohlfühlen. Negative Bemerkungen, vor allem Kritik, können sie sehr persönlich auffassen. Der Gedanke, dass sie nicht gut sein könnten, ist für *Ferrum*-Kinder unerträglich.

## *Auf Biegen und Brechen*

Dort, wo die Stärken liegen, findet man meist auch die Schwächen. Bei *Ferrum*-Kindern ist es die Art und Weise, wie sie Aufgaben erfüllen möchten. Sie sind selten mit dem, was sie gemacht haben, zufrieden. Aufgaben müssen unbedingt zu Ende gebracht werden. Bei *Kalium carbonicum*-Kindern finden wir ein ähnliches Pflichtgefühl, doch weniger ein „Muss“. Bei *Ferrum*-Menschen muss und soll das Problem gelöst werden, vorher können und dürfen sie nicht aufhören. Die Gefahr liegt darin, dass sie sich immer wieder zwingen, ihre eigenen Grenzen zu überschreiten. Sie wollen keine Fehler machen, erst recht nicht, wenn sie auf die Probe gestellt werden wie bei einer Prüfung. Doch durch ihren Zwang schießen sie am Ziel vorbei.

## *Körperliche Symptome*

*Ferrum*-Kinder bekommen leicht Probleme, die das Blut betreffen, wie Blutarmut, Nasenbluten und Blutungen im Allgemeinen. Auffällig ist die Wangenröte, die sich nicht warm, sondern kalt anfühlt. Der Kreislauf ist sehr empfindlich, es kann zu Stauungen und zum Pulsieren an verschiedenen Körperstellen kommen. Wenn *Ferrum*-Kinder ihre Grenzen überschritten haben, können große Müdigkeit, Kältegefühl und Schwäche auftreten. Normalerweise verschlimmern sich ihre Beschwerden bei der geringsten körperlichen Anstrengung, andererseits können auch Schmerzen auftreten, die sie zwingen sich zu bewegen. Generell fühlen sie sich am besten, wenn sie sich langsam bewegen. Da sie häufig an Nahrungsmittelempfindlichkeiten leiden, sollte man bei Ernährungsallergien immer an *Ferrum* denken. Ebenso können Beschwerden wie Übelkeit und Durchfall auftreten.

## *Ernährung*

*Ferrum*-Kinder lieben Tomaten und Saures. Meistens mögen sie keine Eier und sie vertragen sie auch schlecht, genau so wie Fett.

# Das Graphites-Kind

*Graphit, Kohlenstoff (C)*

*Mineralisches Mittel*

## „Die Grundlage des Selbstwertgefühls“

### *Herkunft*

Kohlenstoff (Carbon) bildet die Grundlage aller lebenden Organismen. Auf der Erde kommt dieses Element – außer in der Luft als Kohlendioxid oder Kohlenmonoxid – nur in lebenden Organismen vor. Die Biochemie, die Lehre von den chemischen Vorgängen in Lebewesen, wird deshalb auch „Kohlenstoff-Chemie“ (organische Chemie) genannt. Kohlenstoff hat besondere Eigenschaften und bildet gleichsam das stabile Gerüst des menschlichen Körpers.
In der Natur kommt reiner Kohlenstoff auf zwei Arten vor: als Graphit, einem schwarzen, weichen Material, aus dem der Bleistift hergestellt wird, und als Diamant, dem härtesten Gestein, das wir kennen, und das gleichzeitig durchsichtig wie Glas ist. Die weiche und die harte Seite von *Graphites* können wir möglicherweise besser mit dem weichsten und dem härtesten Bleistift vergleichen.

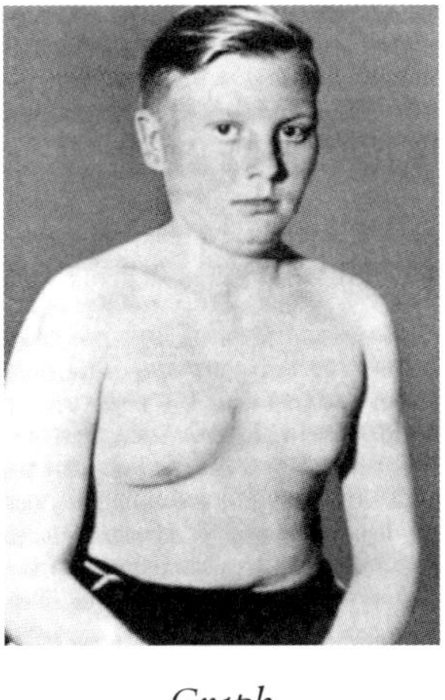

*Graph.*

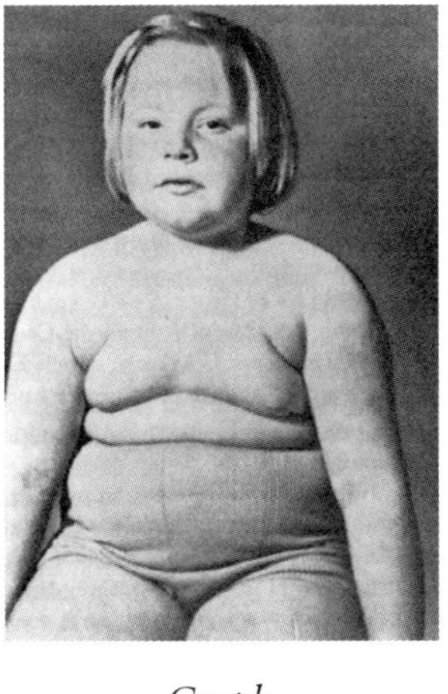

*Graph.*

## *Selbstwert*

Das homöopathische Mittel *Graphites* steht in enger Verbindung mit dem Selbstwert eines Kindes. Ein Kind, das Probleme mit seinem Selbstwert hat, könnte *Graphites* oder eine andere *Carbon*-Verbindung benötigen. Daher ist es eng mit *Calcium carbonicum* sowie *Barium carbonicum* verwandt. In der Praxis ist es auch für den Arzt nicht immer einfach, eine klare Wahl zwischen diesen Mitteln zu treffen.

*Graphites* passt in die Lebensphase der Individualitätsentwicklung eines Kindes, die ca. im sechsten bzw. siebten Lebensjahr stattfindet. Erfährt ein Kind die richtige Unterstützung und Motivation, in diesem Fall vor allem von der Vaterfigur, wird es sich gut entwickeln. Leider ist das nicht immer der Fall. Abwesenheit des Vaters – im wörtlichen und im übertragenen Sinn – kann zum Ungleichgewicht führen, ebenso wie übertriebene Unterstützung. Dadurch können zwei Kindertypen entstehen, die beide *Graphites* benötigen.

Beginnen wir mit dem stabilen Typ, der prinzipiell kein Mittel (mehr) braucht.

## *Stabil und voller Selbstvertrauen*

Dreh- und Angelpunkt bei *Graphites*-Kindern ist das Selbstvertrauen, dass sie sich selbst „gut" finden. Wenn sie sich im Gleichgewicht befinden, ist ihr Selbstvertrauen in Ordnung. Sie kennen keine Zweifel und vertrauen auf sich selbst. Was sie tun und wie sie sind, ist „gut". Diese Kinder haben eine starke eigene Meinung und können sehr starrköpfig sein. Nicht, weil sie störrisch oder aufsässig sind, sondern einfach, weil sie denken, dass ihre Meinung richtig ist. Diese *Graphites*-Kinder können erstaunlich ehrgeizig sein.

Dass sie so abgeklärt sind, bedeutet nicht, dass sie nicht feinfühlig sind. Der Kummer anderer Menschen kann sie tief treffen und schöne Musik kann sie zu Tränen rühren. Es sind angenehme, soziale Kinder.

*Graphites*-Kinder können hart arbeiten; zwar langsam, dafür aber ausdauernd und beharrlich. Sie bevorzugen vor allem praktische Beschäftigungen und können sehr genau, beinahe pingelig sein. Am liebsten beschäftigen sie sich mit etwas Nützlichem. Sie sind echte Macher.

Die zwei nachfolgenden Beschreibungen kommen meist bei verschiedenen Kindern vor, können jedoch auch bei ein und demselben Kind vorkommen, abhängig von ihrer Stimmung und den Umständen.

## *Weich und überempfindlich*

Wenn *Graphites*-Kinder zu wenig Unterstützung und Motivation erfahren, wobei der entscheidende Zeitpunkt um das sechste, siebte Lebensjahr liegt, können sie sich in zwei Richtungen entwickeln: Entweder werden sie weich und überempfindlich oder hart und gefühllos.

Die überempfindlichen *Graphites*-Kinder ähneln den *Pulsatilla*-Kindern. Sie sind schüchtern und weinen leicht, schon beim geringsten Anlass. Wenn sie etwas Schlimmes hören oder sehen, wie einen bedrückenden Film oder eine traurige Geschichte, so bringt sie das aus dem Gleichgewicht. Gänzlich verlieren sie jedoch die Fassung, wenn ihr Selbstwert angegriffen wird, zum Beispiel durch Kritik oder eine Rüge.

Wenn sie gefragt werden, weshalb sie weinen, wissen sie es oft selbst nicht. Durch das Sprechen darüber, mit einem Elternteil oder einer anderen Vertrauensperson, lassen sie ihren Emotionen freien Lauf. Sie müssen sich jemandem mitteilen, sonst unterdrücken sie ihre Gefühle. Sie genießen es, liebkost zu werden. In dieser Phase ist wenig von ihrer Arbeitslust zu spüren und am liebsten tun sie dann gar nichts.

Im Unterschied zu *Pulsatilla*-Kindern sind Probleme bei *Graphites*-Kindern eng mit dem Selbstwertgefühl verbunden, während *Pulsatilla*-Kinder eher auf der Suche nach Liebe und Zuwendung sind.

## *Hart und starr*

Das andere Extrem entwickeln jene *Graphites*-Kinder, die hart erzogen wurden, oder die in Reaktion auf traumatische Ereignisse gelernt haben sich zu verhärten.

Im ersten Fall geht es um Kinder, die starr an dem festhalten, was sie von ihrem Zuhause an Regeln und Normen übernommen haben, ohne darüber nachzudenken, ob sie selbst dahinter stehen. Sie treten in die Fußstapfen des Vaters oder der Mutter und übernehmen deren Standpunkte. Es fällt ihnen schwer, sich neuen Situationen anzupassen. Ihre Reaktion ist dann „Augen zu und durch“. Sie schützen sich, indem sie sich durch nichts aus der Fassung bringen lassen, und daran festhalten, was sie für gut und richtig halten. Ihre Starrköpfigkeit kann solche Ausmaße annehmen, dass selbst eine Strafe nichts mehr bewirkt. Sie lachen darüber! In diesen Momenten halten sie von Trost oder Berührung gar nichts.

## *Lebensfragen*

In der Lebensphase um das sechste und siebte Lebensjahr steht der Vater symbolisch für „Gott“. Für das Kind ist er die höchste Autorität. Bei *Graphites*-Kindern bemerken wir häufig eine religiöse Empfindsamkeit. So stellen sie sich schon in sehr jungen Jahren die Frage nach dem Sinn des Lebens und suchen eine tiefere Bedeutung. Ab dem Moment, in dem sie ihren Vater als Autorität wahrnehmen, begreifen sie, dass es auch noch andere Autoritäten gibt, wie den Lehrer, den Priester oder Gott. *Graphites*-Kinder sind sehr gefühlvolle Kinder, obwohl sie es sich äußerlich nicht anmerken lassen. Auf Kritik reagieren sie empfindlich und sie brauchen immer zusätzliche Ermutigung.
Wenn Kinder in dieser Phase aus dem Gleichgewicht geraten und der Selbstwert die Ursache der Probleme ist, hilft ihnen *Graphites* dabei, der stabile Mensch zu werden, der sie im Grunde sind.

## *Körperliche Symptome*

*Graphites* ist vor allem aufgrund seiner heilenden Wirkung bei Hautkrankheiten bekannt. Bei Kindern treten diese meistens am Kopf auf. Hautkrankheiten wie Grind (Kopfgneis, Seborrhoisches Ekzem, Seborrhoische Dermatitis) und atopisches Ekzem (Neurodermitis, atopische Dermatitis und endogenes Ekzem) kommen bei *Graphites*-Kindern häufig vor. Charakteristisch sind die Hautrisse, die überall auftreten können, doch vor allem hinter den Ohren und rund um den After vorkommen. Ausschläge sondern oft eine gelbliche, klebrige Flüssigkeit ab. Die Nägel der Hände und Füße sind manchmal dick, gelblich und bröckelig. Ohrenentzündungen sind häufig von Ohrenfluss begleitet und können manchmal sehr langwierig

sein, vor allem das linke Ohr ist sehr empfindlich. Die Tonsillen sind gerne etwas geschwollen.
*Graphites*-Kinder sind von Natur aus etwas schwerer gebaut und neigen zu Übergewicht, wenn sie sich nicht wohlfühlen. Sowohl was die geistigen als auch die körperlichen Funktionen betrifft, sind sie etwas langsamer als der Durchschnitt. Obwohl sie körperliche Betätigung lieben, wirken sich zu schwere Anstrengung oder zu viel Bewegung nachteilig für sie aus, da sie eine Veranlagung zu Knochenbeschwerden haben.
Wenn das Mittel angezeigt ist, kann es nicht nur die Haut vollständig heilen und andere körperliche Beschwerden zum Verschwinden bringen, sondern es lässt das Kind wieder vor Selbstsicherheit strahlen!

## Ernährung

Es ist meistens eine Vorliebe für Süßes vorhanden oder auch genau das Gegenteil. Sie haben ein Verlangen nach „einfachen“ Speisen, Huhn und heißer Milch. Fleisch und Fisch mögen sie nicht. Auch gegen warmes Essen und salzige Speisen kann eine Abneigung bestehen.

# Das Helium-Kind

*Helium (Edelgas)*

*Mineralisches Mittel*

## „Lebt völlig in der eigenen Welt"

### *Herkunft*

Helium ist ein Edelgas, welches 1868 erstmals in den Spektrallinien der Sonne entdeckt wurde. Der Name kommt aus dem Griechischen: „helios" bedeutet Sonne oder Sonnengott.
Heutigen Erkenntnissen der Astronomie zufolge ist Helium auf der Sonne durch Kernfusion zwischen Wasserstoffatomen entstanden. Die Energie, die dabei freigesetzt wird, bildet die Sonnenenergie. Dieser Vorgang findet nicht nur auf der Sonne, sondern auf allen Sternen im Weltall statt. Durch diesen Prozess wird Wasserstoff, das kleinste und am häufigsten vorkommende Element des Weltalls, in das Element Nr. 2, Helium, umgewandelt. Dies ist der erste Schritt bei der Bildung größerer und schwererer Elemente, die wir aus dem Periodensystem der Elemente kennen.
Genau wie alle anderen Edelgase - Neon, Argon, Krypton, Xenon und Radon - ist Helium ein farbloses und geruchloses Gas. Wegen seines geringen Gewichts und seiner Unbrennbarkeit wird das Gas für die Füllung von Luftballons benutzt. Wasserstoff ist zwar noch leichter, doch auch sehr feuergefährlich, wie durch die Katastrophe des Zeppelins hinlänglich bekannt ist.
In flüssiger Form - unter 4 Grad Kelvin - entwickelt Helium auffällige Eigenschaften. Es verliert seinen Strömungswiderstand, wird ein Supraleiter und kriecht an den Blutgefäßwänden hoch, als fordere es die Schwerkraft heraus.
Eine amüsante Anekdote ist die Geschichte eines Kindes, das gut auf Helium reagiert hat. Eines der Symptome, das bei der Auswahl des richtigen Mittels eine Rolle spielte, war, dass dieses Kind über die Erde kroch und dabei jeder Unebenheit des Bodens folgte, auch vertikal, genau wie Helium in flüssiger Form.

## *Keine Verbindungen*

Eine der Eigenschaften dieses Edelgases ist, dass es keine Verbindungen mit anderen Elementen eingeht. Es genügt sich sozusagen selbst. Dies rührt daher, dass es elektrisch neutral ist, weder positiv noch negativ geladen, deshalb zieht es auch keine anders geladenen Teilchen an.

Diese Eigenschaft finden wir im Bild der Kinder wieder, die *Helium* als homöopathisches Mittel benötigen. Sie fühlen sich glücklich in ihrer eigenen Welt, genau wie ein ungeborenes Kind im Mutterleib. Sie treiben im warmen Fruchtwasser, wissend, dass für sie gesorgt wird und dass sie ernährt werden. Dieses Bild kann bei Menschen, die das Leben auf der Erde nicht ernsthaft angehen wollen, leicht entstehen. Sie schweben zwar nicht mehr, doch sie möchten auch nicht mit dem harten, irdischen Leben konfrontiert werden. *Helium*-Kinder wählen ihre eigene Welt, eine Welt, die sie noch aus der Zeit kennen, da sie noch nicht geboren waren. Es könnte sein, dass sie von Natur aus nicht die Kraft haben, die Welt zu nehmen, wie sie ist, oder dass sie schon in sehr jungen Jahren erschütternde Erfahrungen gemacht haben. Im letzteren Fall handelt es sich um eine Flucht vor einer bedrohlichen Situation.

## *Autismus*

Für andere Menschen ist es sehr schwierig, Kontakt mit ihnen zu knüpfen. Eine der Krankheiten, bei der *Helium* passen könnte, ist Autismus, ein seelischer Zustand, in dem jemand für andere unerreichbar ist, während er - äußerlich - auch kein Bedürfnis nach Kommunikation zeigt.

Dieses Bild kann verschiedene Ursachen haben. Kinder mit einer angeborenen oder erworbenen geistigen Behinderung können dem *Helium*-Bild entsprechen, ebenso Kinder, die als Folge von Medikamentengebrauch in einen Dämmerzustand geraten. Ein Patient, der nach einem bestimmten Medikament völlig verschlossen war, kam wieder zu sich, nachdem er eine Gabe *Helium* in homöopathischer Zubereitung eingenommen hatte.

Eine weitere mögliche Ursache für ein *Helium*-Bild ist eine lange Isolation vom normalen Leben, wie bei Kindern, die lange Zeit im

Krankenhaus verbracht haben, oder beispielsweise nach einem Haftaufenthalt.
Aus den oben genannten Beispielen wird deutlich, dass *Helium* kein Mittel für die Selbstbehandlung ist. Überdies existieren weitere homöopathische Mittel, die ebenfalls passen könnten. Eine gute Wahl zwischen den unterschiedlichen Mitteln kann deshalb nur derjenige vornehmen, der fundierte Kenntnisse über die homöopathischen Mittel besitzt und außerdem das Krankheitsbild richtig beurteilen kann.

## Körperliche Symptome

Von *Helium* sind nur wenige körperliche Symptome bekannt. Das emotionale Bild überwiegt meist stark. Einige Symptome, bei denen wir an *Helium* denken, sind: das Gefühl der Leichtigkeit, das Gefühl zu schweben und das Bedürfnis, Kontakt mit der Erde zu haben, wie vorher bei dem Jungen beschrieben, der wie eine Schlange über den Boden kroch. Eine auffällig hohe Stimme, wie bei Donald Duck, passt auch zu *Helium*. Wenn Menschen Heliumgas einatmen, bekommen sie diese Stimme automatisch.

# Das Hydrogenium-Kind

*Wasserstoff (H)*

*Mineralisches Mittel*

## „Noch nicht auf der Erde"

### *Herkunft*

Wasserstoff (H) ist das kleinste Atom. Auf der Erde kommt es nicht in freier Form vor, während die Sonne und die Sterne vorwiegend aus Wasserstoff bestehen. Durch Kernfusion entsteht aus Wasserstoff *Helium*. Als elementares Gas ($H_2$) ist es so leicht, dass es als einziges Element der Gravitation der Erde entflieht. Zusammen mit Sauerstoff formt Wasserstoff eine besondere Substanz: Wasser ($H_2O$), aus dem alles Leben auf der Erde entstanden ist und ohne das kein organisches Leben möglich wäre.
Gemäß den gegenwärtigen Theorien über die Entstehung des Weltalls ist Wasserstoff tatsächlich das erste Element. Durch Kernfusion sind allmählich alle anderen Elemente entstanden.
Hier drängt sich der Vergleich zur Entstehung des Menschen auf. Unser Körper mit all seinen verschiedenen Zellen ist letztendlich aus einer einzigen befruchteten Eizelle entstanden.

### *Empfängnis und Geburt*

Bei der Empfängnis verschmelzen Samenzelle und Eizelle miteinander. In dieser einen Zelle, die nun entsteht, sind alle Merkmale des späteren Menschen vorhanden. Wie sich das Wasserstoffatom mit dem Universum verbunden fühlt, so fühlt sich der Mensch während seines Entstehungsprozesses noch eins mit dem großen Ganzen.
*Hydrogenium* scheint ein Mittel zu sein, welches bei Schwierigkeiten während Empfängnis und Geburt passt. Probleme rund um die Empfängnis können dazu führen, dass das Kind noch nicht richtig auf der Erde angekommen ist, es scheint zu schweben wie: „Eigentlich bin ich noch auf einem anderen Planeten."
Ältere Kinder, die sich nicht auf der Erde verwurzelt fühlen, können später auch durch den Gebrauch bestimmter Drogen „schweben".

Sie können die Empfindung haben, als sei die Seele vom Körper getrennt.

## *Träumen und entfliehen*

Verbundenheit mit dem Gesamten kann als Gefühl von Verzückung erfahren werden. Letzten Endes hat jeder Mensch innerlich das Verlangen, zu diesem Einheitszustand zurückzukehren. Alle Religionen (Religion bedeutet Rück-Verbindung) zielen darauf ab, sich mit dem Ganzen, mit Gott wieder zu vereinigen. Wenn dieser Zustand aber dadurch entsteht, dass man nicht auf der Erde sein möchte, kann dies leicht zum Verlust des Realitätssinns führen.
Diese Kinder fangen an zu träumen. Sie haben Probleme damit, den Alltag zu bewältigen und suchen aus Leibeskräften nach Mitteln und Methoden, um der harten Wirklichkeit zu entfliehen. In diesem Zustand können sie das Gefühl entwickeln, mit allem und jedem in Verbindung zu stehen. Sie scheinen die Gedanken anderer lesen zu können (was manchmal auch tatsächlich stimmt!) und sich mühelos durch Raum und Zeit zu bewegen. Dies kann ein herrliches Gefühl von Freiheit und Verbundenheit bewirken.

## *Isolation*

Die Flucht vor dem Irdischen kann auch dazu führen, dass sich ein Kind isoliert. Das Bedürfnis nach Einheit, das bei *Hydrogenium*-Kindern sehr stark vorhanden ist, macht die Trennung besonders deutlich spürbar. Das irdische Leben ist voller Gegensätze und Konflikte. Es können verschiedene Ängste entstehen, vor allem vor Einsamkeit und davor, verlassen zu werden. Das Gefühl, als ob Körper und Seele getrennt wären, verstärkt die Isolation noch zusätzlich. Eine ständige, ruhelose Suche nach den verschiedensten Formen von Einheit und Verbindung entsteht, um diese Ängste zu unterdrücken.
*Hydrogenium* kann Kindern, die darunter leiden, dabei helfen, eine bessere Verbindung zu ihrem irdischen Körper aufzubauen. Durch die Erdung sind sie oft wieder in der Lage, das Leben so zu nehmen, wie es ist, und sich Konflikten zu stellen.

## *Körperliche Symptome*

Im Allgemeinen fühlen sich *Hydrogenium*-Kinder im Freien wohler, obwohl sie Kälte und Frost nicht gut vertragen. Starke Bewölkung und pralle Sonne sind ihnen unangenehm, und sie sind sehr wetterempfindlich.
Körperliche Anstrengung wie zum Beispiel Treppensteigen, Licht, Kleidung und Berührung können den Zustand von *Hydrogenium*-Kindern verschlimmern, während sie sich besser fühlen, wenn sie sich ruhig hinlegen. Die Beschwerden treten plötzlich auf und verschwinden wieder. Hauptsächlich ist die rechte Körperhälfte betroffen. Abgesehen von Schlaflosigkeit und bei älteren Mädchen Regelbeschwerden sind allerdings nur wenige körperliche Symptome dieses Mittels bekannt.

## *Ernährung*

*Hydrogenium*-Kinder haben oft ein starkes Verlangen nach Ananas und kalten Getränken. Bei älteren Kindern kann ein Bedürfnis nach Haschisch vorhanden sein. Sie haben eine Abneigung gegen gewürztes Essen sowie gegen warme Speisen und Getränke.
Zu sauren Speisen haben sie eine Hassliebe, und sie können davon auch Beschwerden bekommen.

# Das Hyoscyamus niger-Kind

*Schwarzes Bilsenkraut*

*Pflanzliches Mittel (Fam. nat. Solanaceae)*

## „Will unbedingt geliebt werden“

### *Herkunft*

Das Schwarze Bilsenkraut (*Hyoscyamus*), der Stechapfel (*Stramonium*) sowie die Tollkirsche (*Belladonna*) sind die bekanntesten Nachtschattengewächse, die in der Homöopathie als Heilmittel eingesetzt werden. Früher waren diese Pflanzen so bekannt wie Hexenkraut, aus dem Hexensalbe hergestellt wurde. Gegenwärtig werden sie noch immer als Drogen verwendet, obwohl aufgrund des hohen Giftgehalts stark davon abzuraten ist. Sie zeigen selbstverständlich ein heftigeres Bild als die dem essbaren Gemüse zugehörigen Nachtschattengewächse wie Kartoffel, Aubergine, Tomate und Spanischer Pfeffer.

Als Heilmittel können Nachtschattengewächse Kindern – und auch Erwachsenen – dabei helfen, das Gleichgewicht zwischen ihrer dunklen und ihrer hellen Seite wieder herzustellen. Im Bild von *Hyoscyamus* sehen wir viele tierische Elemente, vor allem von Schlangen. Die Ähnlichkeit zwischen *Hyoscyamus* und *Lachesis* (Buschmeisterschlange) ist so groß, dass es schwer fällt, die beiden zu unterscheiden.

Das schwarze Bilsenkraut ist von launenhafter Natur, was gut auf Brachflächen beobachtet werden kann: Erst tritt es gehäuft auf und im nächsten Moment ist kein einziges mehr zu finden! Im Arzneimittelbild dieser Pflanze erkennen wir etwas von dieser launenhaften Art wieder. Einer der Inhaltsstoffe, Hyoscyamin, wird auch als schmerzlinderndes und betäubendes Mittel verwendet. Früher wurden daraus Mittel gegen Zahnschmerzen und rheumatische Beschwerden hergestellt.

### *Energische, präsente Kinder*

*Hyoscyamus*-Kinder sind lebendige Kinder. Sie strotzen vor Energie und nichts ist ihnen lieber, als von den Menschen in ihrer Umgebung

gesehen und gehört zu werden. Sie sind sehr präsent. Verlegenheit und Schüchternheit sind ihnen unbekannt. Sobald sie sprechen können, erzählen sie jedem, der es hören möchte, was ihnen auf der Zunge liegt, genau wie *Lachesis*-Kinder. Sie sind spontan und ohne Scheu.
Wenn sie ein Lied kennen, singen sie es mit Freude jedem vor oder sie zeigen, welche Tanzschritte sie schon gelernt haben. Sie stehen gerne im Mittelpunkt der Aufmerksamkeit. In ihrer Offenheit und Direktheit gleichen sie stark *Phosphorus*-Kindern, wobei sie vielleicht etwas weniger empfindlich für das Leid anderer sind. Mit strahlenden Augen betrachten sie die Welt, unbefangen und naiv.

## *Beachtung! Beachtung!*

Das Verlangen nach Beachtung ist bei *Hyoscyamus*-Kindern groß. Sie können im Grunde genommen nicht ohne Beachtung leben. Diese Kinder sind reizend und oft drollig, da sie wissen, wie sie die Lacher auf ihrer Seite haben können. Oft sind darunter geborene Clowns und Unterhalter. Doch wie bei jedem wichtigen Charakterzug liegt darin auch ihre Verletzlichkeit. Wenn sie die Aufmerksamkeit nicht von sich aus bekommen, werden sie alles dafür tun, um diese zu erhalten. Gesehen zu werden ist für sie das Gleiche wie geliebt zu werden. Sie können sich nicht vorstellen, dass andere Menschen sie lieben, wenn diese sie nicht anblicken und ihnen zuhören. Dieses Thema finden wir nahezu identisch bei *Lachesis* (und in geringerem Maße auch bei anderen Schlangenmitteln). Der wesentliche Unterschied ist, dass *Lachesis*-Kinder den Chef in ihrem eigenen Kreis spielen möchten. *Hyoscyamus*-Kinder haben kein eigenes Revier, sie fühlen sich im Prinzip bei den Menschen zu Hause, die sie lieben.

## *Vernachlässigt fühlen*

*Hyoscyamus* als Heilmittel benötigen diese Kinder, wenn sie sich vernachlässigt fühlen. Oft ist das nach der Geburt eines Brüderchens oder Schwesterchens der Fall, doch es kann auch durch eine Trennung verursacht werden. Wenn ein Elternteil geht, können *Hyoscyamus*-Kinder es so auffassen, als ob sie nicht mehr geliebt würden. Sie werden still und unzugänglich, doch können sie auch heftige Ausbrüche von Eifersucht und Zerstörungswut bekommen.

Um Aufmerksamkeit zu erhalten, spielen sie den Clown bzw. den Hanswurst oder legen ein negatives Verhalten an den Tag. „Jede Art von Beachtung ist besser als gar keine Beachtung!" Kleine Kinder kriechen überall hin, über Möbel und selbst über Menschen. Wenn *Hyoscyamus*-Kinder nicht gelernt haben, einen herzlichen Kontakt herzustellen, kann es sein, dass sie versuchen sich schamlos aufzudrängen. Sie tun dies durch anstößigen Sprachgebrauch, durch das Singen obszöner Lieder, oder auch – wenn die Kinder etwas älter sind – durch provozierende Kleidung. Bei ihnen geht es nicht so sehr um das Sexuelle an sich, sondern eher um die Aufmerksamkeit.

## Destruktiv

Wenn es auf diesem Weg nicht klappt, können sich die Kinder sehr garstig benehmen, vor allem ihren Eltern bzw. den Menschen gegenüber, die ihnen am nächsten sind und von denen sie sich Liebe wünschen. Sie rasten aus und verwenden dabei eine derbe Sprache. Doch sie können sich auch abreagieren, indem sie jemandem Schmerzen zufügen oder Dinge zerbrechen.
Wenn *Hyoscyamus*-Kinder sich in sich selbst zurückziehen, ist ihnen oft nichts anzumerken. Sie sitzen still da und starren vor sich hin. Manche Kinder scheinen ganz durch etwas in Beschlag genommen zu sein. Ein Kind ist völlig fixiert auf seine Finger, ein anderes zählt immer irgendwelche Sachen. Ein charakteristisches Symptom, das auf *Hyoscyamus* hinweist, ist das Zupfen, zum Beispiel an Decken oder Pullis, oder das Flockenlesen in der Luft. Nachts brechen die Gefühle in Form von Lachen, Schreien, mit den Zähnen knirschen und dergleichen hervor. Es ist natürlich sehr wichtig, dass diese Kinder rechtzeitig professionelle Hilfe erhalten, da sonst die Fantasiewelt immer größere Formen annimmt, bis die Kinder völlig unerreichbar geworden sind. *Hyoscyamus* als homöopathisches Mittel kann hierbei gute Unterstützung leisten.

## Abweisung

Das Problem der *Hyoscyamus*-Kinder ist, dass sie sich schnell abgewiesen fühlen. Sie haben von Natur aus Schwierigkeiten, sich selbst

zu lieben und suchen Bestätigung von der Außenwelt. Wenn ein anderer mehr Aufmerksamkeit bekommt als sie, kann das für sie ein Zeichen sein, dass sie nicht geliebt bzw. im Stich gelassen werden. Der geringste Anlass kann ihnen das Gefühl geben, dass die Freundschaft zu Ende ist, oder dass der andere sie kränken möchte. Eine Abweisung in der Liebe kann sie richtig verrückt und verdrießlich machen und sogar zu aggressiven Taten gegenüber anderen oder sich selbst führen. Eifersucht und Misstrauen werden bei ihnen leicht wach gerufen und ihre Reaktionen sind launenhaft, so wie ihr Gefühlsleben heftig und wechselhaft sein kann.
Sobald das Arzneimittelbild klar ist - und dabei ist die Geschichte der Eltern von großer Bedeutung - kann das Gleichgewicht wieder hergestellt werden. Im Grunde ihres Herzens wollen *Hyoscyamus*-Kinder anderen nichts Böses tun, sie suchen nur nach Liebe und Aufmerksamkeit.

## Körperliche Symptome

*Hyoscyamus* hat großen Einfluss auf das Nervensystem, eine Tatsache, die auch schon aus der Phytotherapie bekannt ist. Beschwerden, die mit Muskelverkrampfungen oder unwillkürlichen Bewegungen einhergehen, passen in dieses Bild. Eine Überempfindlichkeit der Sinnesorgane äußert sich zum Beispiel dadurch, dass Blumendüfte nicht mehr ertragen werden. Bei *Hyoscyamus*-Kindern kann dadurch Schwindel hervorgerufen werden. Auch Epilepsie ist eine Krankheit des Nervensystems, die mit *Hyoscyamus* behandelt werden kann, sofern das Mittel bei diesem Kind angezeigt ist.
Ein weiteres körperliches Leiden ist trockener, krampfartiger Husten, der oft mit Nervosität verbunden ist, und der zu Beklemmungen führen kann. Liegen verschlimmert die Beschwerden, während sich der Husten durch Aufsetzen wesentlich bessert.
Wenn *Hyoscyamus*-Kinder nicht die Möglichkeit haben, ihre Gefühle zu äußern, so kann diese Unterdrückung zu Schlafstörungen führen, da ihre Gedanken nicht mehr zur Ruhe kommen. Durch emotionale Aufregung können selbst Entzündungen entstehen.
Wenn das Nervensystem versagt, können Blase und Darm zeitweise „gelähmt“ werden, wobei Urin und Stuhl unwillkürlich abgehen.

## *Ernährung*

Sehr typisch ist der Widerwille gegen Wasser! So ein Symptom kommt nur selten vor und lässt darum jeden homöopathischen Arzt an Hyoscyamus denken.
Reizende Speisen sollten besser vermieden werden, da *Hyoscyamus*-Kinder nicht gut darauf reagieren.

# Das Ignatia-Kind

*Ignatia amara, Ignatiusbohne*

*Pflanzliches Mittel (Fam. nat. Loganiaceae)*

## „Feinfühlig und idealistisch"

### *Herkunft*

*Ignatia* gehört ebenso wie *Nux vomica* und *Gelsemium* zur Familie der Loganiengewächse. Die drei Pflanzen enthalten alle Strychnin. Dieser Stoff erklärt die Krämpfe, die wir bei diesen Arzneimitteln sehen. In ihrer Wirkung reiht sich *Ignatia* zwischen die beiden anderen Mittel ein. Was die Intensität betrifft, ist *Ignatia* heftiger als *Gelsemium*, jedoch weniger explosiv als *Nux vomica*. Man kann von einer unterdrückten Heftigkeit sprechen, die situationsbedingt nach innen schlagen, oder in launenhaften Ausbrüchen ihren Weg nach außen finden kann. Die gemeinsamen Themen der Loganiengewächse sind Wettstreit und Perfektionismus.

*Ignatia* wird aus den fein pulverisierten Samen des auf den Philippinen vorkommenden Ignatius-Bohnenbaumes gewonnen und ist nach Ignatius von Loyola, dem Gründer des Jesuitenordens, benannt.

### *Hohe Ziele erstreben*

*Ignatia*-Kinder möchten die Ziele, die sie sich selbst gesetzt haben, erfüllen. Sie haben ein bestimmtes Idealbild davon, „wie es sein sollte" und dafür geben sie ihr Bestes. Mit großer Sensibilität erfühlen sie, was von ihnen erwartet wird, und wie andere sich fühlen. Von Natur aus tun sie gern Gutes und es berührt sie, wenn andere leiden. Sie sind weniger hartnäckig als *Nux vomica*-Kinder und auch sanftmütiger. Allerdings sind sie nicht so fügsam wie *Pulsatilla*- und *Carcinosinum*-Kinder. Sie können

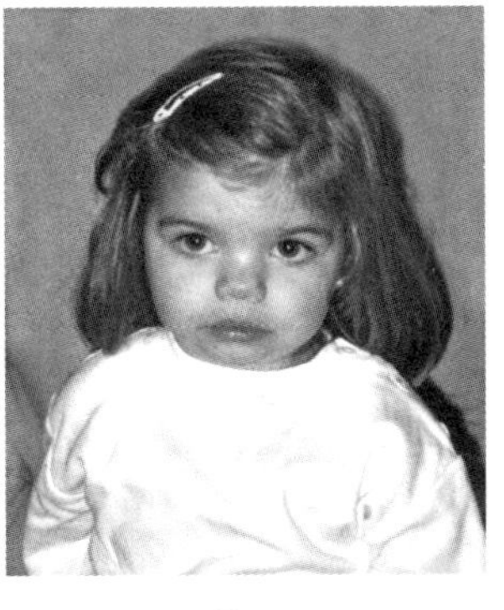

*Ign.*

durchaus heftig und extrem strebsam sein. Wenn es um einen Wettkampf geht, möchten sie gewinnen.
Es sind idealistische Kinder, die zum Beispiel Projekte gegen Tiermisshandlungen unterstützen und ganz darin aufgehen. Sie gehen bis ans Äußerste, um ein solches Projekt zu verwirklichen und sind sehr enttäuscht, wenn etwas misslingt. Das nehmen sie sich sehr zu Herzen.

## *Empfindlich gegen Kritik*

Es gibt wenige Kinder, die so empfindlich gegenüber Kritik sind wie *Ignatia*-Kinder. *Staphisagria*-Kinder und *Carcinosinum*-Kinder sind in diesem Bereich ebenfalls sehr empfindlich, wobei die Empfindlichkeit bei *Staphisagria*-Kindern von ihrem Ehrgefühl herrührt und bei *Carcinosinum*-Kindern von ihrem Bedürfnis nach Perfektionismus und ihrem Drang, anderen alles Recht zu machen. *Ignatia*-Kinder erleben Kritik als persönlichen Misserfolg. Sie geben immer ihr Bestes, um keinen Fehler zu machen. Wenn jemand dann trotzdem Kritik äußert, fühlen sie sich wie Versager. Ein Tadel oder ein hartes Urteil des Lehrers kann diese Kinder krank machen, im wahrsten Sinne des Wortes. Sie können diese Kränkung nur schwer verarbeiten. Genau wie bei *Staphisagria*-Kindern spielen hier Ehrgefühl und verletzter Stolz eine Rolle.
Wenn sie irgendwann etwas Vergleichbares erlebt haben, werden sie sich dagegen wappnen. Eine der Möglichkeiten, wie *Ignatia*-Kinder versuchen Kritik zu vermeiden, ist kindisches Verhalten. Dann werden sie etwas weniger ernst genommen und demzufolge wird auch weniger von ihnen erwartet. Es fühlt sich ein wenig an wie bei *Barium carbonicum*-Kindern, die sich minderwertig und „kleiner" fühlen als die anderen, und dadurch einen kindlichen Eindruck vermitteln. Hinter dem kindlichen Verhalten der *Ignatia*-Kinder verstecken sich eine große Sensibilität und Stolz. Sie wissen, was sie Wert sind, und möchten es gerne zeigen, doch ... wenn man sie bloß nicht kritisieren würde!

## *Freundschaft*

Wenn *Ignatia*-Kinder etwas machen, dann hundertprozentig. Das gilt auch für Beziehungen. Wenn sie jung sind, knüpfen sie offen und unbefangen Freundschaften. Sie glauben, dass andere Kinder die gleichen hohen Ansprüche haben wie sie. Ein Freund oder eine Freundin lässt man doch nicht im Stich! Früher oder später werden sie natürlich enttäuscht, weil die perfekte Freundschaft auf dieser Erde leider nicht existiert.

Das erste Mal, wenn ihnen so etwas widerfährt, sind sie am Boden zerstört. Danach sind sie zurückhaltender, wenn es darum geht, jemanden als Freund zu bezeichnen. *Ignatia*-Kinder möchten sich vor Verletzungen schützen.

Wenn es neben der Freundschaft dann auch noch um das Verliebtsein geht, wird es noch ein bisschen schwieriger. *Ignatia*-Jungen und Mädchen haben meist keine Liebeleien. Liebe ist etwas Erhabenes und im Prinzip für die Ewigkeit. Sie werden alles tun, um die Beziehung so perfekt wie möglich zu gestalten und zu bewahren. Wenn sie dann doch betrogen oder im Stich gelassen werden, sind sie untröstlich.

## *Kummer verbergen*

*Ignatia* ist nicht umsonst das erste Mittel bei Kummer, vor allem, wenn es um Liebeskummer geht oder den Verlust eines geliebten Menschen durch den Tod. Jeder Mensch und auch jedes Kind kann durch einen großen Verlust in einen „*Ignatia*-Zustand“ geraten, der durch *Ignatia* geheilt werden kann.

Die Reaktion auf Kummer ist, sich zurückzuziehen, wörtlich und bildlich. *Ignatia*-Kinder sind sehr gut darin, ihren Kummer zu beherrschen und zu verbergen, sodass niemand diesen bemerken wird. Sie können sogar lachen und scherzen, selbst wenn sie kurz vorher etwas sehr Schlimmes erlebt haben. Diese „Schale“ ist allerdings sehr zerbrechlich. Wenn jemand etwas sagt, das sie berührt oder wodurch sie an den Kummer erinnert werden, können sie plötzlich in unbändiges Weinen ausbrechen. Wenn sie etwas älter sind, kann dieses Weinen auch hysterisch klingen – als ob es aus dem Nichts kommen würde. Selbstverständlich ist der Kummer schon da, doch tief verborgen und unterdrückt.

Man versuche nicht, *Ignatia*-Kinder in solchen Momenten zu trösten. Sie möchten durchaus, dass man bei ihnen ist, doch man sollte warten, bis sie selbst um Trost fragen, denn sie behalten gern die Kontrolle!

## *Psychosomatische Krankheiten*

Obwohl sich *Ignatia*-Kinder vor unheilbaren Krankheiten fürchten und schnell das Gefühl bekommen, dass sie etwas Schlimmes haben, bleiben sie meist von ernsthaften körperlichen Krankheiten verschont. Viele Beschwerden wie Husten, Stimmverlust, Muskelzittern und selbst Lähmungserscheinungen sind die Folge unterdrückter Emotionen. Sie können ihre Emotionen so unterdrücken, dass sie nahezu gar nichts mehr fühlen. Selbstverständlich kann das auf Dauer auch körperliche Symptome nach sich ziehen. Auf jeden Fall verbessert *Ignatia* viele Beschwerden und bringt emotionale Erleichterung.

## *Körperliche Symptome*

Auch im körperlichen Bereich sehen wir widersprüchliche und veränderliche Symptome wie Übelkeit, die durch Essen gebessert wird, Leere im Magen, die durch Fasten gebessert wird, usw.
Nach Kummer oder Ärger können die unterschiedlichsten Symptome auftreten, wie Stimmverlust oder Lähmungen, aber auch Schlaflosigkeit und Appetitlosigkeit. *Ignatia* ist eines der Mittel bei Anorexia nervosa.
Ein typisches Symptom für *Ignatia* ist Schweiß, der ausschließlich im Gesicht auftritt.

## *Nahrungsmittel*

*Ignatia*-Kinder lieben Obst (oder lehnen es ab!), Käse, Saures, Tomaten und Brot. Sie ertragen weder Zigaretten- noch Zigarrengeruch und Kaffee verschlimmert ihre Beschwerden.

# Das Kalium carbonicum-Kind

*Pottasche ($K_2CO_3$)*

*Mineralisches Mittel*

## „Das gehört sich einfach so!"

### *Herkunft*

Bei Kindern wird *Kalium carbonicum* seltener verschrieben als bei Erwachsenen. Es ist immer schwer zu sagen, ob ein Mittel bei Kindern weniger oft notwendig ist, oder ob das Bild bei Kindern einfach schwerer zu erkennen ist. Das Umgekehrte gilt zum Beispiel für *Calcium carbonicum*, einem Mittel, das häufiger bei Kindern eingesetzt wird als bei Erwachsenen. Bei Kindern erkennen wir das Arzneimittelbild meistens aufgrund spezifischer körperlicher Beschwerden, die zu *Kalium carbonicum* gehören.

*Kalium carbonicum* ist eine Verbindung zwischen den chemischen Elementen Kalium und Kohlenstoff. Kalium ist eines der häufigsten Elemente im Pflanzenreich und im Altertum hat man dieses Mineral aus pflanzlicher Asche gewonnen, Pottasche. Daher rührt der ursprüngliche Name „Potassium". Im menschlichen Körper kommt es vor allem in den Zellen vor. Kohlenstoff (Carbon) formt die Grundlage für alle biochemischen Verbindungen und ist ein besonderes Element. Es bildet die stabile Grundlage allen irdischen Lebens und formt sozusagen das Gerüst des menschlichen Körpers.

Homöopathisch steht *Kalium* für „Pflichtbewusstsein", einem Gefühl von: „Das gehört sich so." *Carbonicum* hat Bezug zum Selbstwertgefühl. Von diesen Essenzen ausgehend, ist das Gesamtbild von *Kalium carbonicum* gut zu erklären.

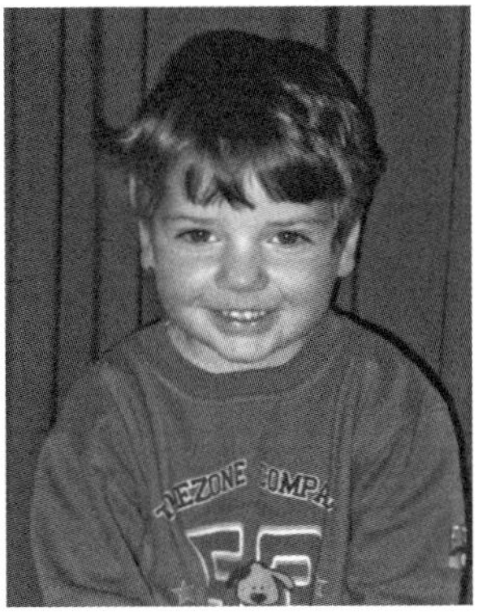

*Kali-c.*

### *Nüchterne Macher*

Neusten Erkenntnissen zufolge passt *Kalium* zu Kindern, die einfach das

tun, was sie tun müssen und wollen - spontan, ohne viel darüber nachzudenken. Dadurch machen sie einen ziemlich nüchternen, „coolen“ Eindruck. Sie sind nicht damit beschäftigt, aufzufallen oder anderen eine Freude zu bereiten. Nicht, dass sie gefühllos wären - das sind sie bestimmt nicht - doch sie regen sich nicht so schnell über die Meinung anderer auf. Diese Art von Sorgen und Ängsten finden wir eher bei *Calcium carbonicum* oder *Calcium silicatum*. *Kalium carbonicum*-Kinder haben Spaß an dem, was sie tun, und beschäftigen sich gerne mit praktischen Dingen.
Sie lassen sich gern von anderen sagen, was sie tun sollen, denn viel eigene Fantasie oder Kreativität haben sie im Allgemeinen nicht. Dagegen haben sie ein gutes praktisches Verständnis. Man zeigt ihnen, wie etwas geht, und sie machen es nach. Es sind Macher - keine Worte, sondern Taten. Puzzeln, Basteln, dem Vater beim Reparieren helfen ... da sind sie die Besten. Darin ähneln sie *Nux vomica*-Kindern, nur dass diese viel leidenschaftlicher, strebsamer und schneller gereizt sind. *Kalium carbonicum*-Kinder stören sich nicht so schnell an den anderen, es sei denn, sie werden in ihrer Beschäftigung behindert. Ihren Beschäftigungen gehen sie eher aus Pflichtgefühl nach: „Du musst tun, was du tun musst.“

## *Sichere Grundlage*

Die Ähnlichkeit mit *Calcium carbonicum*-Kindern besteht darin, dass sie eine sichere Grundlage benötigen. Sie müssen wissen, wo sie stehen. Die Familie, in der sie aufwachsen, ist sehr wichtig für sie und steht an erster Stelle. *Kalium carbonicum*-Kinder sind sehr empfindlich für Werte und Normen, die ihnen von ihrem Elternhaus vermittelt wurden, und sie werden diese genau nachleben. Es sind richtige Familienmenschen. Wenn hier etwas fehlt, zum Beispiel, wenn der Vater durch eine Trennung, Krankheit oder Tod wegfällt, oder wenn der Vater aufgrund seiner Arbeit oft abwesend ist, können Probleme auftreten. *Kalium carbonicum*-Kinder brauchen eine klare Vaterfigur, da sie sonst ein Vorbild für ihr eigenes Leben vermissen. Natürlich gilt dies für alle Kindertypen, doch gerade für sie ist dies ein sehr wichtiger Punkt. Genau wie *Graphites*-Kinder können sie dadurch hart und eigensinnig werden und bei Misserfolg schneller aus dem Gleichgewicht geraten. Der Unterschied zu *Graphites*-Kindern ist, dass *Kalium carbonicum*-Kinder ihren Selbstwert eher aus ihren Taten schöpfen, während *Graphites*-Kinder noch mit ihrer Identitätsfindung kämpfen.

## Feste Normen, Schluss!

Sie haben feste Normen und Denkbilder. Wenn sie die Regeln kennen, werden sie sich normalerweise danach richten, jedoch nicht auf eine krampfhafte Art wie *Cuprum*-Kinder oder mit dem Fanatismus von *Mercurius*-Kindern. Nein, sie befolgen die Regeln einfach, weil es sich so gehört. Die Normen und Werte von ihrem Zuhause übernehmen sie wie selbstverständlich. Darüber gibt es keine Zweifel, auch wenn sie in der Schule Kindern mit völlig anderen Normen und Werten begegnen. Das wirkt sich sogar positiv auf sie aus, da sie sonst etwas zu starr werden könnten.
Für andere Meinungen sind sie nicht besonders offen und sie können sich schwer in eine andere Gedankenwelt als ihre gewohnte hineinversetzen. Es ist auch schwierig für sie, einem anderen zu erklären, warum sie auf diese Art denken und handeln. Sie haben nie darüber nachgedacht, sie haben es einfach so gelernt und damit basta! Die Dinge sind schwarz oder weiß, gut oder böse. Einen Mittelweg kennen sie nicht. Die Realität ist natürlich etwas differenzierter, doch mangelnde Flexibilität ist eines der Hauptprobleme bei *Kalium carbonicum*-Kindern.

## Innerlich empfindlich

Äußerlich sind sie meistens ruhig und gelassen, innerlich können sie jedoch mit verschiedenen Unsicherheiten kämpfen, vor allem, wenn es einen Anlass dazu gibt. Es sind keine Kinder, die irgendwelche Probleme erfinden, wie es *Calcium carbonicum*-Kinder schon mal tun. Wie bereits erwähnt, brauchen sie eine solide Basis, eine Familie, auf die sie vertrauen können. Wenn diese nicht existiert, suchen sie nach einem Ersatz. Hierin liegt ihre Verletzbarkeit.
Die Angst vor der Dunkelheit und vor dem Alleinsein, der wir auch bei *Kalium carbonicum*-Kindern begegnen, steht symbolisch für das Bedürfnis nach Sicherheit. Kleine Kinder sind gerne in der Nähe ihrer Eltern, halten am liebsten deren Hand und mögen es, getragen zu werden.

Bei Unsicherheit werden sie nervös und können dann Magenbeschwerden bekommen. Wenn sie erschrecken – und das passiert leicht – fühlen sie das auch im Magen. „Angst in der Magengegend", ist ein sehr charakteristisches Symptom für dieses besondere Mittel. Ein weiteres spezifisches Symptom ist die Überempfindlichkeit für Berührung. Sie können es kaum ertragen, dass jemand ihre Füße anfasst. Diese scheinen symbolisch für ihre Basis zu stehen. Wenn jemand ihre Ideenwelt angreift oder ihre Regeln missachtet, geraten sie aus dem Gleichgewicht, und das wollen sie mit allen Mitteln verhindern.

## *Emotionen unter Kontrolle*

*Kalium carbonicum*-Kinder zeigen ihre Gefühle nicht schnell. Wenn sie klein sind, neigen sie in fremder Umgebung zu schüchternem und abwartendem Verhalten. Zu Hause fühlen sie sich wohl und können ihre Gefühle leichter zum Ausdruck bringen. Wenn in ihrem Zuhause allerdings keine gute Stimmung herrscht, werden sie auch dort versuchen, ihre Emotionen unter Kontrolle zu halten. Innerlich können sie jedoch vor Wut kochen und träumen möglicherweise im Schlaf davon. Einer der typischen Träume von *Kalium carbonicum*-Kindern ist, dass sie einen Streit mit einer geliebten Person aus ihrer nächsten Umgebung beginnen. Was sie tagsüber nicht äußern dürfen – es ist schwer, zu jemandem böse zu sein, von dem man abhängig ist – kommt nachts zum Vorschein.

*Kalium carbonicum* hilft diesen Kindern, wieder freier und flexibler zu werden, sich selbst und anderen gegenüber. Sie lernen dadurch, dass ihr Wesen wichtiger ist, als das, was sie tun, und dass sie nicht nur handeln müssen, weil es ihre Pflicht ist. Sie dürfen wieder sie selbst sein und Entscheidungen mit dem Herzen treffen.

## *Körperliche Symptome*

Bei *Kalium carbonicum*-Kindern sind die Luftwege und der Hals die empfindlichsten Stellen. Schluckbeschwerden begegnen wir vor allem bei ganz kleinen Kindern. Das Essen bleibt in der Speiseröhre stecken, wodurch es zu erschwerter Atmung kommt. Das Gefühl zu ersticken beobachten wir bei älteren Kindern, genau so wie Asthma. Im Allgemeinen frösteln *Kalium carbonicum*-Kinder und sind bei

Wetterwechsel empfindlich. Bei einem Asthmaanfall sollten sie aufrecht sitzen, da Liegen dann unmöglich ist. Wenn sich Schleim in der Lunge befindet, haben sie Schwierigkeiten, diesen abzuhusten. Der Husten klingt oft auch trocken.
Ein charakteristisches Symptom für dieses Mittel ist ein gerötetes, warmes Ohr auf einer Seite.
Die Empfindlichkeit für Berührung ist nicht nur psychisch, sondern auch physisch - besonders berührungsempfindlich sind ihre Fußsohlen. Die Schmerzempfindlichkeit der Fußsohlen könnte symbolisch als Bedürfnis nach Sicherheit betrachtet werden, da wir mit den Fußsohlen Kontakt zur Erde halten.
Ein durch Gase aufgetriebener Bauch und schmerzhafte Hämorrhoiden können ebenfalls auf dieses Mittel hinweisen, genau so wie abwechselnd Verstopfung und Durchfall.
Typisch für den Kaliumtypus ist die Verschlimmerung der Symptome zwischen 2 und 4 Uhr nachts.

## *Ernährung*

Meist haben diese Kinder ein starkes Verlangen nach Süßem, vor allem nach Zucker, obwohl das ihrem Magen-Darm-Trakt nicht gut bekommt. Sie mögen weder Suppen noch Brot.

# Das Lac caninum-Kind

*Hundemilch*

*Tierisches Mittel*

## „Der Underdog: unterwürfig“

### *Herkunft*

Schon zu Beginn unserer Zeitrechnung wussten die römischen Ärzte Plinius und Dioscurides um die heilkräftige Wirkung von Hundemilch. Sie verordneten sie unter anderem schwangeren Frauen um die Geburt einzuleiten und als Gegenmittel bei Vergiftungen. Erst im 19. Jahrhundert wurde *Lac caninum* aufs Neue entdeckt, diesmal durch den homöopathischen Arzt Dr. Reisig aus New York. Er beschrieb in einer homöopathischen Zeitschrift die guten Ergebnisse bei der Behandlung von Diphtherie. Durch seine Publikationen begannen auch andere homöopathische Ärzte *Lac caninum* zu verschreiben, und dank der Arzneimittelprüfungen aus dieser Zeit ist das Mittelbild sehr ausführlich.

In den vergangenen zehn bis fünfzehn Jahren ist das Bild auch auf mental-emotionaler Ebene sehr klar umrissen worden, und wir haben einen guten Einblick bekommen, bei welchem Kindertypus das Mittel passt.

### *Dein eigener Platz*

Hunde stammen von den Wölfen ab, und wenn wir das Leben der Wölfe und Hunde beobachten, können wir die Kinder, die *Lac caninum* benötigen, schon etwas verstehen. Die Treue der Hunde ist bekannt, genau wie ihre Anhänglichkeit gegenüber dem „Herrchen“. Hunde und Wölfe akzeptieren eine Rangordnung. Man sollte seinen Platz im Rudel kennen und diesen akzeptieren, auch wenn man mit dem Verhalten der „Ranghöheren“ nicht immer einverstanden ist. *Lac caninum*-Kinder haben also Respekt vor Autoritäten.

Wenn sie von ihren Eltern und Lehrern gut behandelt werden und man ihren Platz respektiert, fühlen sie sich wohl. Sie haben keine

Schwierigkeiten mit Autoritäten, solange diese ehrlich und gerecht sind und solange sie die Anerkennung für das bekommen, was sie tun. Ein Problem entsteht dann, wenn jemand ihre Grenzen überschreitet.

## Selbstbild

Das Selbstbild von *Lac caninum*-Kindern ist sehr abhängig von der Art und Weise, wie sie behandelt werden, und stellt ihre Schwachstelle dar. Grundsätzlich legen sie viel Wert auf die Meinung der Menschen, die in ihren Augen höher gestellt sind, und neigen dazu, die Rolle des „Unterwürfigen" einzunehmen.
Das beginnt bei den Eltern. Zu ihnen sehen sie auf und geben ihr Bestes, um bei ihnen hoch im Kurs zu stehen. Wenn Eltern und Lehrer diese Kinder positiv unterstützen und würdigen, werden sie ausgeglichen aufwachsen. Doch leider haben viele Eltern und Lehrer selbst den passenden Umgang mit Autoritäten noch nicht gelernt. Machtmissbrauch kennt viele Formen und ist oft äußerst subtil. Es geht nicht nur um physische oder verbale Gewalt, sondern auch um die beiläufigen Bemerkungen, in denen Missbilligung und Tadel durchschimmern. *Lac caninum*-Kinder sind gerade für diese Signale empfänglich und übernehmen das negative Urteil der anderen in ihr eigenes Selbstbild.

## Schikane und Einschüchterung

Durch ihr unterwürfiges Verhalten sind diese Kinder in der Schule sehr anfällig für Schikane und Einschüchterung, was sie zur beliebten Beute von Kindern macht, die versuchen ihr eigenes Selbstvertrauen durch Demütigung anderer zu stärken. Die Folgen der Einschüchterung sind oft sehr tief greifend. Kinder, die schikaniert werden, können ihr Selbstvertrauen völlig verlieren. Selbst psychische Störungen, die noch im späteren Lebensalter vorhanden sind, lassen sich häufig darauf zurückführen. Das Selbstbild erfährt einen bleibenden Schaden. Es ist von großer Wichtigkeit, dass nicht nur die Demütigungen aufhören, sondern auch, dass die Kinder lernen, besser für sich selbst einzutreten. *Lac caninum* gibt diesen Kindern eine gute Unterstützung.

## *Wertlos*

Einer der Ausdrücke, die *Lac caninum*-Kinder oft verwenden, um ihre Gefühle über sich selbst auszudrücken, lautet: „Ich bin wertlos." Sie fühlen sich minderwertig und glauben, dass andere auf sie herab sehen. Schon das zeigt, wie negativ ihr Selbstbild ist. Auch ein Urteil über ihr Äußeres nehmen sie leicht an. Sie finden sich selbst nur selten hübsch, sondern oft hässlich und manchmal sogar abstoßend. Dies kann auf eine tiefe Kränkung in der Vergangenheit zurückzuführen sein, wie beispielsweise durch sexuellen Missbrauch und andere Formen von grenzüberschreitendem Verhalten. Die Kinder sind im Allgemeinen folgsam und nur selten aufsässig. Natürlich kennen sie Wut, doch es muss schon viel geschehen, bevor die Wut ausbricht, da sie sie meist unterdrücken. Wenn die aufgestaute Wut plötzlich auf einmal herausgelassen wird, dann verhalten sie sich wie ein wild gewordener Hund. Sie toben wegen allem, was ihnen zugefügt worden ist. In einer sicheren Umgebung, wie im Kreis der Familie, bricht diese Wut selbstverständlich leichter aus.

## *Körperliche Symptome*

*Lac caninum* hat eine besondere Beziehung zum Hals, zu den weiblichen Geschlechtsorganen sowie zum Nervensystem. Krankheiten wie Halsentzündungen, Diphtherie und rheumatische Beschwerden, gegen die das Mittel bereits durch die ersten homöopathischen Ärzte verordnet wurde, sind noch immer Indikationen dafür.

Sehr charakteristisch bei allen Schmerzen ist, dass sie die Seite wechseln können: Kopfschmerzen, die auf der rechten Seite beginnen, sich nach links verlagern und später wieder nach rechts wechseln oder Halsschmerzen, die von einer Seite zur anderen wandern, sind starke Hinweise auf *Lac caninum*.

Im Bereich der Nerven sind Überempfindlichkeiten sehr auffällig. Diese können zu Ruhelosigkeit, geistiger Überreizung und Erschöpfung führen, doch auch zu Überempfindlichkeit für Berührung. *Lac caninum*-Kinder ertragen es beispielsweise nicht, dass sich ihre Finger oder andere Gliedmaßen gegenseitig berühren. Die weiblichen Geschlechtsorgane sind ebenfalls sehr empfindlich für Berührung. Andererseits können *Lac caninum*-Kinder das Gefühl haben, dass sie die Erde nicht berühren, wenn sie gehen, oder das Bett nicht berühren, wenn sie darin liegen, was man eher als eine Art Gefühllosigkeit bezeichnen könnte. Schließlich kann auch die Haut verschiedenste Symptome wie Entzündungen und Geschwüre zeigen.

## *Ernährung*

Die Kinder haben häufig ein starkes Verlangen nach Milch und gewürzter Nahrung sowie nach Pfeffer, Zimt und Salz. Andere Getränke, selbst Wasser, werden nur widerwillig getrunken. Süßigkeiten mögen sie nicht so gern. Auffällig ist, dass *Lac caninum*-Kinder nach dem Essen noch genau so viel Hunger haben wie vorher, also kein Sättigungsgefühl eintritt.

# Das Lachesis-Kind

*Lachesis muta, Buschmeisterschlange*

*Tierisches Mittel (Fam. Crotalidae)*

## „Hör auf mich!“

### Herkunft

Im Dschungel des Amazonasgebietes wird der Name dieser Schlange mit Respekt ausgesprochen. Man nennt sie dort „Surukuku“ oder „der Buschmeister“ – und das nicht umsonst. Jede Schlange hat ihr bestimmtes Territorium. Kleine Schlangen haben meist ein kleines Territorium, doch große Schlangen wie die Surukuku besitzen ein großes. Alles und jeder, der dieses Gebiet betritt, wird als Eindringling betrachtet. Sie sind aggressiv und verteidigen ihr Revier, können aber auch leidenschaftlich im Liebesspiel sein! Das südamerikanische Temperament der Surukuku ist deutlich im Arzneimittelbild von *Lachesis* erkennbar.

Constantin Hering (ein deutscher Arzt und Forscher, der Begründer der Homöopathie in Amerika) hat 1828 die erste Arzneimittelprüfung mit dem Gift dieser riesigen Schlange (sie kann bis zu vier Meter lang werden!) durchgeführt.

Den Namen „*Lachesis*“ hat diese Schlange von Linnaeus erhalten, der sie nach einer der drei griechischen Schicksalsgöttinnen benannte, und zwar nach jener, die die Länge des Lebensfadens bemisst, das heißt über die Länge unseres Lebens entscheidet.

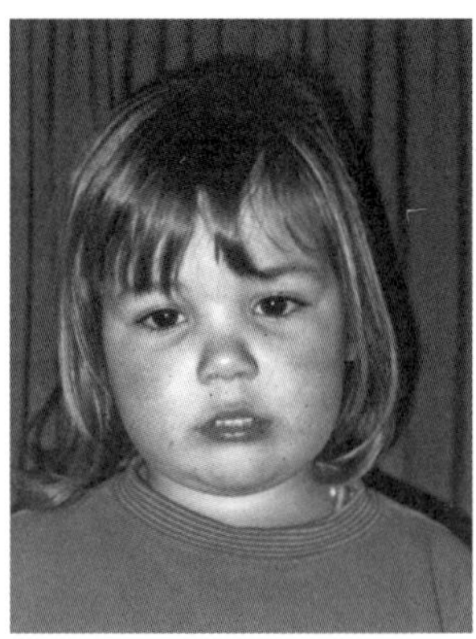

*Lach.*

### Leidenschaft

*Lachesis*-Kinder sind von Natur aus leidenschaftlich. Sie können überschwänglich fröhlich, warmherzig und liebevoll sein, doch auch explosiv, wütend, aggressiv und hasserfüllt. Sie haben ein intensives Gefühlsleben.

Solange sie ihre Emotionen äußern können, ist alles in Ordnung. Sie brauchen viel Aufmerksamkeit und Liebe und sind in ihrem Element, wenn sie dies von ihren Eltern ausreichend erhalten. Wir sehen dann warmherzige und mitfühlende Kinder. Wenn jemand ihr Herz erobert hat, gehen sie für diesen Menschen durchs Feuer. Allerdings muss man vorher ihr Vertrauen gewinnen. Bevor sie sich öffnen, müssen sie sich sicher sein, dass man es gut mit ihnen meint. Sie haben dafür ein besonderes Gespür und sind anderen gegenüber äußerst kritisch, was mit ihrem angeborenen Stolz zu tun hat. Die Schlangen werden nicht umsonst „Buschmeister“ genannt: Sie haben einen dominanten Charakter und möchten gern, dass alles so funktioniert, wie sie es sich wünschen. Schon von der Wiege aus können sie mit ihrem beinahe hypnotischen Blick ihre Umgebung regieren! Sie brauchen Raum um sich herum und werden nicht gern eingeengt. Symbolisch hierfür steht ihr Widerwille gegen zu enge Kleidung am Hals (Rollkragenpullover) und am Bauch.

## *Aufmerksamkeit*

Ein Bild, das wir bei allen Schlangenmitteln sehen, ist das Gefühl der Einsamkeit und vor allem das Gefühl, verlassen zu sein. Bei *Lachesis* ist das Thema sehr stark vorhanden. *Lachesis*-Kinder brauchen ständig die Bestätigung, dass sie geliebt, gesehen und vor allem, dass sie gehört werden! Sobald sie sprechen können, verlangen sie Aufmerksamkeit für ihre Geschichten. Wenn sie klein sind, quasseln sie unablässig. Auf diese Art bringen sie viele ihrer Emotionen zum Ausdruck. Sie machen sozusagen ihrem Herzen Luft!
Wenn sie allerdings zu wenig Beachtung bekommen – und das ist und bleibt eine subjektive Sache – dann können zwei Dinge geschehen: Entweder erzwingen sie Aufmerksamkeit – negative Aufmerksamkeit ist auch Aufmerksamkeit – oder sie ziehen sich in sich selbst zurück. Ein Mittel, das ein ähnliches Bild aufweist, ist das pflanzliche *Hyoscyamus*.
Eine Situation, in der dieser Charakterzug sehr stark zum Vorschein kommt, ist, wenn ein Geschwisterchen geboren wird. Die ganze Aufmerksamkeit konzentriert sich plötzlich auf das Neugeborene. *Lachesis*-Kinder fühlen sich dann oft benachteiligt und aus diesem Gefühl heraus kann sich eine Eifersucht entwickeln, die sich in

negativem Verhalten äußert, sowohl um die Aufmerksamkeit der Eltern zu erhalten, als auch, um sich am Bruder oder an der Schwester abzureagieren.
Eine Mutter vertraute mir an, dass sie sich große Sorgen um ihren 10-jährigen Sohn mache. Seit der Geburt seines jüngeren Bruders zog er sich immer mehr zurück. Wenn sein kleiner Bruder mit Freunden spielte, konnte er es nicht lassen, den anderen das Spiel zu verderben. Als er kurz darauf eine linksseitige Angina bekam – eine der typischen Beschwerden, die zu *Lachesis* gehört – bekam ich die Möglichkeit, eine Gabe *Lachesis* zu verordnen. Die Angina war innerhalb eines Tages geheilt, die Gefühle von Benachteiligung verschwanden und seine ursprüngliche Fröhlichkeit kehrte vollständig zurück.

## *Starker Intellekt*

*Lachesis*-Kinder haben meist eine starke Persönlichkeit und einen klaren Verstand. Durch ihre gut entwickelte Intuition verstehen sie Dinge sehr schnell und haben ein gutes Einfühlungsvermögen. In der Schule sowie in anderen Gemeinschaften mit Kindern werden sie leicht zum Anführer gewählt. Sie haben etwas Charismatisches und können überzeugend sprechen. Jungen werden sich dabei ihres Intellekts bedienen, während Mädchen auf ihre Gefühle vertrauen.
Ihren starken Intellekt verwenden sie auch, um ihre Gefühle zu beherrschen. Nach außen hin sind sie ruhige, beherrschte Kinder, während innerlich Orkane wüten! Für andere – auch für den homöopathischen Arzt – sind es schwer zu ergründende Kinder, und es ist nicht leicht, das *Lachesis*-Bild zu erkennen! Nur wenn erzählt wird, wie sich offene, Aufmerksamkeit fordernde Kinder in intellektuelle, beherrschte Kinder verwandelt haben, wird das Bild klar.

## *Großes, leicht verletzbares Herz*

Im Allgemeinen gilt für jeden Menschen, dass in der größten Verletzbarkeit die größte Stärke liegt. So warm und einfühlend sie auch sein können, so verletzbar sind *Lachesis*-Kinder bei Zurückweisung. Der bekannte Spruch: „Wenn Liebe umschlägt in Hass ...", trifft sicher auf diesen Kindertypus zu. Auch wenn sie sehr intellektuell erscheinen können, werden sie durch ihr Herz regiert. Das Herz des *Lachesis*-

Erwachsenen ist dann auch sein empfindlichstes Organ, wenn sie aus dem Gleichgewicht geraten! Sie hegen immensen Groll gegen denjenigen, der sie verlassen hat. Und dieses Gefühl wird leicht hervorgerufen. Es ist eher wie: „Wer nicht für mich ist, ist gegen mich." Eine goldene Mitte gibt es hier nicht. Eine Verletzung, in welcher Form auch immer, ein Streit oder - wenn sie etwas älter sind - eine unerwiderte Liebe, sitzt tief. Sie leiden dann sehr stark unter den Gefühlen von Einsamkeit, Eifersucht und Argwohn. Am liebsten fühlen sie die Wärme von anderen, doch sie sind auch bereit, selbst Zuneigung zu schenken. Liebe ist, was sie am liebsten fühlen!
*Lachesis* als homöopathisches Mittel kann helfen, diese Kraft wieder ins Leben zu rufen.

## *Körperliche Symptome*

Die meisten Beschwerden treten auf der linken Körperseite auf, der Seite des Gefühls. So leiden *Lachesis*-Kinder oft an linksseitigen Halsschmerzen. Der Hals ist eine der empfindlichsten Stellen ihres Körpers. Häufige Symptome sind das Gefühl eines Kloßes im Hals, erschwertes Schlucken oder linksseitige Mandelentzündungen. Sie ertragen keinen Kleiderdruck am Hals wie durch Rollkragenpullover, Krawatten oder Schals.
Sie sind fröstelig und ertragen meist auch Wärme nicht gut. In der Sonne bekommen sie Kopfschmerzen. Die schlechteste Jahreszeit ist für sie der Frühling. Frühjahrsmüdigkeit und Heuschnupfen sind die möglichen Symptome.
Im Allgemeinen sind es Abendmenschen, die sich nach dem Erwachen schlechter fühlen.
*Lachesis*-Kinder schlafen am liebsten auf der rechten Seite und können Beschwerden bekommen, wenn sie auf der linken Seite liegen.
Sie bekommen meistens schnell blaue Flecken und ein gerötetes Gesicht. Außerdem können sie an Migräne, Ohrentzündungen (links) und Asthma (vor allem beim Einschlafen und bei Zorn) leiden.

## *Ernährung*

Pasta und „Mixed Pickels" sind ihre absoluten Lieblingsgerichte, während sie Brot nicht mögen. Ältere Kinder können ein Verlangen nach Kaffee haben.

# Das Lithium metallicum-Kind

*Lithium (Li)*

*Mineralisches Mittel*

## „Das ewige Kind“

### *Herkunft*

Lithium ist das leichteste feste Element auf der Erde und kommt in verschiedenen Gesteinen wie Amblygonit, Spodumen, Lepidolite, Petalite und Triphylite vor. Der Name stammt vom Griechischen „lithos“, was Stein bedeutet. Aufgrund seiner hohen Energiedichte und seines leichten Gewichts wird Lithium in der Industrie beispielsweise für Batterien verwendet. Bei Leichtmetalllegierungen kommt es ebenfalls zum Einsatz. Als Heilmittel wurde Lithium ursprünglich bei Gicht verordnet. Durch Zufall entdeckte die allopathische Heilkunde dessen Wirksamkeit bei manisch-depressiven Störungen, wo es seitdem zu den wichtigsten Heilmitteln dafür zählt.
Was die Ordnungszahl betrifft, so kommt Lithium an dritter Stelle nach Wasserstoff (Hydrogenium) und Helium. Bei unserem Studium des Periodensystems, der Übersicht aller chemischen Elemente, haben wir entdeckt, dass eine bestimmte Beziehung zwischen der Entwicklung des Menschen und den Elementen besteht. *Hydrogenium* passt zum ungeborenen Menschen, Kindern, die noch zwischen höheren Sphären und der Erde schweben. *Helium* passt zum Fötus in der Gebärmutter, die Sicherheit und Wärme bietet. *Lithium* gehört zum ersten Lebensabschnitt, der Periode, in der das Kind Bekanntschaft mit seinen Eltern schließt.

### *Heulsusen*

Unter *Lithium*-Babys treffen wir häufig auf Heulsusen. Als kleine Neugeborene fühlen sie sich oft schon nicht wohl in ihrer Haut. Umgekehrt sind natürlich nicht alle Heulsusen automatisch *Lithium*-Babys, obwohl es wichtig ist, den Homöopathen über dieses Weinen zu informieren. Hilflosigkeit, Abhängigkeit und das Bedürfnis, umsorgt zu werden, sehen wir bei den etwas älteren *Lithium*-Kindern

ebenso wie unüberlegtes und impulsives Verhalten. Diese Kinder können sich einerseits durch den geringsten Anlass ängstigen, im nächsten Moment aber wieder völlig leichtsinnig sein, als ob sie keine Gefahr erkennen würden.
Ein Symptom, das ebenfalls auf *Lithium* hinweist, ist „Regression". Diese Bezeichnung wird oft verwendet, wenn Kinder auf einmal wieder einen Schritt in der Entwicklung zurückfallen. Dies kann sich zum Beispiel in Daumenlutschen und Bettnässen äußern, obwohl diese Phasen schon vorüber waren. Gewöhnlich verursacht ein tief greifendes Ereignis dieses regressive Verhalten.

## *Energisch und kindlich*

*Lithium*-Kinder benehmen sich in vielerlei Hinsicht noch wie kleine Kinder, auch wenn sie schon älter sind. Meistens sind es offene, spontane Kinder, die sehr fröhlich sein können. Sie besitzen oft eine überschäumende Energie und können sich sehr für eine Sache begeistern. Mit viel Fantasie und Kühnheit machen sie sich an die Arbeit. Es ist auch nicht verwunderlich, dass sie gut mit kleinen Kindern umgehen, da sie mit ihnen auch wieder das kleine Kind sein können, das sie noch in sich fühlen: impulsiv, sorglos und möglicherweise auch ohne Hemmung.
*Lithium*-Kinder lieben körperliche Anstrengung wie Laufen, Fahrrad fahren – Sport im Allgemeinen bekommt ihnen sehr gut. Bewegung erfrischt sie, wenn sie sich etwas deprimiert fühlen. Solange sie über ihre Energie verfügen und sich ihnen nicht allzu viele Hindernisse in den Weg stellen, können sie sehr viel verwirklichen. Wenn sie sich für etwas einsetzen, dann sind sie sehr beharrlich und lassen sich nicht ablenken; eine Eigenschaft, die im Allgemeinen sehr geschätzt wird. Und diese Anerkennung brauchen sie sehr. Doch auch Lithiumbatterien werden einmal leer ...

## *Der kleine Jan lacht, der kleine Jan weint*

Wenn etwas geschieht, wodurch ihre Lebensenergie gebremst wird, oder wenn ihr „Akku" einfach leer ist, kann die Stimmung dieser Kinder extrem umschlagen. Die zuerst so lebenslustigen *Lithium*-Kinder werden dann still, trübsinnig und in sich gekehrt. In ihrer guten Phase können sie der Welt unbefangen entgegen treten, doch darin liegt auch ihre Verletzbarkeit. Ihr inneres Kind hat sich nicht gegen die harte Realität gewappnet, wo zwar die Reinheit eines jungen Kindes möglicherweise geschätzt wird, doch gleichzeitig von älteren Kindern auch Verantwortung gefordert wird. Gerade mit dieser Forderung haben *Lithium*-Kinder Schwierigkeiten. Durch ihre Vergangenheit, durch einen Mangel an elterlicher Liebe und Aufmerksamkeit oder gerade durch übermäßiges Behütetwerden können sie dieser nicht gerecht werden. Wenn es nach ihnen ginge, würden sie immer Kind bleiben. Ihre Stimmung ist starken Schwankungen unterlegen, zum Beispiel monatelang himmelhoch jauchzend und dann monatelang zu Tode betrübt. Doch *Lithium*-Kinder können auch binnen einer Minute die Stimmung wechseln. Kleinigkeiten können sie völlig durcheinanderbringen – so leicht sind sie zu beeinflussen.

## Eigene kleine Welt

*Lithium*-Kinder können auch im späteren Lebensalter noch mit typischen Kinderängsten kämpfen, wie Angst im Dunkeln, Angst vorm Alleinsein, vor Fremden und dergleichen. Sie brauchen Unterstützung und fordern diese auch ein. Sie möchten von anderen versorgt werden und nicht auf eigenen Beinen stehen. Von diesem Gefühl aus ist zu verstehen, dass *Lithium*-Kinder in der Pubertät leicht von Zigaretten, Alkohol, Drogen oder vom Glücksspiel abhängig werden. Sie suchen Wärme und Schutz, und wenn sie dies nicht bekommen, ziehen sie sich in ihre eigene Welt zurück oder suchen eine andere Quelle der Befriedigung. Mit Erwachsenen haben sie oft Schwierigkeiten, es sei denn, diese ähneln ihren Eltern. Am liebsten suchen sie Kontakt zu Kindern, Tieren oder zur Natur im Allgemeinen. Dort fühlen sie sich zu Hause. In der erwachsenen Welt müssen sie Entscheidungen treffen und das fällt ihnen schwer.

## Körperliche Symptome

*Lithium*-Kinder fühlen sich „kleiner" (jünger) als sie sind. Im wahrsten Sinne des Wortes sind sie auch meistens kleiner als andere Kinder ihres Alters. Wachstumsstörungen in jungen Jahren sind ein Hinweis auf *Lithium*.

Durch innere Unruhe in Zeiten, in denen sie sich nicht wohlfühlen, kann es zu Schlafstörungen oder sogar zu völliger Schlaflosigkeit kommen. Außerdem können bei *Lithium*-Kindern Muskelzuckungen auftreten, sowohl im Gesicht als auch an Händen und Füßen. Angeborene Augenbeschwerden kommen bei diesen Kindern öfter vor. Die Schilddrüse (Über- und Unterfunktion) und der Darm (Verstopfung und Durchfall) sind ihre Schwachstellen. Auch Hautbeschwerden beobachten wir bei diesen Kindern oft: von Ekzemen über Herpes bis zur Psoriasis.

## *Ernährung*

*Lithium*-Kinder mögen gerne Schokolade, doch sie vertragen sie nicht immer.

# Das Lithium phosphoricum-Kind

*Lithiumphosphat*

*Mineralisches Mittel*

## „Impulsiv und wechselnde Freundschaften"

### *Herkunft*

Dieses Mittel wird aus einer Verbindung zwischen Lithium und Phosphor hergestellt. Es ist eines der neueren Heilmittel, die heutzutage aufgrund unserer Kenntnis des Periodensystems, der Übersicht aller chemischen Elemente, eingesetzt werden. *Lithium* und *Phosphorus* sind jeweils einzeln in diesem Buch beschrieben. Die Kombination der beiden chemischen Stoffe ist vor allem deshalb interessant, weil sie als eines der wichtigsten homöopathischen Mittel bei AD(H)S (= Aufmerksamkeitsdefizitsyndrom mit/ohne Hyperaktivität) gilt. *Lithium* passt zu Kindern, die sich unüberlegt in Sachen stürzen und durch ihre Unsicherheit sehr wechselhaft in ihrem Verhalten und ihrer Stimmung sind. *Phosphorus* passt zu Kindern, für die Kontakte, Freundschaften und Kommunikation sehr wichtig sind. Durch die Kombination entsteht das nachfolgend beschriebene Bild.

### *Impulsive Kontakte*

Die auffälligsten Symptome von *Lithium phosphoricum*-Kindern sind neben Offenheit und Direktheit das Verlangen nach Kontakt sowie die Flüchtigkeit und Impulsivität, mit der dieser Kontakt gesucht wird. Wenn sie jemanden nett finden, gehen sie ohne Scheu auf diesen zu und fragen beispielsweise: „Möchtest du meine Freundin werden?" In solchen Momenten würden sie alles tun, um eine Beziehung herzustellen. Die Art, wie sie die Dinge in Angriff nehmen, ist spontan und unkompliziert. Wie der andere dies empfindet, beschäftigt sie allerdings weniger, und nicht alle Kinder reagieren billigend auf eine solche Einladung. Aber sie machen einfach das, was ihnen gerade einfällt. Sie sind in ihren Beziehungen nicht besonders treu und haben häufig nur kurze Freundschaften. Kurz, nachdem sie jemanden kennengelernt haben, erweckt ein anderer

ihr Interesse. So wechseln *Lithium phosphoricum*-Kinder leicht ihre Freundschaften. Außerdem lieben sie das Reisen und begegnen gerne neuen Menschen. Alles ist intensiv, doch nicht alles geht in die Tiefe. Wenn sie fröhlich sind, dann sind sie sehr fröhlich, das Gleiche gilt auch für Kummer! Wenn sie einen Freund haben, fühlen sie sich bestens, doch die Sehnsucht ist groß, wenn sie jemanden vermissen.
Diese Art der Kontaktaufnahme passt zu sehr kleinen Kindern, doch wenn sie in solch „kindlichen" Verhaltensweisen stecken bleiben – und das ist für *Lithium phosphoricum*-Kinder bezeichnend – können daraus Probleme entstehen.

## Wechselhaft

*Lithium phosphoricum*-Kinder fühlen sich keineswegs selbstsicher. Das kann auf die Situation in ihrem Zuhause zurückzuführen sein oder durch bestimmte Ereignisse in ihrem Leben, zum Beispiel in der Schule, verursacht worden sein. Obwohl sie wissbegierig sind, fehlen ihnen oft das Selbstvertrauen und das innere Gleichgewicht. Andererseits sind sie unvorstellbar kontaktfreudig und suchen ständig nach Freunden. Dort suchen sie ihren Schutz. Sie wissen nur nicht genau, wie sie es anstellen sollen und neigen dazu, sich „mir nichts, dir nichts" in eine Freundschaft zu stürzen. Dieses unüberlegte und impulsive Verhalten kann jedoch völlig falsch verstanden werden. Statt die Anerkennung zu erhalten, nach der sie suchen, werden sie leicht abgewiesen. Diese Abweisung erschüttert sie völlig und ihre innere Unruhe wird dadurch nochmals verstärkt. Sie werden immer ruheloser und machen sich auf die Suche nach neuen Beziehungen und nach Anerkennung.
*Lithium phosphoricum* hilft ihnen dabei, mehr inneres Gleichgewicht zu erlangen, sodass sie in der Lage sind, auch stabilere Beziehungen zu knüpfen, und ein größeres Vertrauen in sich selbst und ihre intellektuellen Fähigkeiten zu entwickeln.

## AD(H)S (Aufmerksamkeitsdefizitsyndrom mit/ohne Hyperaktivität)

Wie schon erwähnt, scheint *Lithium phosphoricum* eines der wichtigsten homöopathischen Arzneimittel bei Hyperaktivität zu sein.

Weitere in Frage kommende Mittel sind *Tuberculinum*, *Medorrhinum*, *Saccharum* und *Belladonna*.
*Lithium phosphoricum* hilft dann, wenn das Gesamtbild des Kindes stimmig ist. Das Kind ist offen, neugierig und mitfühlend. Die Kontaktaufnahme erfolgt auf eine impulsive, kindliche Art. Wenn diese Symptome nicht vorhanden sind, kommt eher ein anderes Mittel in Frage.

## Körperliche Symptome

*Lithium phosphoricum*-Kinder können verschiedene körperliche Beschwerden haben, die auch bei *Lithium* oder *Phosphorus* auftreten. Das „Kind bleiben" von *Lithium* finden wir in Wachstumsverzögerungen wieder. Diese können übrigens auch mit einer mangelhaft arbeitenden Schilddrüse zusammenhängen. Neben der Verabreichung von *Lithium phosphoricum* kann eine Ergänzung mit Schilddrüsenhormonen notwendig sein.
Die Beschwerden sind meist rechtsseitig und verschlimmern sich durch Bewegung.
*Lithium phosphoricum*-Kinder reagieren oft überempfindlich auf Katzen, Gerüche und Wolle. Sie haben häufig eine erhöhte Blutungsneigung, die sich in leichtem Nasenbluten oder blauen Flecken äußert. Außerdem sind ihre Atemwege empfindlich: Bronchitis, Asthma und allerlei Infektionen können auftreten, die oft mit geschwollenen Drüsen einhergehen. Magen und Darm können ebenfalls sehr empfindlich sein. Es kommt vor allem nachts zu Übelkeit, Erbrechen und Durchfall, hervorgerufen unter anderem durch Schokolade und Obst.

## Ernährung

Genau wie *Phosphorus*-Kinder haben sie meist ein starkes Verlangen nach kalten Getränken und nach Fisch. Außerdem haben sie oft eine Vorliebe für gewürzte Speisen, Salz, Eis, Huhn und Schokolade. Gegen Salz und Fisch kann auch eine Abneigung bestehen. Wie oben erwähnt, vertragen sie Schokolade und Obst nicht immer gut.

# Das Lycopodium-Kind

*Lycopodium clavatum, Keulenbärlapp, Schlangenmoos*

*Pflanzliches Mittel (Fam. nat. Lycopodiaceae)*

## „Innerlich mächtig“

### *Herkunft*

Die Familie der Lycopodiaceae ist eine der ältesten auf der Erde und bildete vor Millionen Jahren ungeheure Pflanzen, die bis zu vierzig Meter hoch werden konnten und im Durchschnitt zwei Meter Durchmesser hatten. Vor allem aus diesen Pflanzen hat sich im Laufe der Zeit unsere Steinkohle gebildet. Der Bärlapp, aus dessen Sporen das Mittel *Lycopodium* hergestellt wird, ist hingegen ein moosartiges Kraut mit einem kriechenden Stängel und etwa 12 cm hohen Zweigen, aus denen sich Sporen tragende Ähren bilden.
Den großen Gegensatz zwischen der früher so mächtigen Pflanze und ihrer heutigen Form finden wir auch im Charakter der *Lycopodium*-Kinder wieder. Im Bild von *Lycopodium* kommt das Gefühl von verborgener Größe deutlich zum Ausdruck. Die Sporen dieser Pflanze werden in der Theater- und Pyrotechnik für Feuereffekte eingesetzt. Sie besitzen also viel Mut und Kraft!

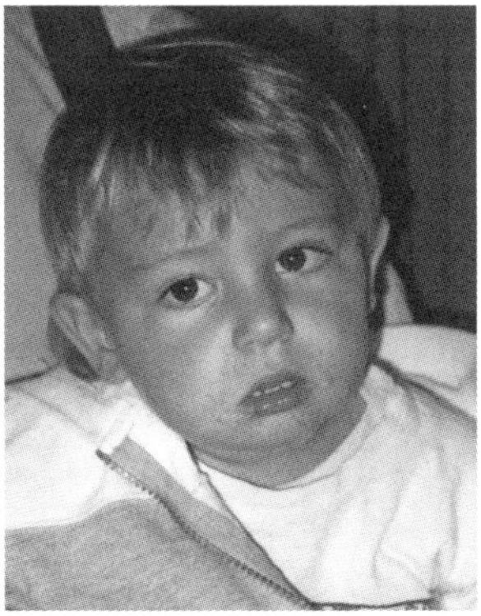

*Lyc.*

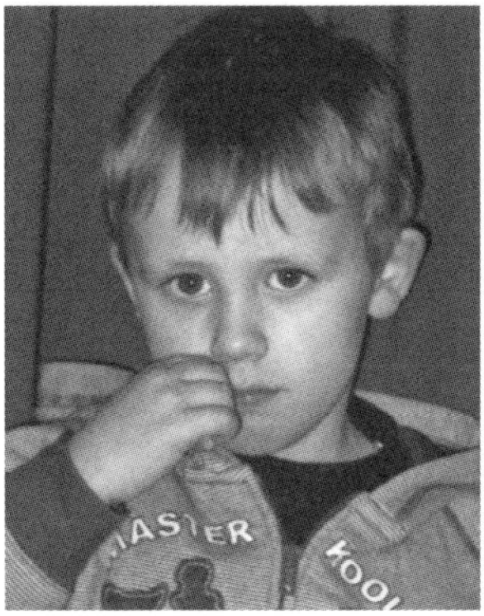

*Lyc.*

In Nordamerika, wo diese Pflanze auch wächst, wurde *Lycopodium* von den Schwarzfußindianern als blutstillendes, wundheilendes und schweißtreibendes Mittel verwendet. Die konventionelle Medizin des 18. Jahrhunderts benutzte *Lycopodium* als Füllmittel bei anderen heilkräftigen Stoffen. Man ging damals davon aus, dass diese Pflanze selbst keine heilende Wirkung besitzen würde. Diese Ansicht änderte sich, als der Bärlapp durch Hahnemann homöopathisch verrieben, verdünnt und verschüttelt wurde. Denn sobald er zum homöopathischen Arzneimittel aufbereitet wird, ist *Lycopodium* ein unübertroffenes Heilmittel, besonders in hohen Potenzen.

## *Empfindlich für Hierarchien*

Der Charakter von *Lycopodium*-Kindern ist ein bisschen mit dem eines Wolfes zu vergleichen. Der Volksname „Wolfsfuß“, der sich aus den griechischen Worten „lycos“ (Wolf) und „pos“ (Fuß) zusammensetzt, wurde sicher nicht zufällig gewählt. Innerhalb eines Rudels herrscht eine starke Hierarchie. Jeder Wolf versucht die Leiter emporzusteigen, doch er muss sich früher oder später einem Stärkeren unterwerfen. Das Muster finden wir auch bei *Lycopodium*-Kindern, die von klein auf versuchen, ihr eigenes Territorium zu vergrößern. Solange sie dabei keinen starken Widerstand erfahren, werden sie ihre Grenzen immer weiter ausdehnen. So kann es passieren, dass ein *Lycopodium*-Kind schon in jungen Jahren „der Chef“ der Familie ist. Wenn es innerhalb der Familie eine Person gibt, egal ob Vater, Mutter, Bruder oder Schwester, die charakterlich stärker ist, so werden sie diese als Führungsperson akzeptieren. Allerdings geben sie sich nicht so leicht geschlagen. Immer wieder fordern sie ihr Umfeld heraus, um auszutesten, wie weit sie gehen können. Tief im in ihrem Inneren wissen sie, dass sie mächtig und stark sind, doch sie müssen sich gezwungenermaßen fügen, wenn der andere noch mächtiger und stärker ist. *Lycopodium*-Kinder verlangen von ihren Eltern und Lehrern eine sorgfältige und klare Vorgehensweise. Am besten entwickeln sie sich in einer hierarchischen Atmosphäre, in der die Autorität auf wirklichen Fähigkeiten beruht.

## *Intellektuelle*

Viele *Lycopodium*-Kinder sind intellektuell ausgerichtet, was aber nicht bedeutet, dass sie nicht gut im Sport sind. Im Gegenteil! Alles, was sie tun, versuchen sie so gut wie möglich zu erledigen. Sie sind sehr ehrgeizig und möchten überall die Besten sein. Doch im intellektuellen Bereich fühlen sie sich am meisten zu Hause. Sie sind im Allgemeinen frühreif, obwohl sie nur etwas machen werden, wenn sie sicher sind, dass sie es können. Als Kleinkinder plappern sie nicht, sondern sprechen erst dann, wenn sie ganze Sätze formulieren können! Sie müssen natürlich schon die Anerkennung bekommen, die sie benötigen – und das ist sehr viel. Zu gegebener Zeit brauchen sie aber auch klare Erklärungen darüber, was erlaubt ist und was nicht geduldet wird.
Nach außen hin sind sie einfach im Umgang und sehr liebenswürdig. In der Schule zum Beispiel wird es der Lehrer nicht verstehen, wenn Sie ihm erzählen, wie schwierig Ihr Kind zu Hause ist. In der Schulklasse ist es immer eifrig und ein Vorbild für alle. Doch wenn der Fall eintritt, dass *Lycopodium*-Kinder sich in der Schule ebenfalls wie zu Hause fühlen, werden auch die Lehrer die andere Seite dieser starken Persönlichkeit kennenlernen. Vor allem in der Pubertät betrachten sie ihre Lehrer durch eine kritische Brille. Nur noch wenige Lehrer genügen ihren Ansprüchen, doch diese tragen sie dann auf Händen. Die Geringschätzung eines Lehrers, den sie missbilligen, kann unqualifiziert sein („Trottel"). Wenn sie etwas besser wissen als der Lehrer, werden sie mit ihrer Meinung nicht hinterm Berg halten.

## *Ehrgeizige Kinder*

Um *Lycopodium*-Kinder zu charakterisieren, wird gerne das Bild eines Bergsteigers herangezogen. Sie wollen aufsteigen, höher klettern, näher zum Gipfel. Das gilt vor allem für intellektuelle Leistungen und die soziale Rangordnung. Gleichzeitig möchten sie alles unter Kontrolle haben und es fällt ihnen schwer, anderen zu vertrauen. Solange sie die Situation beherrschen, ist alles in Ordnung. Wenn sie sich aber plötzlich neuen Herausforderungen gegenübersehen, mit denen sie nicht gerechnet haben, kann etwas schief gehen. Ihr Selbstvertrauen ist nämlich ein verletzbarer Punkt. Innerlich leben

sie immer im Zweifel, ob sie es wohl schaffen werden, nach dem Motto: „Wer hoch steigt, kann tief fallen.“ Sie wollen immer an die Spitze kommen, werden jedoch ängstlich, wenn sie sich umschauen und sehen, wie weit sie schon gekommen sind.
Ihre Art, diese Angst in den Griff zu bekommen, ist perfekte Vorbereitung. *Lycopodium*-Kinder versuchen sich stets abzusichern. Wenn sie eine Prüfung haben, werden sie alles lernen und glänzend bestehen. Wird aber über etwas eine Frage gestellt, das sie nicht gut beherrschen, dann können sie in Panik geraten. Dem möchten sie vorbeugen, koste es, was es wolle.

## *König in ihrem kleinen Reich*

Wenn *Lycopodium*-Kinder im Gleichgewicht sind, sind sie durchaus reizend und zuvorkommend. Sie erscheinen dabei offen und fügsam und wissen bei allem, was sie tun, sehr gut, was sie selbst wollen. Dennoch bleibt ein bestimmter Vorbehalt, da tief in ihrem Inneren ein Zweifel lauert.
In einer bekannten Umgebung wie zu Hause, unter Freunden oder in der Klasse sind sie „der Chef“ und fühlen sich besser als die anderen. Wenn sie merken, dass man zu ihnen aufsieht, wächst ihr Selbstvertrauen und kann in eine Art Überheblichkeit umschlagen. Kinder, die auf ihre Art ebenfalls Schwierigkeiten mit „Macht“ haben, werden es wahrscheinlich mit *Lycopodium*-Kindern in ihrer Umgebung schwer haben, da es nur einen König geben kann!

## *Fügsam oder prahlerisch*

Wenn *Lycopodium*-Kinder sich unwohlfühlen, können sie versuchen, das Gefühl der Unsicherheit auf zwei Arten zu verbergen. Entweder weichen sie jeder Verantwortung aus, wobei sie sich hilflos, verängstigt und fügsam geben und dem Stärkeren schmeicheln, oder sie übergehen ihre Unsicherheit bravourös durch Prahlerei und diktatorisches Verhalten. Wenn dafür Worte allein nicht genügen, dann können sie auch schimpfen, schlagen und treten. Natürlich löst keine der beiden Varianten das Problem. Die Lösung liegt wie immer in der Mitte.
Wenn sie in sich hineinhören und lernen, ihren Fähigkeiten zu vertrauen, können sie wieder aus eigener Kraft handeln. Es kann aller-

dings notwendig sein, dass sie zuerst ihre alten Wunden verarbeiten müssen, die zum Beispiel aufgrund zu hoher Anforderungen eines strengen Vaters entstanden sind. Hierbei bietet *Lycopodium* eine gute Unterstützung und hilft den Kindern wieder sie selbst zu sein.

## *Körperliche Symptome*

*Lycopodium*-Kinder sind oft ausgesprochene Morgenmuffel. Sie sollten nach dem Erwachen am besten in Ruhe gelassen werden, obwohl eine Gabe *Lycopodium* hier Wunder wirken kann. In der Zeit zwischen 16 und 20 Uhr fühlen sie sich ebenfalls nicht so wohl, besonders wenn sie krank sind.

Viele Beschwerden sind auf der rechten Körperseite bzw. betreffen rechtsseitige Organe. So ist die Leber eines der empfindlichsten Organe bei *Lycopodium*-Kindern. In der chinesischen Heilkunst deuten Leberbeschwerden auf nicht verarbeitete Wut hin, ein Problem, das bei *Lycopodium*-Kinder oft auftritt.

Ein weiteres empfindliches Organ ist der Darm. Genau so, wie sie sich aufgrund ihres Ohnmachtgefühls „aufblähen“, um größer zu erscheinen, so hat auch der Darm die Neigung, Luft fest zu halten, wodurch es zu einer Auftreibung des Abdomens kommt. Windabgang und Aufstoßen verschaffen ihnen Erleichterung. Bei der Stuhlentleerung ist auffällig, dass der Stuhl anfangs hart und schwierig abzusetzen ist, während der letzte Teil dünn und weich ist.

Bei kleinen Kindern kommt gelegentlich Grind (Kopfgneis, Seborrhoisches Ekzem, Seborrhoische Dermatitis) vor. Bei älteren Kindern sehen wir öfter Pickel, Schuppen sowie Warzen an den Händen.

In Ländern, in denen man die Homöopathie auch in Krankenhäusern anwendet, wie beispielsweise in Indien, ist *Lycopodium* eines der wichtigsten Mittel bei beginnender Lungenentzündung.

## *Ernährung*

Der Appetit kann bei *Lycopodium*-Kindern sehr wechselhaft sein - ein Mal Appetitlosigkeit, dann wieder Heißhunger. Am besten ist es für sie, regelmäßig kleine Mengen zu essen. Das Bedürfnis nach Süßem ist sehr groß, wobei Süßigkeiten jedoch die Blähungen verschlimmern können.

# Das Magnesium carbonicum-Kind

*Magnesiumcarbonat ($MgCO_3$)*

*Mineralisches Mittel*

## „Probleme mit der Vaterfigur“

### *Vaterfigur*

*Magnesium carbonicum*-Kinder haben dieselben Ängste wie alle anderen *Magnesium*-Kinder, wobei sich in ihrem Leben jedoch alles um die Vaterfigur dreht. Dies kann sich auf einen Streit mit dem Vater beziehen oder mit dem (drohenden) Verlust des Vaters zu tun haben.

Oft begegnet uns das Bild bei Kindern mit getrennt lebenden Eltern, vergleichbar mit dem *Magnesium muriaticum*-Bild. *Magnesium carbonicum*-Kinder reagieren im Allgemeinen auf die gleiche Art wie *Magnesium muriaticum*-Kinder, und zwar entweder mit Anpassung oder Aggression. Es kann auch beides abwechselnd auftreten.

Der Unterschied zwischen dem *Magnesium muriaticum*-Bild und dem *Magnesium carbonicum*-Bild ist, dass bei *Magnesium muriaticum* der Schutz, die Aufmerksamkeit und die Fürsorge (das Thema der Mutter) im Vordergrund stehen, während es bei *Magnesium carbonicum* um Anerkennung und Respekt (das Thema des Vaters) geht.

### *Selbstwert*

Vor allem die Vaterfigur (*Carbo*) hat entscheidenden Einfluss auf die Bildung unseres Selbstwertgefühls. Der ideale Vater bestätigt uns in unseren Taten und regt uns an, nach außen zu treten, um unseren eigenen Platz in der Welt einzunehmen.

*Magnesium* hat Bezug zu dem Zeitpunkt, an dem das Kind Kontakte zu anderen knüpft und seinen eigenen Platz einnimmt. Das Kind hat bereits ein gewisses Selbstbewusstsein, doch es muss nun lernen, wie man sich gegenüber anderen verhält, wie man Kontakte knüpft und wie man Beziehungen erhalten kann.

Bei *Magnesium carbonicum*-Kindern hat es ein Problem bei der Beziehungsbildung zur Vaterfigur gegeben. Daneben hat *Magnesium* etwas mit Aggression zu tun – das Mittel passt in die Phase, in der das Kind mit dem Ausbau seines eigenen „Territoriums“ beschäftigt ist. Es gibt also verschiedene Möglichkeiten, wie ein *Magnesium carbonicum*-Zustand entstehen kann.

## Aggression

Wenn ein Vater zu aggressiv ist, überschreitet er mit seiner Aggression die Grenzen seiner Kinder. Er respektiert deren Territorium nicht und zwingt sie so mit aller Macht zu einer Reaktion. Kinder sehnen sich selbstverständlich nach der Anerkennung ihres Vaters und werden in erster Linie versuchen, seinen Wünschen entgegenzukommen. Wie die Kinder reagieren, ist abhängig von ihrem eigenen Charakter, der Reaktion des Vaters darauf und von den Reaktionen der anderen Familienmitglieder. Probleme, die hieraus entstehen, können sehr komplex sein und sind psychologisch oft nur im Familienverband zu bewältigen (Systemtherapie). Bekannte Reaktionsmuster sind: sich anpassen; versuchen, Konflikte zu vermeiden; dafür sorgen, dass der Vater nicht böse wird; beschwichtigen. Oder auch gerade das Gegenteil: selbst aggressiv werden und Konflikte herausfordern, um den Respekt und die Anerkennung gleichsam abzutrotzen und die eigenen Grenzen aufzuzeigen. Das Bild der Aggression ist das bekannteste von *Magnesium carbonicum*: etwas „saure“, schwierige, aggressive Kinder, die überall Konflikte heraufbeschwören.

Ein Vater, der selbst so gut wie nie wütend wird, kann genau die gleichen Probleme hervorrufen. Die Kinder wissen dann nicht, wo sie stehen. Sie wollen Anerkennung und Respekt, doch ein zu schwacher Vater respektiert sich selbst auch nicht genügend und kann daher den Kindern nicht die notwendige Anerkennung vermitteln. Auch in diesem Fall können die Kinder aggressiv reagieren, um sich den Respekt zu erzwingen. Oder sie kopieren das Verhalten des Vaters, indem sie Konflikte vermeiden.

## Der Friedensstifter

Das Bild des „Friedensstifters“ ist mindestens genau so wichtig wie das des zu aggressiven Kindes. Es wird jedoch nicht so leicht erkannt, da das Verhalten dieser Kinder weniger Probleme für andere darstellt. Für das Kind selbst ist es allerdings sehr wichtig, dass es rechtzeitig erkannt und behandelt wird, denn die unterdrückte Aggression kann dem Kind sehr schaden, sowohl geistig als auch körperlich. Außerdem öffnet dieses Muster die Tür zum grenzüberschreitenden Verhalten anderer, da sie nie wütend werden. Wenn die Probleme nicht im Jugendalter bewältigt werden, begegnen wir diesem Muster später im Leben wieder, zum Beispiel in der Beziehung zum Partner oder im Arbeitsverhältnis.

Das Selbstwertgefühl beider Kindertypen ist zerstört. Sie vermissen meistens ein gesundes Selbstvertrauen und bekommen schnell den Eindruck, dass sie zu wenig geschätzt werden. Bei Eltern, die sich oft streiten, können diese Kinder sogar den Eindruck bekommen, dass der Streit um sie geht, dass die Eltern sich trennen wollen und sie dann im Stich lassen, weil sie doch nichts wert sind!

## *Waisenkinder*

James Tyler Kent, der einer der berühmtesten Homöopathen in den Vereinigten Staaten war, erwähnt *Magnesium carbonicum* als erstes Mittel bei Waisenkindern. Inzwischen haben wir entdeckt, dass es einige Mittel gibt, die vielleicht noch besser zur Problematik „Waisenkind" passen, nämlich *Glechoma hederacea* (Gundelrebe oder Gundermann) und *Oxalicum acidum* (Oxalsäure). Eine volkstümliche Bezeichnung für die Gundelrebe ist auch „Waisenkindchen"! *Oxalicum acidum* passt am besten bei Kindern, die adoptiert wurden.

Wenn die Aggression von der Vaterfigur ausgeht, müssen wir an *Magnesium carbonicum* denken. Auch in alten Waisenhäusern wurde oft mit harter Hand erzogen, wobei die strengen Lehrer die Rolle der gewalttätigen Väter übernommen haben. Die Kinder werden aufsässig und auch selbst aggressiv, oder sie unterdrücken ihre Wut. In beiden Fällen sehen wir ein typisches *Magnesium carbonicum*-Bild.

*Magnesium carbonicum* kann diesen Kindern helfen, alte Muster loszulassen, die Wut auf die Vaterfigur zu verarbeiten und das Selbstwertgefühl wieder herzustellen. In der Praxis sehen wir dann, dass aggressive Kinder ruhiger werden und angemessener mit ihrer Wut umgehen, während die „Friedensstifter" wieder etwas selbstsicherer werden, sich häufiger Konflikten stellen und lernen, ihre Grenzen abzustecken.

## *Körperliche Symptome*

Wie wir bei allen *Magnesium*-Verbindungen feststellen können, haben *Magnesium carbonicum*-Kinder oft mit Verdauungsbeschwerden zu tun (zum Beispiel Krämpfe, Verstopfung oder Durchfall, saurer Stuhl). Sie leiden außerdem häufig an Neuralgien, besonders am Kiefer.

# Das Magnesium muriaticum-Kind

*Magnesiumchlorid ($MgCl_2$)*

*Mineralisches Mittel*

## „Lass mich nicht im Stich!"

### Herkunft

Neben dem Metall Magnesium besteht *Magnesium muriaticum* auch aus Chlorid. Allmählich ist uns in der Homöopathie klar geworden, dass *Chlorid* Bezug zur Mutterfigur hat, die wiederum symbolisch für Fürsorge und Aufmerksamkeit steht. Diese Themen sind in verschiedenen Formen im *Magnesium muriaticum*-Bild wieder zu finden. Obwohl das Mittel zur Selbstmedikation ungeeignet ist, ist es doch so, dass nahezu alle Kinder (und Erwachsene), die die Trennung ihrer Eltern miterlebt haben, dieses Mittel benötigen, um den Kummer, die Wut und die Verlassenheitsangst zu bewältigen. Um dieses Mittel verordnet zu bekommen - das gilt im Übrigen für die meisten homöopathischen Mittel - ist es nicht immer notwendig, dem Typus zu entsprechen. Die Situation bzw. das Erlebte kann ausreichend sein, wenn die entsprechenden Emotionen klar vorhanden sind.

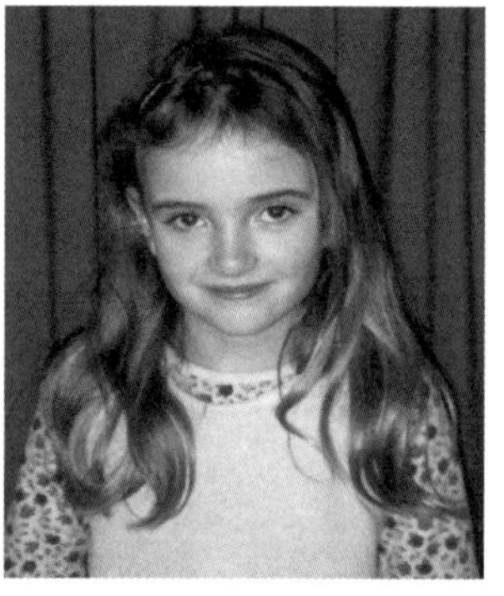

*Mag-m.*

### Verlust von Fürsorge und Aufmerksamkeit

Es ist fast ein Jahrhundert her, da schrieb schon der amerikanische homöopathische Arzt James Tyler Kent, dass *Magnesium muriaticum* ein Mittel für Waisenkinder ist. Heute wissen wir, dass es für jeden Menschen in Frage kommt, der in seiner Jugend eine Trennung oder den Verlust seiner Eltern erlebt und die Folgen noch nicht verarbeitet hat. Es geht dabei vor allem um den (drohenden) Verlust von Fürsorge, darum, umhegt und umsorgt zu sein. Diese Eigenschaften werden in unserer Gesellschaft vor allem der Mutter zugeschrieben.

*Magnesium muriaticum*-Kinder sind meist friedliebende Charaktere. Sie haben irgendwann eine Trennung oder einen Familienstreit miterlebt, wodurch sie Streit oder Gewalt mit großer Angst erfüllt. Sie haben oft unbewusst Angst, wieder jemanden zu verlieren. Sie ertragen dann keinerlei Streit in ihrer Umgebung und sind bekannt als „Friedensstifter". *Magnesium muriaticum* kann – neben einer guten psychologischen Betreuung – dabei helfen, das Trauma zu verarbeiten und wieder Vertrauen in Beziehungen zu gewinnen. Sie lernen, wütend sein zu dürfen, wenn es die Situation erfordert.

## Frieden oder Streit?

Um den drohenden Verlust abzuwenden, können die Kinder auf zwei Arten reagieren. Die eine Gruppe passt sich an und versucht alles, um den Frieden zu erhalten, eventuell sogar durch Unterdrückung ihrer Gefühle. Die andere Gruppe versucht, die gewünschte Beziehung mit Gewalt festzuhalten oder wieder herzustellen. Im ersten Fall werden *Magnesium muriaticum*-Kinder die typischen „Friedensstifter", Kinder die überall versuchen, den Streit zu schlichten und sich sehr unwohlfühlen, wenn ihnen das nicht gelingt. Auch sind sie meist sehr feinfühlig, was Unrecht betrifft. Die Kinder wiederum, die agieren, tun dies, um so Aufmerksamkeit zu bekommen und als Blitzableiter für den Streit in der Familie zu fungieren. Die Art und Weise, wie sie es tun, kann heftig sein, da die Wut bei *Magnesium muriaticum*-Kindern sehr groß ist.

## Körperliche Symptome

*Magnesium muriaticum* hat einen besonderen Bezug zur Leber. Es ist eines der Mittel bei Leberentzündungen, wenn keine spezifische Ursache gefunden werden kann. Schwere Nahrung, Fett und Milch vertragen sie daher auch schlecht. Sie bekommen davon leicht Durchfall, vor allem nach dem Genuss von Milch. Sie können auch an Kopfschmerzen infolge einer gestörten Leberfunktion leiden.
Sie erwachen oft müde, da sie der Schlaf nicht erfrischt. Erst im Laufe des Tages fühlen sie sich besser.

## Ernährung

Diese Kinder lieben Süßigkeiten und Gemüse. Milch, schwere und fette Nahrung vertragen sie schlecht.

# Das Magnesium phosphoricum-Kind

*Magnesiumphosphat ($MgHPO_4$)*

*Mineralisches Mittel*

## „Angst, den Kontakt zu verlieren"

### *Magnesium-Verbindungen*

*Magnesium muriaticum* hat Bezug zur Mutter-Kind-Beziehung, *Magnesium carbonicum* zur Vater-Kind-Beziehung und *Magnesium phosphoricum* zur Beziehung zu Geschwistern und Freunden.
Die allgemeinen *Magnesium*-Themen sind Aggression (zur Abgrenzung des eigenen Territoriums) oder auch genau das Gegenteil, nämlich die Neigung, Konflikten und Streit aus dem Weg zu gehen, sowie Verlustangst.

### *Sensibel*

Bei *Phosphorus* geht es um die sozialen Kontakte im Allgemeinen. Hinter dem starken Bedürfnis nach Kommunikation steckt die Angst vor dem Alleinsein. Ohne Beziehungen fühlen sie sich „allein auf einer einsamen Insel".
*Phosphorus* steht für Beziehungen zu Geschwistern und Freunden. Bei *Magnesium phosphoricum*-Kindern sehen wir daher Probleme in diesem Bereich.
Doch *Phosphorus* besitzt auch andere Eigenschaften, die beim Arzneimittelbild von *Phosphorus* nachzulesen sind. Es handelt sich meist um sensible, mitfühlende und einfühlsame Kinder, die spüren, was in ihren Mitmenschen vorgeht. Sie können schon mal wütend werden, doch es ist meist nur von kurzer Dauer und nicht tief greifend. Permanente Spannungen ertragen sie schlecht. *Magnesium phosphoricum*-Kinder sind noch sensibler, was Stimmungen und Streit betrifft.

### *Probleme mit dem Bruder oder der Schwester*

Bei kleinen Kindern kann ein *Magnesium phosphoricum*-Bild durch Probleme mit den Geschwistern hervorgerufen werden. Der Bruder

bzw. die Schwester ist streitsüchtig und beeinflusst durch sein/ihr aggressives Verhalten die Stimmung innerhalb der Familie negativ. Ein *Magnesium phosphoricum*-Kind wird darauf mit ruhigem Verhalten reagieren oder versuchen, den Streit zu beschwichtigen und die Spannung abzuleiten. Wird das *Magnesium phosphoricum*-Kind jedoch in den Streit miteinbezogen, kann es auch aggressives Verhalten zeigen.
Eine weitere Situation, in der ein *Magnesium phosphoricum*-Bild entstehen kann, ist eine Familie, in der viel Streit zwischen den Eltern herrscht. Das *Magnesium phosphoricum*-Kind hat Angst, dass sich die Eltern trennen, dass die Familie auseinanderbricht und es dadurch den Kontakt zu den Familienmitgliedern verlieren würde.

## Streit mit einem Freund

*Magnesium phosphoricum*-Kinder sind feinfühlig in Bezug auf Freundschaften. Sie haben das Bedürfnis Freunde zu haben und werden alles tun, um Freundschaften zu schließen und zu erhalten. Sie haben Angst davor, ihre Freunde zu verlieren und keine Beziehungen mehr zu haben. Wenn sie mit einem Freund eine Auseinandersetzung haben, können sie auf zwei Arten reagieren. Entweder versuchen sie die eigene Wut zu unterdrücken, um so den „lieben Frieden" aufrechtzuerhalten, oder sie verhalten sich wütend und aggressiv. Ein Konflikt mit einem Freund, der noch nicht ausgesprochen ist, kann ein *Magnesium phosphoricum*-Bild mit all seinen Beschwerden hervorrufen. Meistens wird dieses Bild nur dann klar, wenn auch körperliche Symptome auftreten.

## Körperliche Symptome

*Magnesium phosphoricum*-Kinder frösteln meistens und reagieren empfindlich auf Gewitter. Sie leiden außerdem an Neuralgien im Gesicht oder an Muskelkrämpfen, die an verschiedenen Stellen des Körpers auftreten können. Schreibkrämpfe oder Krämpfe in den Fingern bei Pianisten passen zu diesem Mittel. Die Schmerzen können brennend sein.
Bauchkrämpfe, bei denen das Kind durch Druck, eine Wärmflasche oder durch Beugung nach vorne Erleichterung erfährt, sind

charakteristisch für *Magnesium phosphoricum*. Dieselben Krämpfe können bei Mädchen während der Menstruation auftreten.

## *Ernährung*

*Magnesium phosphoricum*-Kinder lieben im Allgemeinen Fisch, kalte Getränke sowie würzige und salzige Speisen. Es kann aber auch eine Abneigung gegen Salz und Fisch bestehen.

# Das Manganum metallicum-Kind

*Mangan, schwarzes Magnesia (Mn)*

*Mineralisches Mittel*

## „Hilfsbereit im Hintergrund“

### *Herkunft*

Mangan wurde 1774 entdeckt. Sein Name wird, genau wie Magnesium, von der Gegend Magnesia in der griechischen Provinz Thessalien abgeleitet. Mangan ist nach Eisen das am häufigsten vorkommende Schwermetall der Erdkruste. Im Periodensystem, der Übersicht aller chemischen Elemente, steht es zwischen Chrom und Eisen (Ferrum).
Das Metall hat mehrere einzigartige Eigenschaften, die für die Wirkung des homöopathischen Mittels, das aus diesem Metall hergestellt wird, entscheidende Bedeutung haben. So ist es in der Lage, verschiedene Verbindungen einzugehen, wobei es eine wechselnde Anzahl von Elektronen aufweist. Die meisten Elemente haben eine feste Anzahl von Elektronen und manche - die Edelgase - gehen gar keine Verbindungen ein. Durch diese Eigenschaft kann Mangan auf viele Arten verwendet werden und besitzt eine vielfältige Farbskala, abhängig von den Stoffen, mit denen es sich verbindet.

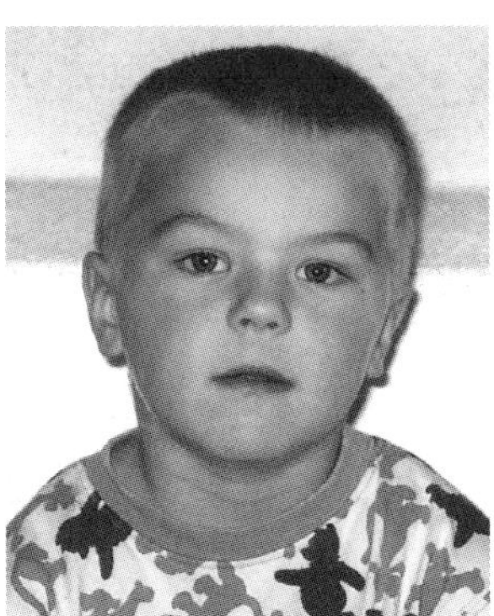

*Mang.*

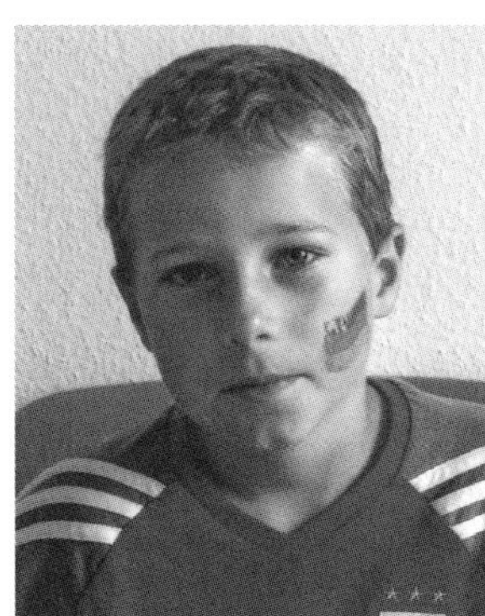

*Mang-p.*

Die Industrie macht von Mangan dankbar Gebrauch bei Stahllegierungen, die dadurch härter, biegsamer und weniger zerbrechlich werden sowie bessere Walzeigenschaften aufweisen. Viele Farben enthalten ebenfalls Mangan.
In unserem Körper spielt Mangan eine wichtige Rolle als Aktivator von Enzymen, Hormonen und Vitaminen sowie beim Aufbau des Bindegewebes und beim Knochenwachstum.
Zusammenfassend können wir sagen, dass Mangan zwar keine Hauptrolle spielt, doch unentbehrlich ist und im Hintergrund für einen reibungslosen Ablauf sorgt.

## *Gefällig*

*Manganum*-Kinder sind Kinder, die andere unterstützen und ihnen behilflich sein möchten. Es sind im Allgemeinen freundliche Kinder, die dazu neigen, sich selbst zugunsten anderer zurückzunehmen. Sie passen sich leicht an und ähneln in dieser Hinsicht *Carcinosinum*-Kindern. Selbst bei kleinen Kindern, die dieses Mittel benötigen, ist diese Eigenschaft schon sichtbar. Sie sind sehr feinfühlig und übernehmen die Sorgen ihrer Eltern. Sie bekommen gerne ein Kompliment, denn das ist die Belohnung, nach der sie sich sehnen. Hierin ähneln sie anderen Metallen: Sie suchen nach Anerkennung durch gute Leistung. Dies hat zwanghafte Züge. Sie müssen helfen, sonst fühlen sie sich unruhig. Nur dann, wenn ihnen versichert wird, dass sie es gut gemacht haben, kommen sie zur Ruhe. Diese Bestätigung brauchen sie.
Ein anderes Thema ist das Lernen. Sie lernen gern und lieben es, anderen Kindern etwas beizubringen. Kritik empfinden sie daher nicht notwendigerweise als negativ, solange sie aufbauend ist.

## *Körperliche Symptome*

*Manganum*-Kinder reagieren empfindlich auf feuchte Kälte. Eine der auffälligsten Beschwerden sind Ohrenschmerzen, die durch kalten Wind hervorgerufen werden. Wenn der Wind stärker als üblich weht oder wenn die Luft kälter wird, müssen sie ihre Ohren bedecken.
Andere Beschwerden, die wir bei *Manganum*-Kindern regelmäßig beobachten können, sind Diabetes mellitus (Zuckerkrankheit) und diverse neurologische Symptome wie beispielsweise das Gilles-de-la-

Tourette-Syndrom (eine neuropsychiatrische Erkrankung, die durch das Auftreten von Tics charakterisiert ist). Heiserkeit, Knorpelbeschwerden (Knorpelgewebe enthält Mangan), vor allem im Kniegelenk, sowie verschiedene Hautkrankheiten, darunter Psoriasis, kommen ebenfalls gehäuft vor.

## *Ernährung*

Genau wie *Ferrum*-Kinder lieben sie Tomaten oder haben eine starke Abneigung dagegen. Häufig bekommen ihnen Tomaten auch nicht! Auch kalte Speisen, wie beispielsweise Eis, vertragen sie schlecht.

# Das Medorrhinum-Kind

*Gonorrhö-Nosode*

## „Lieb, unruhig und manchmal wild"

### *Herkunft*

*Medorrhinum* ist ein tief greifendes und unentbehrliches Mittel. Vor allem bei Kindern wird es regelmäßig verordnet, auch schon bei Neugeborenen. Genau wie *Carcinosinum, Psorinum* und *Tuberculinum* zählt *Medorrhinum* zu den Nosoden. Das bedeutet, dass diese Mittel aus Krankheitserregern hergestellt werden. Schon vor mehr als einhundert Jahren wussten die Homöopathen, dass viele Erkrankungen auf die Krankheiten der Eltern oder deren Vorfahren zurückzuführen sind, und Generationen später noch immer Beschwerden verursachen können. Krankheiten, von denen man damals wusste, dass sie Beschwerden bei der Nachkommenschaft hervorrufen können, waren Tuberkulose, Gonorrhö, Syphilis, Krätze und Krebs. Da keines der bis dahin bekannten Heilmittel in der Lage war, diese Krankheiten zu heilen, beschlossen die homöopathischen Ärzte, homöopathische Mittel aus den Krankheitserregern selbst herzustellen. Das war möglich und ungefährlich, da bei der Zubereitung eines homöopathischen Mittels die Ausgangssubstanz so stark

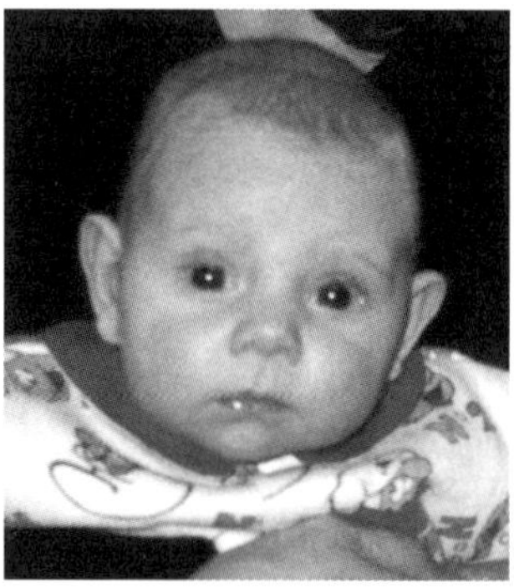

*Med.*

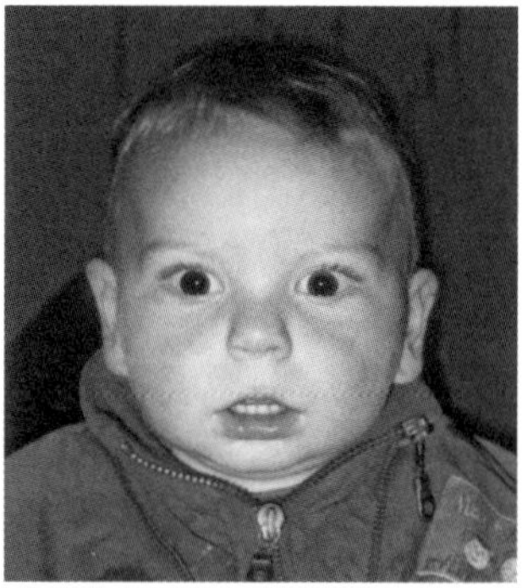

*Med.*

verdünnt wird, dass kein einziges Molekül des ursprünglichen Stoffes mehr vorhanden ist und daher in einer Nosode auch keine Krankheitskeime mehr existieren. Kürzlich wurde dies im Institut Pasteur in Frankreich erneut nachgewiesen. Selbst Viren und Prionen überleben das Herstellungsverfahren nicht. Das Arzneimittel enthält nur die Heilkraft ohne die schädliche Wirkung!
Gemäß dieser Vorgehensweise wird auch *Medorrhinum* aus Gonokokken hergestellt, den Bakterien, die die Gonorrhö (Tripper) verursachen.

## Seefahrende Vorfahren

Gonorrhö (Tripper) ist eine sexuell übertragbare Krankheit, die auch heute noch häufig vorkommt, doch in früheren Zeiten gab es richtige Epidemien. Durch die Seefahrt wurde diese Krankheit über die ganze Welt verbreitet und es gab fast keinen Seemann, der nicht infiziert war. *Medorrhinum* ist daher noch immer ein Mittel, das wir oft benötigen, um ein Kind völlig zu heilen.
Obwohl wir inzwischen ein gutes Bild der mentalen *Medorrhinum*-Symptome haben, geben die körperlichen Beschwerden die deutlichsten Hinweise. Kinder, die *Medorrhinum* benötigen, müssen nicht unbedingt zum Typus passen. Meist ist *Medorrhinum* eines der Mittel, das im Verlauf des Heilungsprozesses notwendig wird.

## Beschwerden von Geburt an

*Medorrhinum*-Kinder haben oft schon von Geburt an Beschwerden. Erkältungen bei Neugeborenen, manchmal Asthma (wobei sie Erleichterung finden, wenn sie die Knie-Ellbogen-Stellung einnehmen) und hartnäckige Windelausschläge sind die charakteristischen Symptome, die darauf hinweisen, dass ein Kind *Medorrhinum* braucht; vor allem dann, wenn alle drei Symptome gleichzeitig auftreten.
Die Symptome können sowohl milde als auch heftig sein. Dr. Arij Vrijlandt, der bis zu seinem Tod, im Jahr 1992, der Doyen der homöopathischen Ärzte in den Niederlanden war, wurde einmal in ein Krankenhaus zu Hilfe gebeten. Ein Neugeborenes zeigte eine ernsthafte Stoffwechselstörung, die tödlich enden würde. Dr. Vrijlandt konnte nur einen Hinweis finden: Der Säugling wollte nur in

der Knie-Ellbogen-Stellung liegen (wie ein betender Muslim). Aus diesem Grund verordnete er *Medorrhinum*, worauf sich der Zustand des Säuglings deutlich verbesserte.

## *Lieb und angespannt*

Typische *Medorrhinum*-Kinder sind liebe Kinder, haben viel Mitgefühl und sind verrückt nach Tieren. Sie lieben die Natur, die Pflanzen und Bäume und haben einen Sinn für das Schöne. Sie können sehr emotional reagieren und selbst bei etwas Lustigem oder Schönem zu weinen beginnen. In dieser Hinsicht ähneln sie *Phosphorus*-Kindern, wobei jedoch häufig eine Art Angespanntheit zu bemerken ist, die man an ihren Gesichtern ablesen kann – als ob sie etwas unterdrücken oder sich beherrschen müssten, um freundlich zu wirken (zum Beispiel durch ein forciertes Lächeln).

## *Unruhe und Stimmungswechsel*

Ihre Stimmung kann plötzlich umschlagen. So können sie zum Beispiel die Katze, die sie vorher noch liebevoll gestreichelt haben, im nächsten Moment plötzlich zu hart in den Schwanz kneifen. Sie fühlen eine innere Unruhe, die ältere Kinder beschreiben, als ob in ihnen ein Motor laufen würde, den sie nicht abstellen können. Wenn sie für diese Unruhe kein Ventil finden, können sie hyperaktiv werden.

Sind sie mit etwas beschäftigt, so sind sie dabei immer getrieben und haben es eilig. Alles ist nur dann gut, wenn es fertig ist. Sie können es nicht leiden, zu spät zu kommen. Es ist, als ob der Teufel hinter ihnen her wäre!

## *Angst vor dem Unbekannten*

Alles, was noch vor ihnen liegt, löst bei ihnen ein Unruhegefühl, ein bisschen Angst aus. Wie wird es gehen? Was könnte alles passieren? Sie machen sich immer Sorgen, dass etwas schiefgehen könnte. Doch wenn man sie nach dem Warum fragt, können sie darauf keine Antwort geben. Es ist einfach ein inneres Gefühl; es gibt keinen bestimmten Grund.

Bei kleinen Kindern erkennen wir das Mittelbild unter anderem an ihrer Angst im Dunkeln, an ihrer verstopften Nase und ihrem Verlangen nach Eis. Außerdem laufen sie aufgrund ihrer verstopften

Nase häufig mit geöffnetem Mund umher. Sie kauen gerne an ihren Fingernägeln, ja sogar an ihren Zehennägeln! Wenn das Mittel angezeigt ist, verschwindet die innere Unruhe und die Kinder kommen wieder ins Gleichgewicht.

## Körperliche Symptome

Zufall oder nicht, doch *Medorrhinum*-Kinder fühlen sich am Meer wohler und viele ihrer Beschwerden können dort auch verschwinden. Asthma, das sich durch Meeresluft bessert, spricht für *Medorrhinum*. Auffällig ist, dass das feuchte Wetter ihre Beschwerden häufig lindert, obwohl kalte Feuchtigkeit wiederum die Ursache vieler Beschwerden sein kann.

*Medorrhinum*-Kinder sind echte Nachtschwärmer. Sie können nachts aufwachen und zu spielen beginnen, da sie das Gefühl haben, dass der neue Tag schon angebrochen sei.

Bei vielen *Medorrhinum*-Kindern treten Allergien und Entzündungen auf. Die Atemwege sind oft sehr empfindlich, ebenso wie die Schleimhäute des Nasen-Rachen-Raumes. Es kommt häufig zu Nasennebenhöhlenentzündungen. Der Schleim sitzt fest, in den Ohren kann es zu vorübergehender Taubheit kommen und die verstopfte Nase führt zu einem verminderten Geruchs- und Geschmackssinn.

Probleme der Harnwege bei Kindern sind ebenfalls ein Hinweis auf *Medorrhinum*. Während einer Blasenentzündung kann der Urin beißend sein. Die Kinder leiden häufig an Verstopfung. Es kommt regelmäßig zu Augenentzündungen, vor allem bei Neugeborenen.

Weitere wichtige Symptome bei Kindern sind Nägelbeißen, ein verzögertes Wachstum und ein wachsartiges, bleiches Gesicht.

*Medorrhinum* kann eine Störung beseitigen, an der manchmal eine Familie schon seit Generationen leidet, und in vielen Fällen die Gesundheit wieder völlig herstellen.

## Ernährung

*Medorrhinum*-Kinder sind gierig nach Apfelsinen, grünen Äpfeln und saftigem Obst. Sie können ein Verlangen nach Zitronen, rohen Zwiebeln, Süßem, Salzigem, Fett und Eis haben. Auch hier sehen wir wieder die Extreme: von sehr gesund bis ungesund.

Oft besteht eine Abneigung gegen schleimige Nahrung.

# Medorrhinum in der Praxis

## *Jost und seine Furunkel*

Der Grund, warum Jost mit seiner Mutter kam, waren seine Furunkel. Er war damals zwölf Jahre alt und litt schon seit vier Jahren an Furunkeln. Sie konnten an verschiedenen Stellen seines Körpers auftreten, waren schmerzhaft und wurden von geschwollenen Drüsen begleitet. Überdies hatte man ihm die Diagnose COPD (chronisch obstruktive Lungenerkrankung) gestellt. Er hatte regelmäßig Grind an Mund und Kinn und litt an häufigen Ohrenentzündungen. Jost hatte auch Beschwerden beim Einschlafen. Als er etwas jünger war, spielte er oft nachts. Wenn er schlief, nahm er die charakteristische Knie-Ellbogen-Lage ein.

Seine Mutter erzählte, dass er immer aktiv und fröhlich sei, dass es ihm jedoch schwerfalle, etwas in Ruhe zu tun. Wenn er krank war, wurde er querköpfig und neigte dazu, gegen etwas zu treten und Streit zu suchen. Seine Konzentration lies nach und er wurde vergesslich.

Während des Zuhörens wurde die Entscheidung für *Medorrhinum* immer deutlicher. Als seine Mutter dann bestätigte, dass Jost sich meistens erholte, wenn sie am Meer waren, verordnete ich ihm eine Gabe *Medorrhinum*.

Nach sechs Wochen waren die Furunkel verschwunden, er hatte weniger Beschwerden durch Atemnot und war lebendiger. Im Laufe der Zeit wurde Jost immer ruhiger und schlief besser ein. Er bekam weiterhin ca. alle sechs Wochen eine Gabe *Medorrhinum* C1000. Nach einem dreiviertel Jahr hatte sich sein Zustand so deutlich verbessert, dass wir beschlossen, uns nur noch zu sehen, wenn sich sein Befinden verschlechtern würde.

## *Jochen: Ekzem und Husten*

Jochen kam zum ersten Mal, als er zwei Jahre alt war. Er hatte viele Probleme mit wunder Haut, Ekzemen und Juckreiz. Als er noch kleiner war, hatte er regelmäßig einen Windelausschlag gehabt. Nachts hustete er ständig. Er konnte endlos „bellen" mit manchmal pfeifender Atmung, vor allem, wenn das Wetter kalt und feucht war.

Während des ersten Lebensjahres hatte er nahezu jede Nacht geweint. Auch Jochen schlief in der Knie-Ellbogen-Lage.
Er war ein munteres und spitzbübisches Kerlchen. Wenn er die Möglichkeit hatte, kletterte er überall hinauf. Er war neugierig, hatte allerdings ein schlechtes Konzentrationsvermögen und konnte unglaublich aufbrausend sein, besonders, wenn er festgehalten wurde. Auffällig war seine Liebe zu Tieren.
Die ganze Geschichte, die Beschwerden und auch der Charakter deuteten auf *Medorrhinum* hin. Ich gab ihm ein paar Mal eine Gabe *Medorrhinum*. Seine Beschwerden besserten sich rasch und er wurde ruhiger. Als ich ihn zwei Jahre später wieder sah, hatte er keine Beschwerden mehr.

# Das Mercurius-Kind

*Quecksilber (Hydrargyrum, Hg)*

*Mineralisches Mittel*

## „Wer nicht für mich ist, der ist gegen mich"

### *Herkunft*

Mercurius (nach dem römischen Handelsgott Merkur und dem gleichnamigen Planeten benannt) wird aufgrund seiner Farbe und seiner Form „Quecksilber" genannt. Zu Hahnemanns Zeiten (in der zweiten Hälfte des 18. Jahrhunderts und der ersten Hälfte des 19. Jahrhunderts) wurde Quecksilber häufig in der Schulmedizin angewendet, unter anderem bei der Behandlung der Syphilis. Hahnemann, der nicht nur Arzt, sondern auch ein großer Chemiker war, entschloss sich, eine Verbindung zu suchen, die weniger schädlich war, da die Folgen nach der Verabreichung von Quecksilber häufig schlimmer waren als die Krankheiten, gegen die es verordnet worden war. Seine Erfindung, das *Mercurius solubilis Hahnemanni*, wurde innerhalb kurzer Zeit von den Schulmedizinern übernommen. Als er die Homöopathie entdeckte, suchte er nach der reinsten Form von *Mercurius*, einer Form, die so wenig Verunreinigungen wie möglich durch andere Elemente aufwies. Diese „pure" Form von *Mercurius* nannte er *Mercurius vivus* (der offizielle Name war damals „Hydrargyrum purum"), „lebendiges Quecksilber" wegen seines flüssigen, beweglichen Charakters bei Zimmertemperatur.

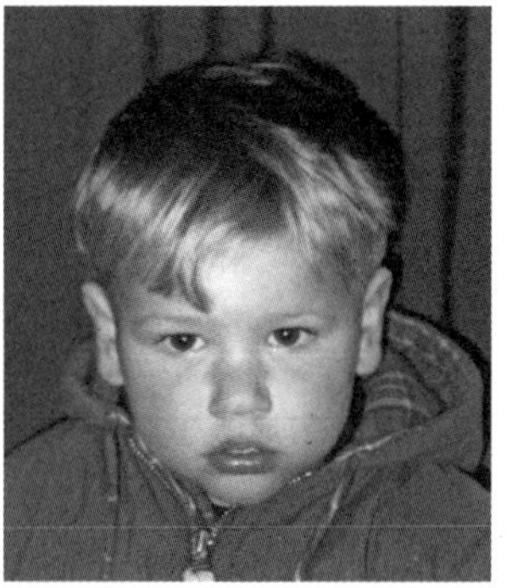

*Merc.*

### *Lebendes Thermometer*

In der Homöopathie werden *Mercurius*-Menschen als „lebende Thermometer" bezeichnet, da sie auf Temperaturschwankungen genau

so empfindlich reagieren wie ein Thermometer. Es ist kein Zufall, dass Quecksilber aufgrund seiner schnellen Reaktion auf Temperaturunterschiede bei Thermometern eingesetzt wird. Bei Wärme dehnt es sich aus und bei Kälte zieht es sich wieder zusammen. Kinder, die *Mercurius* benötigen, ertragen sowohl Kälte als auch Wärme schlecht.
Wenn ein Thermometer bricht und das Quecksilber herausfließt, dann bildet es sofort kleine Tröpfchen. Obwohl es flüssig ist, macht es nichts nass und haftet nirgends an. Es scheint sehr sanft zu sein, doch in ihm stecken immense innere Kräfte. So kann es unter anderem Gold vollständig auflösen!
Quecksilber ist das wichtigste Element in Amalgam, der Metalllegierung, die noch immer für Zahnfüllungen in Verwendung ist. Außerdem wird es auch zur Herstellung von Sprengsätzen eingesetzt! Viele dieser Eigenschaften finden wir im Arzneimittelbild von *Mercurius* wieder.

## *Ein starker Wille und eine eigene Meinung*

*Mercurius*-Kinder zählen ebenso wie *Aurum*-Kinder zu den Führungspersönlichkeiten. Schon bereits sehr früh zeigt sich ihr starker Wille. Sie akzeptieren es nur schwer, wenn etwas nicht so läuft, wie sie es sich vorstellen. Sie können sehr freundlich und gefügig sein, allerdings erwarten sie von ihren Eltern und Erziehern eine konsequente Vorgehensweise. *Mercurius*-Kinder besitzen nämlich eine ausgesprochen feste Meinung darüber, was sich gehört und was nicht. Hat sich einmal ein bestimmtes Muster in der Erziehung festgesetzt, ist dieses nur sehr schwer zu ändern. Sie sind also sehr fixiert und denken in Schwarz-Weiß-Kategorien. Die positive Seite daran ist, dass sie wissen, wo sie stehen, und dass sie einmal akzeptierte Regeln nicht so leicht überschreiten. Wenn jedoch etwas vereinbart wurde, das dann nicht eingehalten wird, ist es sehr schwer, ihnen das klarzumachen. Eine Abmachung ist eine Abmachung! Es ist eine Kunst, diesen Kindern, die gerne alle Fäden in der Hand halten, das Gefühl zu vermitteln, dass sie selbst entscheiden können. Das bedeutet in der Praxis, dass Abweichungen von der Norm erklärt werden müssen, damit sie verstehen, warum es dieses Mal anders ist. Das Kind einfach zu zwingen, kann sich bei *Mercurius*-Kindern gegenteilig auswirken, da sie dann aufsässig werden.

## *Recht und Unrecht*

*Mercurius*-Kinder haben ihre eigene klare Vorstellungen davon, was gut und was schlecht ist. Auch hierbei ist die Erziehung von großer Bedeutung. Wenn sie eine Erziehung mit klaren Regeln und Normen erfahren, werden sie diese ihr ganzes Leben begleiten. Wenn zu Hause keine klaren Regeln existieren, machen sie sich ihre eigenen und halten an diesen fest. Sie sind sehr empfindlich, was Gerechtigkeit betrifft, doch auch hier gilt, dass sie zur Beurteilung einer Situation ihre eigenen Normen und Werte heranziehen. Es verhält sich also anders als bei *Staphisagria*-Kindern, die im Allgemeinen sensibel darauf reagieren, wie Menschen miteinander umgehen und fühlen können, ob dies respektvoll geschieht. Gerechtigkeit könnte bei *Mercurius*-Kindern zum Beispiel bedeuten, dass sie wütend werden, wenn jemand auf dem Fußweg radelt, auch wenn dadurch niemand gefährdet wird. Genau wie *Cuprum*-Kinder sind sie sehr gute „Polizisten", die sogar noch mehr Autorität ausstrahlen, wenn es ihnen gut geht. Doch sie finden es auch nicht in Ordnung, wenn sie selbst – in ihren Augen – nicht gut behandelt werden, zum Beispiel durch die Lehrerin oder den Lehrer.

## *Wut und innere Unruhe*

Sie können sehr wütend werden, wenn die Dinge nicht so laufen, wie sie es möchten, wenn ihnen Steine in den Weg gelegt werden oder wenn sie sich durch jemanden benachteiligt fühlen. Dabei kann es sich um eine Sache handeln, die in den Augen anderer völlig unwichtig ist. Am besten ist es, wenn sie eine Möglichkeit haben, sich abzureagieren. Für sie kann eine ungerechtfertigte Strafe das Schlimmste sein! Wenn sie ihre Wut nicht loswerden, werden sie nervös und unruhig, zittern (vor Wut) und bekommen eine bebende Stimme. Früher oder später kommt der Ausbruch, oder sie werden körperlich krank.

## *Alle sind gegen mich!*

*Mercurius*-Kinder haben gerne alles unter Kontrolle. Wenn kleinen *Mercurius*-Kindern etwas ins Auge fällt, das ihr Interesse weckt, möchten sie es gleich anfassen. Sie wollen alles in ihrer „eigenen Hand" haben. Daher können sie leicht mit Autoritäten in Konflikt geraten. Solange die Autoritäten ihrem eigenen Bild entsprechen, gibt es kein Problem, doch wenn sie davon abweichen, dann sind sie bei den *Mercurius*-Kindern an der falschen Adresse. Diese reagieren dann rebellisch und versuchen die „Ungerechtigkeit" zu bekämpfen. In dieser Phase sehen sie in jedem einen potenziellen Feind, nach dem Motto: „Wer nicht für mich ist, ist gegen mich." Es ist nicht leicht, mit *Mercurius*-Kindern in dieser Situation umzugehen, da jedes Wort falsch aufgefasst werden kann.

Solange es ihnen gelingt, für ihre Sache zu kämpfen, sind sie stark, doch wenn sie das Gefühl bekommen, dass sie ohnmächtig sind, zweifeln sie an sich selbst und ihre Kraft schlägt in Schwäche um. Anstelle der starken Persönlichkeiten, die sie im Grunde sind, sehen wir dann nervöse, stotternde, schwache Kinder, die zu wenig Selbstvertrauen haben.

Es erfordert großen Einsatz und Einfühlungsvermögen der Eltern, um das richtige Gleichgewicht zwischen Freiheit und Grenzen für sie zu finden, doch es lohnt sich. Wenn sie wissen, wo sie stehen und eine gewisse Handlungsfreiheit bekommen, werden sie sich zu willensstarken Menschen mit enormen Kräften entwickeln. Es sind die zukünftigen Führungspersönlichkeiten.

## *Körperliche Symptome*

*Mercurius* hat, neben der Empfindlichkeit gegenüber Wärme und Kälte, einige charakteristische Symptome. Eines davon ist reichlicher Speichelfluss, vor allem nachts, der von einem metallischen Geschmack begleitet sein kann. Es können Aphthen im Mund, diverse Probleme mit Zähnen und reichliches Schwitzen Tag und Nacht auftreten, wobei das Schwitzen keine Erleichterung bringt. Bei Hals- und Mundproblemen schwillt die Zunge an, sodass die Zahnabdrücke sichtbar werden. Bei *Mercurius*-Kindern ist der HNO-Bereich (Hals-Nasen-Ohren) sehr empfindlich. Hals- und Ohrenentzündungen kommen häufig vor, manchmal mit Eiter- und Blutabsonderungen. Überdies sehen wir oft Muskelzuckungen, Stottern oder eine bebende Stimme.

Der Darm ist ebenfalls ein empfindliches Organ bei *Mercurius*-Kindern. Es kann zu Durchfall mit Darmkrämpfen kommen oder auch zu Krankheiten wie Colitis ulcerosa (chronische Entzündung

des Dickdarms) oder Morbus Crohn (chronische Entzündung des Magen-Darm-Trakts).
Nachts verschlimmern sich viele Beschwerden.

## *Ernährung*

Auffällig ist, dass sie entweder ein starkes Verlangen nach Butter (auch -brot) haben oder eine Abneigung dagegen. Sie lieben Süßes und kalte Getränke und haben oft einen Widerwillen gegen Fleisch.

# Das Natrium carbonicum-Kind

*Natriumcarbonat, kohlensaures Natron ($Na_2CO_3$)*

*Mineralisches Mittel*

## „Vorsichtig mit Beziehungen“

### *Herkunft*

Das Mittel *Natrium carbonicum* wird aus Natriumcarbonat hergestellt. Hahnemann beschreibt in seiner „Reinen Arzneimittellehre“, wie dieses Mittel genau hergestellt wird. Dieses Salz besteht aus den zwei Elementen Natrium und Carbo (Kohlenstoff). Durch unser Wissen über diese zwei chemischen Elemente haben wir ein tieferes Verständnis vom Arzneimittelbild von *Natrium carbonicum* bekommen.

*Natrium* passt zu dem Lebensabschnitt, in dem ein Kind beginnt, zu anderen Beziehungen zu knüpfen. Die erste Beziehung ist selbstverständlich die zur Mutter. Daher ist *Natrium muriaticum* eines der meist verordneten Mittel. Die nächste Beziehung - wenn die Entwicklung normal verläuft - ist die zur Vaterfigur. Hier passt das Mittel *Natrium carbonicum*.

*Carbo* (Kohlenstoff) steht symbolisch für die Vaterfigur und daher für alles, was der Vater symbolisiert, vor allem für den Begriff „Selbstwert“. Siehe hierfür auch das Mittelbild von *Graphites*.

### *Sanft und zurückhaltend*

*Natrium carbonicum*-Kinder sind sensible Kinder, die etwas schüchtern erscheinen. Sie sind sehr empfindlich gegenüber Stimmungen wie *Phosphorus*-Kinder, doch weniger offen als diese. In Beziehungen sind sie sehr vorsichtig. Da sie sehr verletzlich sind, öffnen sie sich nicht leicht. Meistens kann man für diese Zurückhaltung eine Ursache in ihrem Leben finden, denn im Grunde sind sie spontan und kontaktfreudig. Irgendwann haben sie gemerkt, dass nicht jeder das gleiche Feingefühl hat wie sie, und das hat sie erschreckt. Sie reagieren vor allem empfindlich darauf, wie Menschen mit ihnen umgehen, bzw. ob diese sie so respektieren, wie sie sind. Wenn ihre

Eltern oder andere Kinder sie verletzen, ziehen sie sich eher zurück. Sie sind keine Kämpfer und sie haben sehr wenig Aggression in sich. Sie beherrschen die Kunst, äußerlich milde und gefügig zu erscheinen, während sie innerlich sehr traurig sein können und sich auch einsam fühlen.

## *Probleme mit der Vaterfigur*

Wie schon erwähnt, gibt es vorwiegend ein Problem mit der Vaterfigur in ihrem Leben. Es kann sich dabei um den Vater selbst handeln, aber auch um einen Lehrer oder den Trainer im Sportklub.
Die tiefste Verletzung eines *Natrium carbonicum*-Kindes ist die Ablehnung durch den Vater. Jedes Kind hat das Bedürfnis nach einer guten Beziehung zum Vater. Wenn der Vater das Kind jedoch nicht akzeptiert, wird sich das *Natrium carbonicum*-Kind verschließen. Auf die Art versuchen diese Kinder, ihren Selbstwert zu schützen und zu vermeiden, dass sie erneut verletzt werden. Das gleiche Muster kann auch entstehen, wenn der Vater aus anderen Gründen abwesend ist, zum Beispiel durch Trennung oder Tod. Innerlich fühlen sich diese Kinder abgelehnt. Da sie diese Ereignisse nicht relativieren können, beziehen sie sie auf sich selbst und erfahren diesen Verlust wie die Abwertung ihrer Person. „Er ist weggegangen, weil er mich wertlos findet."
Tief im Inneren wissen sie zwar, dass es anders ist, dass sie ganz bestimmt wertvoll sind, doch sie werden alles tun, um zu verhindern, dass sie nochmals so verletzt werden. Sie schützen ihre Würde, indem sie sich zurückziehen.

## *Besonderes Gespür*

*Natrium carbonicum*-Kinder verfügen über ein besonderes Gespür, was die Stimmung und die Ausstrahlung anderer Menschen betrifft. Ohne mit ihm gesprochen zu haben, wissen sie meist sehr genau, was für ein Mensch der andere ist. Sie empfinden sofort Sympathie oder Abneigung, und diese Gefühle täuschen sie selten. Wenn sie jemanden nicht mögen, werden sie es sich nicht anmerken lassen. Sie können diesen Personen gegenüber sehr freundlich sein, doch innerlich fühlen sie eine Abneigung und diese kann sich auch in verschiedenen körperlichen Reaktionen äußern.

Ihre Feinfühligkeit bereitet ihnen oft Beschwerden bei Luftdruckveränderungen und sie spüren ein Gewitter oder einen Sturm im Voraus. Charakteristisch für *Natrium carbonicum*-Kinder ist ihre Sensibilität für Musik, insbesondere für Klaviermusik. Diese kann so ausgeprägt sein, dass sie Klaviermusik einfach nicht ertragen können. *Graphites*-Kinder haben dieselbe Sensibilität für Orgelmusik!
Aus dieser Überempfindlichkeit heraus entsteht oft eine allergische Reaktion gegen viele Dinge, insbesondere aber gegen Nahrungsmittel.

## Ausgeschlossen

*Natrium carbonicum*-Kinder haben es schwer, Kontakte mit der Außenwelt zu knüpfen. Sie fühlen sich schnell ausgeschlossen und bekommen das Gefühl, ausgegrenzt zu sein, als ob sich etwas zwischen ihnen und den anderen befinden würde, wodurch sie keine Verbindung bekommen können. Wenn die Außenwelt feindselig reagiert, erhalten sie eine erneute Bestätigung für ihr „Ausgestoßensein". Leider können *Natrium carbonicum*-Kinder durch ihr verschlossenes und zurückgezogenes Verhalten negative Reaktionen bei anderen hervorrufen, wodurch sie ein leichtes Opfer sind.
*Natrium carbonicum* kann diesen Kindern helfen, mehr Selbstwertgefühl und Selbstvertrauen zu erlangen, um sich nach außen zu öffnen. Dadurch respektieren sie sich selbst wieder und bekommen so auch automatisch die Anerkennung der anderen!

## Körperliche Symptome

In Magen- und Darmbeschwerden kommt zum Ausdruck, was sich auf emotionaler Ebene abspielt. Je mehr sie ihre Gefühle unterdrücken, desto heftiger tobt ihr Magen. Je empfindlicher sie auf Stimmungen reagieren, desto stärker reagieren sie auf Nahrungsmittel. Allergien kommen bei *Natrium carbonicum*-Kindern häufig vor.
Im Allgemeinen sind sie fröstelnd und empfindlich gegen Zugluft. Die Sonne vertragen sie ebenfalls schlecht, da sie davon Kopfschmerzen bekommen. *Natrium carbonicum* ist eines der wichtigsten Mittel bei Sonnenstich.

Ihre schwachen Knöchel sind fast symbolisch für den Mangel an (väterlicher) Unterstützung, der sie daran hindert, auf eigenen Beinen zu stehen und tatkräftig die Außenwelt zu betreten.

## *Ernährung*

Am auffälligsten ist ihre Abneigung gegen Milch und ihre schlechte Reaktion darauf. Jeder Tropfen kann den Darm irritieren und zu Durchfall führen.

# Das Natrium muriaticum-Kind

*Kochsalz, Natriumchlorid (NaCl)*

*Mineralisches Mittel*

## „Eine Schutzmauer“

### *Herkunft*

Kochsalz betrachten wir als einfachen Stoff, der nicht viel wert ist. Das kommt daher, weil Salz bei uns im Überfluss vorhanden ist. Doch für die Bewohner Tibets oder der Sahara zum Beispiel ist Salz einer der wertvollsten Stoffe überhaupt. Ein Mensch kann nicht lange ohne Salz existieren!

Natrium und Chlorid sind für unseren Körper sehr wichtig, genau so wie Calcium, Eisen, Kalium, Phosphor und viele mehr. Zu viel oder zu wenig von einem dieser Stoffe führt zu großen körperlichen Problemen. Daher besitzt unser Körper fantastische Mechanismen, um die Konzentration dieser Mineralien sehr präzise zu regulieren.

Eine neuere Annäherung an dieses häufig verwendete Mittel ist die Herleitung aus seinen zwei Bestandteilen, Natrium und Chlorid. Sowohl *Natrium* als auch *Chlorid* beziehen sich auf zwischenmenschliche Kontakte. *Natrium* steht für das Ja oder Nein eine Beziehung einzugehen, während *Chlorid* für den Verlust einer Beziehung steht, aber auch spezifisch für die Verbindung zur Mutter.

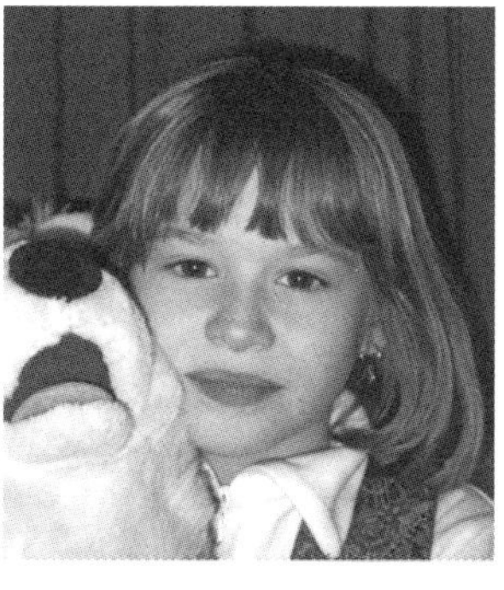

*Nat-m.*

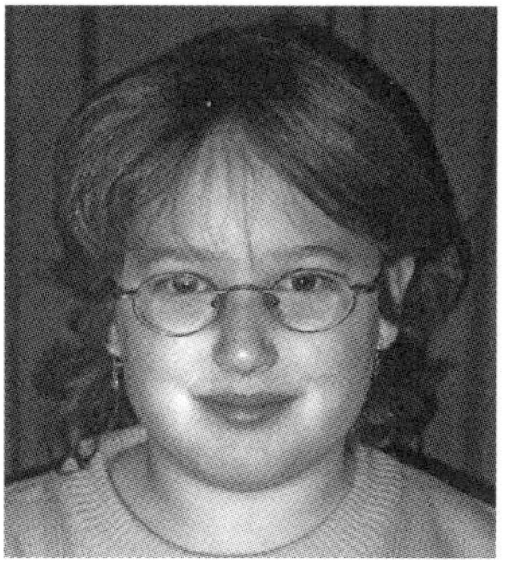

*Nat-m.*

## *Entbehren oder Verlust von Fürsorge*

Die erste Bindung, die ein Kind nach der Geburt eingeht, ist die mit der Mutter. Sie ist meist die Quelle der Fürsorge und der Aufmerksamkeit. In der modernen Psychologie wird es überdeutlich, dass das Entbehren der Mutterfigur zu vielen Problemen führt, die – wenn sie nicht ausreichend behandelt werden – das ganze Leben bis ins hohe Alter beeinflussen können. Die Mutter stellt für das junge Kind die Grundlage für die spätere Entwicklung dar.

*Natrium muriaticum* ist als homöopathisches Mittel selbst Jahre später in der Lage, Menschen dabei zu helfen, die Wunden, die durch Entbehrung oder Verlust der Mutterfigur entstanden sind, zu heilen.

Situationen, durch die ein *Natrium muriaticum*-Bild entstehen kann, sind unter anderem ein Aufenthalt im Inkubator, der Tod der Mutter oder eine andere Art von Trennung von der Mutter in sehr jungem Lebensalter. In vielen Fällen, in denen ein *Natrium muriaticum*-Bild entsteht, geht es nicht um die physische Abwesenheit der Mutter, sondern darum, dass diese selbst Probleme damit hat, Aufmerksamkeit und echte Fürsorge zu schenken.

## *Reserviert*

*Natrium muriaticum*-Kinder sind meist reserviert, nicht, weil sie ängstlich sind wie *Calcium carbonicum*-Kinder, sondern weil sie sich so verletzbar fühlen. Nur den Menschen, die ihr volles Vertrauen haben, gewähren sie Zutritt zu ihrer inneren Welt. Sie sind sehr empfindliche Kinder, die sich sehr schnell um andere sorgen. Doch wenn ihnen selbst etwas fehlt, möchten sie zuerst in Ruhe gelassen werden, bevor sie später vielleicht darüber sprechen. Lassen Sie ihnen diese Zeit! Sie möchten gerne eine herzliche Beziehung, doch sie haben Angst verletzt zu werden, insbesondere, wenn sie schon eine negative Erfahrung gemacht haben. Einer der Hinweise dafür kann sein, dass sie Augenkontakt vermeiden. Das hat jedoch nichts mit Unehrlichkeit zu tun, sondern mit der Überempfindlichkeit dieser Kinder. Schaut man jemandem in die Augen, betritt man die Welt des anderen, und das will ein *Natrium muriaticum*-Kind nur dem erlauben, dem es vollständig vertrauen kann!

## *Alles oder nichts-Beziehungen*

*Natrium muriaticum*-Kinder sind sehr sensibel und daher auch verletzbar. Genau wie *Natrium carbonicum*-Kinder sind sie meist musikalisch und werden durch schöne Musik sehr berührt. Nach außen hin geben sie sich stark und unabhängig wie ein Kind, das andere Menschen nicht unbedingt braucht.

Innerlich können sie sich einsam und verlassen fühlen. Wenn sie einmal jemanden in ihre Welt lassen, ist es für immer. In Freundschaften und Beziehungen gilt bei ihnen „alles oder nichts". Sie haben meist nur wenige Freunde, doch für diese gehen sie durchs Feuer! Salz dient dazu, Fisch vor dem Verderben zu schützen, und genau so machen *Natrium muriaticum*-Kinder alles, um ihre Freundschaft zu bewahren.

## *Aufbewahren*

Da sie sehr gut zuhören können, sehr einfühlsam sind und ausgezeichnet Geheimnisse für sich behalten können - sie wissen aus eigener Erfahrung, wie schmerzhaft es ist, wenn Geheimnisse weiter erzählt werden - wenden sich andere Kinder oft an sie, um Probleme loszuwerden. Es ist wirklich auffällig, wie andere überall ihre Sorgen und Problemen bei ihnen abladen. Andere Kinder fühlen nämlich, dass sie gut zuhören können, ohne gleich zu verurteilen. Jeder Mensch bedarf solcher Zuhörer. *Natrium muriaticum*-Kinder nehmen andere ernst. Was ihnen im Vertrauen mitgeteilt wurde, betrachten sie wie ein persönliches Geheimnis.

## *Mauer*

In „*muriaticum*" steckt das Wort „Muur" (niederländisch für Mauer). Um sich vor der oft harten Außenwelt zu schützen, bauen *Natrium muriaticum*-Kinder manchmal schon in sehr jungen Jahren eine Schutzmauer um sich auf. Diese Abschirmung hält jedoch nicht nur die Außenwelt auf Abstand, sondern sorgt auch dafür, dass Emotionen blockiert werden. Wut und Verdruss kann sie innerlich berühren, doch er wird selten geäußert. Emotionen zu zeigen wird in unserer Gesellschaft noch immer als Schwäche betrachtet, während jemand, der sich „tapfer hält" als stark angesehen wird. Diese

Botschaft tragen *Natrium muriaticum*-Kinder tief in sich, weil sie diese Muster oft von zu Hause mitbekommen haben.
So ein Muster kann natürlich auch später im Leben entstehen, zum Beispiel durch eine Verletzung. „Das wird mir nie wieder passieren!“, ist dann die Reaktion und die Tür wird verschlossen. Emotionen werden dann nicht mehr zum Ausdruck gebracht – oft jahrelang. Es ist viel Vertrauen nötig, ehe *Natrium muriaticum*-Kinder wieder über ihren Kummer sprechen. Wenn sie das Mittel *Natrium muriaticum* bekommen, wird ihnen bewusst, dass Reden und emotionale Äußerung die besseren Lösungen sind.

## *Körperliche Symptome*

Um Salz aufzulösen, ist Feuchtigkeit notwendig. Daher haben *Natrium muriaticum*-Kinder oft eine Störung in ihrem Feuchtigkeitshaushalt. Einerseits sind Haut und Schleimhäute häufig trocken, andererseits neigen sie dazu, Feuchtigkeit festzuhalten, und es entstehen Ödeme. Kopfschmerzen durch nicht geäußerte Emotionen, durch Aufenthalt in der Sonne oder – bei älteren Mädchen – vor der Menstruation sind typisch für dieses Mittel. Ein weiteres Beispiel für das „Festhalten“ ist Verstopfung, die durch Trockenheit im Darm verstärkt wird.
*Natrium muriaticum*-Kinder mögen etwas kühleres Wetter und lieben es, im Freien zu sein. Am Meer fühlen sie sich besser (im Ausnahmefall auch schlechter), da sie dort mehr Platz haben. Aus diesem Grund meiden sie kleine und beklemmende Räume.
Viele *Natrium muriaticum*-Kinder haben Grind oder sonstige mit Flüssigkeit gefüllte Bläschen. Häufig sieht man einen Riss in der Mitte ihrer Unterlippe. Eine Landkartenzunge ist ebenfalls charakteristisch für dieses Mittel.

## *Ernährung*

Natürlich haben sie ein Verlangen nach Salz und viel Durst. Die Beziehung zum Meer findet seinen Ausdruck im Verlangen nach Fisch. Weiters mögen sie gerne Brot, Teigwaren und Bitteres. Fett widert sie meist an und wird auch schlecht vertragen.

# Natrium muriaticum in der Praxis

## *Maartjes Mühe mit dem Schreiben*

Die zehnjährige Maartje kam wegen ihres Lernproblems. Vor allem beim Schreiben machte sie viele Fehler. Sie verdrehte Wörter und schrieb manchmal in Spiegelschrift, doch sie konnte gut lesen. Sie hatte eine motorische Schwäche und bei der Gymnastik hatte sie Probleme mitzuhalten. Sie fiel häufig durch ihre Ungeschicklichkeit auf. Überdies bekam sie Kopfschmerzen, bevor es zu schneien begann, sie hustete viel und war oft erkältet. In der Schule wurde sie regelmäßig gehänselt.

Aufgrund ihres geringen Geburtsgewichts wurde Maartje für einen Tag in den Brutkasten gelegt, noch bevor sie Kontakt mit ihrer Mutter hatte. Einige Wochen nach ihrer Geburt starb unerwartet ihre Oma mütterlicherseits.

Sie war ein ruhiges, vorsichtiges Kind. „Sie schaut erst mal, wie der Hase läuft", erzählte mir ihre Mutter, „und sie ist lieber allein, als mit anderen Kindern zu spielen." Maartje war ein Gefühlsmensch, ertrug keine harten Worte, liebte Musik und war verrückt nach Tieren. Wenn sie Schmerzen oder Kummer hatte, wollte sie am liebsten in Ruhe gelassen werden. Doch wenn andere Kinder Probleme hatten, wollte sie ihnen immer gerne helfen. Sie war dann sehr liebevoll und fürsorglich. Durch die Probleme in der Schule hatte sie nur ein geringes Selbstvertrauen.

Die erwähnten Probleme (Schwierigkeiten beim Schreiben, die körperliche Ungeschicklichkeit sowie die körperlichen Beschwerden) passen gut zum *Natrium muriaticum*-Bild, ebenso ihr Charakter (Neigung sich zurückzuziehen, besonders bei Kummer, einfühlsam und verschlossen). Zu dem Zeitpunkt, an dem ich ihr das Mittel verordnete, war noch nicht bekannt, dass *Natrium muriaticum* bei Kindern passt, die im Brutkasten gelegen haben, oder besser noch, bei Kindern, die in einer wichtigen Phase ihres Lebens den Kontakt zur Mutter vermisst haben. Der Verlust eines Menschen, in diesem Fall der Oma, kann ebenfalls ein *Natrium muriaticum*-Bild hervorrufen.

Es ist daher nicht verwunderlich, das Maartje sensationell auf *Natrium muriaticum* reagiert hat. Am zweiten Tag nach der Einnahme musste sie spontan weinen und seitdem ging es nur noch bergauf mit ihr. Es ging ihr emotional besser, sie hatte keine Kopfschmerzen mehr, in der Schule tat sie sich beim Schreiben leichter und sie wurde nicht mehr gehänselt. Ihre Motorik blieb ein Schwachpunkt, und dafür wurde eine ergänzende Therapie gesucht. Erst ein Jahr später war eine Wiederholung dieses Mittels notwendig.

# Das Nux vomica-Kind

*Brechnuss, Brechnussbaum, Krähenauge*

*Pflanzliches Mittel (Fam. nat. Loganiaceae)*

## „Ehrgeizig“

### Herkunft

*Nux vomica* wird aus den Samen der Früchte des Brechnussbaumes hergestellt, der unter anderem in Nordaustralien und auf Sri Lanka wächst. Zu Hahnemanns Zeiten wurden die Samen oft als Heilmittel verwendet und er entschied sich, damit eine Arzneimittelprüfung durchzuführen. Es wurde eines seiner am meisten verordneten Mittel. Er beschriebt *Nux vomica* als Mittel, das sehr gut in die moderne Zeit passt - zum „gestressten“ Menschen! Inzwischen ist das Bild klarer geworden und wir wissen heute sehr genau, welchem Kindertypus dieses Arzneimittel entspricht.
Die Samen dieser Frucht enthalten Kupfer (in der Homöopathie ist Kupfer als Arzneimittel bekannt, *Cuprum metallicum*), was viel über das *Nux vomica*-Bild erklärt. Kupfer führt zu Krämpfen und passt zu einer bestimmten Art von Getriebenheit.
Auch in der Kräuterheilkunde wird die Brechnuss schon seit Menschengedenken verwendet. In Indien zum Beispiel wird die bitter schmeckende Rinde dieses Baumes bei (Malaria-)Fieber und Schlangenbissen verabreicht. Ein Blätteraufguss wird äußerlich bei rheumatischen Beschwerden angewendet.
Die Brechnuss gehört zur Familie der Loganiengewächse (Loganiaceae). Der Name „Brechnuss“ gibt bereits einen Hinweis auf die Wirkung, denn die Samen enthalten Inhaltsstoffe, die im Magen Krämpfe erzeugen und Brechreiz hervorrufen.

### Entschlossen und unabhängig

*Nux vomica*-Kinder besitzen eine starke Persönlichkeit. Sie wissen sehr gut, was sie wollen und halten gerne alle Fäden in der Hand. Es sind kleine „Manager in spe“. Schon als Neugeborene lieben sie die Ruhe. Sie sind gerne allein und können sich gut selbst beschäftigen.

Solange sie von anderen abhängig sind, sollten ihre Wünsche so schnell wie möglich erfüllt werden. Als Neugeborene müssen sie sofort essen, wenn sie Hunger haben, und wenn sie im Laufgitter sitzen und etwas sehen, womit sie spielen möchten, muss das sofort gereicht werden. Sobald sie in der Lage dazu sind, machen sie die Dinge allein. Sie sind nicht gerne von anderen abhängig und meinen außerdem, dass sie sowieso alles besser können.

## *Leidenschaftlich und ehrgeizig*

Bei allem, was sie tun, geben sie ihr Bestes. Sie sind ehrgeizig und möchten schon in sehr jungem Alter in allen Bereichen die Besten sein. Sie machen es sich selbst nicht leicht, doch sie sind auch gegenüber anderen kritisch. Alles geschieht mit Kraft und Tempo. Wenn sie sich um etwas bemühen, dann zu 200 %, als ob sie sich ständig verwirklichen und der Außenwelt beweisen müssten. Die Leidenschaft und der Ehrgeiz werden umso größer, wenn sie in einem Bereich nicht so gut sind. Wenn sie beispielsweise im Vergleich zu ihren Altersgenossen kleiner sind, dann werden sie umso mehr das Bedürfnis haben, in einem anderen Bereich herausragende Leistungen zu zeigen. Dieses Thema beobachten wir häufig bei Mitteln aus der Familie der Loganiengewächse, zu der auch *Ignatia*, *Gelsemium* und *Spigelia* zählen. Doch die Leidenschaft der *Nux vomica*-Kinder ist am größten.

## *Hohe Ziele*

In vieler Hinsicht ähneln diese Kinder *Aurum*-Kindern. Sie haben den gleichen Ehrgeiz, die Leidenschaft, Ehrlichkeit und das hohe Verantwortungsgefühl. *Nux vomica*-Kinder sind jedoch unkomplizierter und meist etwas optimistischer im Wesen. Auch Ungeduld und Ruhelosigkeit haben sie mit *Aurum*-Kindern gemeinsam. Sind sie einmal mit etwas beschäftigt, finden sie es schwierig, damit aufzuhören. Sie gönnen sich dann selbst keine Ruhe, obwohl sie diese manchmal so notwendig bräuchten. Probleme sind für sie da, um gelöst zu werden, und sie gehen diesen nicht aus dem Weg. Nein, vielmehr suchen sie Herausforderungen und Schwierigkeiten. Sie müssen eher darin unterstützt werden, ab und zu eine Pause zu machen und die Ziele etwas weniger hoch zu stecken!

## *Schnell böse*

Die Kehrseite ist, dass sie eine gehörige Portion Aggression in sich tragen. Daraus machen sie keinen Hehl! Auch wenn sie einen Sport ausüben, sind sie hundertprozentig dabei. Beim Teamsport sind sie nicht immer die angenehmsten Kollegen. Mitspieler, die es nicht so genau nehmen, bekommen ihr Fett weg, denn die Toleranz der *Nux vomica*-Kinder ist nicht sonderlich hoch. Sie erwarten von anderen, dass sie – genau wie sie – alles geben. Und wenn der Wettkampf verloren wird, dann lässt man sie am besten in Ruhe!
Wenn sie über einen längeren Zeitraum durch zu viele Hausaufgaben überlastet sind oder unter sogenanntem „Freizeitstress" leiden – was heute leider öfter vorkommt – können sie sehr reizbar werden und wütend reagieren, wenn man sie stört. Sie halten ihren Zorn nicht lange zurück, denn das können sie nicht. Sie sind direkt und klar. Wenn es die Umstände nicht erlauben, dass sie ihren Zorn äußern, bekommen sie körperliche Beschwerden wie Kopfschmerzen und Magenkrämpfe.

## *Rücksichtsvoll*

Auch wenn *Nux vomica*-Kinder gehörig toben können und sehr wenig Geduld haben, so sind sie doch sehr rücksichtsvoll gegenüber ihren Mitmenschen. Sie sind möglicherweise nicht so mitfühlend wie *Phosphorus*- oder *Causticum*-Kinder und mögen keine „Weicheier", doch sie ertragen es auch nicht, wenn anderen Kindern Unrecht geschieht. Sie lieben Ehrlichkeit und Offenheit. Sie sind selbst offen und ehrlich und erwarten das auch von anderen. Ihre Art zu helfen, wird vor allem eine praktische sein, sie mögen kein geziertes Verhalten.
Ihre Sensibilität äußert sich in ihrer Empfindlichkeit für Musik. Wenn ein Musikstück sie berührt, können sie sogar weinen. Auch andere Eindrücke dringen tief in sie ein. Sie sind sehr empfindlich gegenüber Lärm und Gerüchen. Außerdem entgeht ihnen nichts. Wenn etwas nicht korrekt gemacht wurde und ein Bild beispielsweise schief hängt, dann bemerken sie es. Genau wie *Arsenicum album*-Kinder sind sie perfektionistisch, was ihr Äußeres betrifft, jedoch nicht aus Angst wie bei *Arsenicum*-Kindern, sondern aufgrund ihres Bestrebens nach Perfektion.

## *Beschäftigt sein*

*Nux vomica*-Kinder werden durch Stillsitzen unruhig und gehen deshalb nicht gerne mit, wenn die Familie einen Besuch macht. Sie haben Wichtigeres zu tun. Sie haben das Gefühl, dass sie etwas wert sind, wenn sie etwas leisten. Das kann zwar von der Erziehung herrühren, doch es entspringt auch ihrem eigenen Charakter. Am liebsten suchen sie dabei eine Herausforderung. Einfache Routinetätigkeiten langweilen sie schnell. Sie sind immer auf der Suche nach einer Art Widerstand, etwas, wofür sie kämpfen oder wogegen sie sich wehren müssen. Es muss allerdings schon so laufen, wie sie es möchten, denn Widerspruch dulden sie nicht.
Dieser Charakterzug verleiht ihnen eine starke Ausstrahlung, doch er ist auch ihre Fallgrube. Die Gefahr besteht, dass sie auf ihre Leistungsgrenzen keine Rücksicht nehmen und nicht ausreichend für die notwendige Entspannung sorgen. Sie werden übermüdet, schlafen unruhig - vor allem um 3 Uhr morgens können sie stundenlang wach liegen - und werden reizbar. Ihnen selbst fällt es gar nicht auf, doch für die übrigen Familienmitglieder sind sie ungenießbar. Oft hört man die Eltern erzählen, dass nach einer Gabe *Nux vomica* wieder Ruhe ins Haus eingekehrt ist.

## *Körperliche Symptome*

Die Beschwerden, die wir vor allem bei *Nux vomica*-Babys und kleinen Kindern sehen, sind Erkältungen sowie Nabel- oder Leistenbrüche (linksseitig). Bei Neugeborenen kann die Erkältung ernsthafte Atemnot hervorrufen, wenn sie noch nicht automatisch auf Mundatmung übergehen. Hier ist *Nux vomica* eines der wichtigsten Mittel.
Unter normalen Umständen sind *Nux vomica*-Kinder nicht so anfällig für Krankheiten, sie haben meist eine ziemlich robuste Konstitution. Nur Zugluft und Kälte sind in der Lage sie zu schwächen, was Erkältungen mit sich bringt oder Muskelbeschwerden (im Nacken- und Rückenbereich) hervorruft. Wärme empfinden sie als angenehm und selbst große Hitze ertragen sie gut. Viele Beschwerden werden durch Wärme deutlich gelindert.
Am anfälligsten für Krankheiten ist ihr Nervensystem. Wenn sie sich zu viel aufbürden oder Kummer und Spannungen nicht verarbeiten, dann können ernsthafte Krankheiten auftreten. Vor allem der

Magen-Darm-Trakt spielt dann verrückt. Es kommt zu Krämpfen, saurem Aufstoßen, Erbrechen und sogar zu Magenentzündungen, ebenso wie zu erschwertem Stuhlgang, der von einem empfindlichen und aufgeblähten Bauch begleitet ist.
Ähnlich wie *Cuprum*-Kinder, die ebenfalls aufgrund zu großer innerer Spannungen erkranken, bekommen *Nux vomica*-Kinder leicht Muskelverkrampfungen, besonders im Nacken und am Rücken, die zu Kopfschmerzen oder gar Migräne führen können.
Eine einzige Gabe dieses Mittels hilft ihnen, sich besser zu entspannen und die Dinge gelassener zu betrachten.

## *Ernährung*

*Nux vomica*-Kinder lieben gewürzte, fette und bittere Speisen. Es gibt wenige Dinge, die sie nicht mögen, doch sie müssen ein bisschen mit der Menge aufpassen. Alkohol und Kaffee sollten sie besser vermeiden, wenn sie älter werden. Sie brauchen diese Genussmittel, um ihre Spannungen loszuwerden, doch letztendlich bekommen sie gerade dadurch Beschwerden!

# Nux vomica in der Praxis

## *Kränkelndes Kind*

Jost war ein kleiner Strolch. Mit nur vierzehn Monaten war er schon sehr präsent. Alles, was er sah, wollte er von der Nähe betrachten, und er reagierte gereizt, wenn es ihm nicht gelang oder er es nicht durfte.

Seine Mutter kam mit ihm, weil er schon seit Monaten kränkelte. Jost war oft erkältet und die Erkältungen ging meist in ein Röcheln über und endeten mit einer Bronchitis. Außerdem war er sehr reizbar, mochte kaum essen und schlief schlecht. In der letzten Zeit war er regelmäßig zwischen halb 4 und 4 Uhr morgens wach geworden. Was das Essen betraf, war er schnell gesättigt und hatte eine Abneigung gegen warme Speisen. Er liebte saure Speisen wie Grapefruits. Nach dem Essen schwoll der Bauch an. Jost fröstelte leicht.

Er besuchte eine Kindertagesstätte, wo er sich hervorragend amüsierte. Jost hatte einen sehr starken eigenen Willen und fürchtete nichts. Wenn er etwas machte, das er nicht durfte, war er schwer zu korrigieren, da ihn Strafen kaum beeindruckten. Er nahm stets alles in seiner Umgebung wahr und es war auffällig, wie schnell er Dinge miteinander in Verbindung brachte.

In seiner Familie waren früher Tuberkulose und Asthma vorgekommen. Seine Mutter bekam ebenfalls schnell eine Erkältung.

Nach einer Gabe *Nux vomica* setzte die Veränderung ein. Jost wurde fröhlicher und lebenslustiger. Nach einer Woche ging es ihm besser, er schlief besser und die Erkältungen verschwanden. Er aß noch immer kein warmes Essen, doch er griff schon mal zu Brot und Obst. Im Gegensatz zu früher nahm er gut zu und erreichte bald das Gewicht, das seinem Alter entsprach.

Nach einem halben Jahr – mitten im Winter – kam ein Rückfall. Er wurde wieder erkältet und ich empfahl eine neuerliche Gabe *Nux vomica*. Daraufhin trat keine Verbesserung ein. In Anbetracht der Familiengeschichte und der Beschwerden entschied ich mich dazu, ihm eine Gabe *Tuberculinum* zu verabreichen, worauf seine Erkältung verschwand.

Ein halbes Jahr später sah ich Jost wieder. Seine Laune war wieder wie ein Jahr zuvor und auch die körperlichen Beschwerden, Erkältung mit Husten und Röcheln, fingen wieder an. *Tuberculinum* bewirkte nun keine Verbesserung mehr, doch nach einer Gabe *Nux vomica* verbesserten sich sowohl sein Gesundheitszustand als auch seine Laune. Seitdem hat er im Laufe eines Jahres noch zwei Mal eine Gabe *Nux vomica* erhalten.

# Das Opium-Kind

*Schlafmohn, Papaver somniferum*

*Pflanzliches Mittel (Fam. nat. Papaveraceae)*

## „Vor Schreck wie gelähmt“

### *Herkunft*

Opium ist das wichtigste Produkt, das aus Schlafmohn (Papaver somniferum) hergestellt wird. Seit Menschengedenken steht diese Pflanze aufgrund ihrer Eigenschaften in hohem Ansehen bei Heilern. Im alten China wurde schon vor Tausenden von Jahren über Opium geschrieben, sowohl über die heilkräftige Wirkung als auch über die Probleme, die bei falscher Anwendung entstehen können.
Opium enthält verschiedene Alkaloide, wovon die bekanntesten Morphin und Codein sind. Es gibt auf der Welt wahrscheinlich kein Mittel, das mehr benutzt und mehr missbraucht wurde als Opium. Es ist nicht nur ein stark wirkendes Schmerzmittel, sondern hilft dem Menschen auch dabei, geistigen Schmerz zu vergessen. Der angenehme Zustand, in dem man sich nach Einnahme des Mittels befindet, ist der wichtigste Grund für die Abhängigkeit von Opium und den daraus hergestellten Stoffen, von denen Heroin am berüchtigsten ist. Morphin wird noch immer als Schmerzmittel und Codein als Hustenmittel verwendet.
Hahnemann selbst hat *Opium* als homöopathisches Mittel eingeführt. In seiner Einleitung zu diesem Mittel betont er, dass das homöopathische Mittel *„Opium“* eine Unterstützung der Heilungsprozesse beabsichtigt und nicht die Schmerzbetäubung bezweckt. Schmerzlinderung kann selbstverständlich eine Folgewirkung sein, jedoch nur nach der Beseitigung der Schmerzursache.
Bei (kleinen) Kindern kann es ein wichtiges Mittel sein. Nicht so sehr, weil es zu einem bestimmten Kindertypus passt, sondern weil es die negativen Folgen auflösen kann, die aufgrund von Schreck und Angst der Mutter während Schwangerschaft und Geburt entstanden sind.

## *Schreck und Betäubung*

Ein *Opium*-Bild kann durch einen heftigen Schreck bei Kindern ausgelöst werden. Oft entsteht dieser durch die Angst, die von der Mutter während der Schwangerschaft oder der Geburt erfahren wurde, und die das Kind sozusagen übernommen hat. Aus psychologischen Studien ist bekannt, dass Kinder selbst in der Gebärmutter sehr offen für die Emotionen der Mutter sind. Der Schreck bzw. Schock kann selbstverständlich auch später aufgetreten sein, als Neugeborenes oder als älteres Kind. Das *Opium*-Bild wird allerdings auch durch andere Emotionen, wie beispielsweise Scham, verursacht. Ebenso kann es entstehen, wenn die Mutter während der Schwangerschaft oder der Geburt schwere Schmerzmittel oder eine Betäubung bekommen hat. Spuren davon kommen leider auch beim Kind an.

## *Schläfrig oder agil*

Kinder, die ein *Opium*-Bild zeigen, können schläfrig oder auch sehr agil sein. Im ersten Fall schlafen sie viel und tief und sind nur schwer aufzuwecken. Im anderen Fall sind sie hellwach und es fällt ihnen schwer einzuschlafen. Außerdem erschrecken sie beim geringsten Geräusch. Ihr Gehör ist sensibel und sie nehmen alles wahr.
Eine Zwischenform ist das sogenannte „Wachkoma“. Das Kind scheint wach zu sein, doch in Wirklichkeit dringt nichts zu ihm durch. Der betäubte Zustand kann so weit gehen, dass die Kinder auf nichts reagieren. Sie scheinen abgekapselt in ihrer eigenen Welt zu sein, wie wir es auch bei autistischen Kindern beobachten können. Die schläfrigen Kinder bereiten die meisten Sorgen, da sie oft in all ihren Handlungen träge und langsam sind. Im Schlaf atmen sie tief und schnarchen, und die Atmung kann gelegentlich aussetzen. Natürlich sind hier auch andere Maßnahmen notwendig als eine „Atemmatratze“, die die Eltern aufweckt, wenn das Kind längere Zeit nicht mehr atmet.

## *Keinen Schmerz fühlen*

Ein weiteres auffälliges Symptom, das auf *Opium* hinweist, ist das verminderte oder kaum vorhandene Schmerzempfinden bei Kindern.

Die Nervenreize werden bei ihnen nicht oder nur verzögert weiter geleitet. Dabei handelt es sich um ein neurologisches Problem. Doch auch auf emotionaler Ebene können diese Kinder „betäubt" sein. Wenn etwas Schlimmes geschieht, fühlen sie es nicht und äußern dies auch dementsprechend: „Es ist alles in Ordnung!", auch wenn die Situation sehr ernst und schmerzhaft ist. Die Ursache kann sowohl körperlicher Schmerz als auch ein psychisches Trauma sein, etwa durch Kriegsgewalt oder Inzest. Die Betäubung ist dann ein natürlicher Abwehrmechanismus, ein Schutz gegen den unerträglichen Schmerz.

In solchen Situationen werden in unserem Körper Stoffe freigesetzt, sogenannte Endorphine, die *Opium* sehr ähnlich sind. Kinder können sich dadurch sehr glücklich fühlen und vor sich hin träumen. Sie ähneln den Menschen, die *Opium* geraucht haben und in einem glückseligen Traumzustand schweben. Wenn Kinder jedoch in diesem betäubten Zustand stecken bleiben, benötigen sie Hilfe, denn die Betäubung verhindert nicht nur, dass sie den Schmerz fühlen, sondern auch, dass das zugrunde liegende Trauma geheilt werden kann. Außerdem ist hier – neben dem passenden homöopathischen Mittel – auch sachkundige psychologische Hilfe notwendig!

## *Angst und Wutausbrüche*

Wie wir bei vielen Arzneimittelbildern beobachten können, gibt es auch bei *Opium* zwei konträre Reaktionsmuster. Neben der Betäubung und der Verträumtheit sehen wir auch enorme Ängste und plötzliche, extreme Wutausbrüche.

Die Ängste sind meist die Folge eines früher erlittenen Schocks. Da die Ursache oft nur im Unterbewusstsein vorhanden ist, scheinen die Ängste keinen Bezug zu haben. Kinder können sich vor allen möglichen Dingen fürchten und sie haben manchmal auch Furcht erregende Visionen. Auch die Wahrnehmungen anderer Sinnesorgane können bedrohliche Gefühle hervorrufen, wie beispielsweise ein fremder Geruch oder Geschmack, der keine Verbindung mit der momentanen Realität hat. Ältere Kinder äußern ihre Angst oft als „Angst vor der Angst". Es kann ein für sie alles beherrschendes Gefühl sein.

Angst ist eine wichtige Ursache für Wutausbrüche, ein Umstand, den wir bei Tieren sehr gut beobachten können. Aus Angst entsteht die schlimmste Aggression. In ihrer Wut und Erregung erröten diese Kinder und ihre Augen zeigen verkleinerte oder vergrößerte Pupillen. Ein solcher Wutausbruch kann sehr beängstigend sein, da das Kind völlig die Kontrolle verliert und dann unüberlegt handelt.

## *Körperliche Symptome*

Neben der allgemeinen Schläfrigkeit, Trägheit und dem verminderten Schmerzgefühl ist die Empfindlichkeit gegenüber Wärme möglicherweise das auffälligste Symptom. *Opium*-Kinder ertragen keine Wärme. Im Bett suchen sie sich die kühlste Stelle zum Schlafen. Durch ihre innere Hitze schwitzen sie schnell, sowohl am Kopf als auch am übrigen Körper.

Auf neurologischer Ebene kann es zu vielen unterschiedlichen Symptomen kommen, zum Beispiel zu Zittern, unwillkürlichem Schütteln, epileptischen Anfällen oder, im Gegensatz dazu, zu einem nahezu komatösen Zustand.

*Opium* ist ein wichtiges homöopathisches Mittel für Kinder, die des Öfteren an hartnäckiger Verstopfung oder hartem Stuhl in Kugelform leiden. Die Gedärme wirken so träge, als ob sie gelähmt wären. Auch wenn die Verstopfung nach einer Narkose entstanden ist, kann *Opium* helfen.

Der Schlaf ist entweder sehr tief oder auch sehr oberflächlich mit einer schnarchenden Atmung. Der Schlaf wird durch Albträume mit Furcht erregenden Bildern von unheimlichen Tieren, schwarzen Figuren und Ähnlichem gestört.

Den größten Wert aber hat *Opium* als Mittel, das die Heilung der tieferen Ursachen für all diese Probleme unterstützt.

# Das Phosphorus-Kind

*Phosphor (P)*

*Mineralisches Mittel*

## „Kontakt suchen"

### Herkunft

Hahnemann empfiehlt, bei geschwächten *Phosphorus*-Menschen – neben der Verabreichung des homöopathischen Mittels – von Zeit zu Zeit eine gut meinende, kräftige und gesunde Person hinzuzuziehen, die mit ihren Händen die Hände des Patienten einige Minuten hält bzw. auf den geschwächtesten Teil seines Körpers legt und dabei wohlwollend auf den Kranken konzentriert ist. Heute wird dies „therapeutisches Berühren" genannt, die liebevolle Berührung, die Krankenschwestern bzw. Krankenpfleger im Krankenhaus anwenden. Und tatsächlich sind *Phosphorus*-Menschen und insbesondere *Phosphorus*-Kinder empfindlich für Berührungen.

Das chemische Element Phosphor wurde im Jahr 1669 entdeckt und bekam seinen Namen „*Phosphorus*" (griechisch für „Lichtträger") aufgrund seiner phosphoreszierenden (leuchtenden) Eigenschaft. Phosphor entzündet sich leicht und wird aus diesem Grund bei der Herstellung von Zündhölzern verwendet.

In Pflanzen, Tieren und dem menschlichen Körper ist Phosphor ein unentbehrlicher Stoff. Phosphorverbindungen sind an Aufbau und

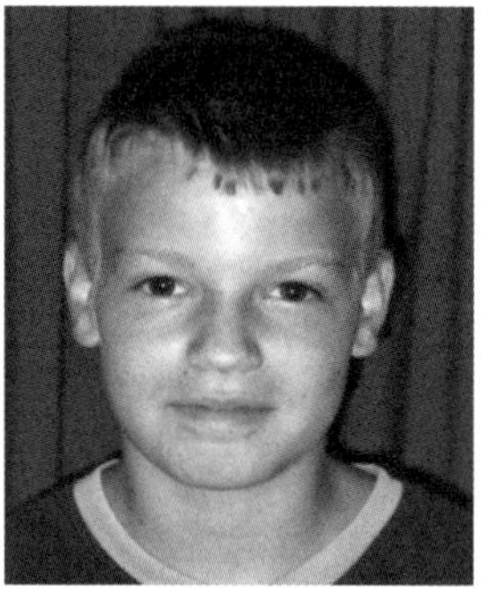

*Phos.*

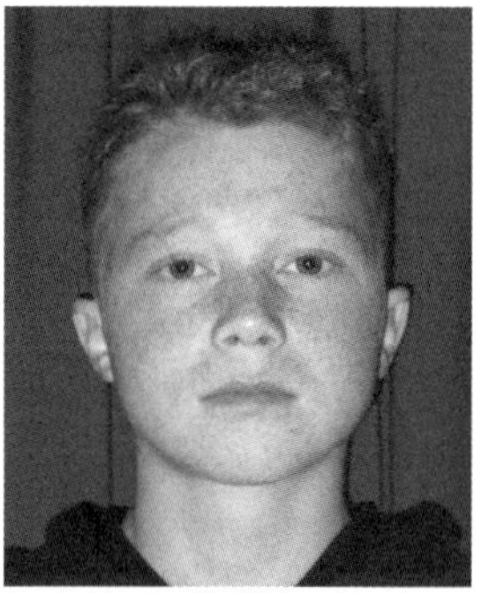

*Phos.*

Funktion der Organismen zentral beteiligt, beispielsweise an der Energieversorgung. Störungen im Phosphorhaushalt wirken sich vor allem auf das Nervensystem aus. Der Spruch: „Ohne Phosphor kein Gedanke“ zeigt, wie wichtig Phosphor für die Konzentration ist.

## *Kommunikativ*

*Phosphorus*-Kinder sind äußerst soziale Kinder. Aufgrund ihres Bedürfnisses nach Beziehungen lieben sie Gesellschaft. Wenn die Stimmung gut ist, fühlen sie sich wie ein Fisch im Wasser. In der Schule schließen sie leicht Freundschaften und sind allen gegenüber offen. Sie finden es schlimm, alleine zu sein, denn sie brauchen Beziehungen, um sich sicher und geborgen zu fühlen. Die Anwesenheit anderer gibt ihnen ein Gefühl von Schutz und Wärme. Wenn es einem anderen Menschen nicht gut geht, spüren sie das sofort - so stark fühlen sie sich mit den anderen verbunden. Sie können es nicht ertragen, wenn sich ein anderer Mensch nicht wohlfühlt, und möchten diesem dann sofort helfen. Sie leiden selber, wenn ein anderer leidet.

## *Freundschaftliche Beziehung*

*Phosphorus*-Kinder suchen insbesondere Beziehungen zu Freunden. Freunde - das können auch die Geschwister sein - sind wichtiger als alles andere. Der Verlust einer Freundschaft, zum Beispiel durch einen Umzug, ist für sie sehr schwer zu verarbeiten. Materielle Dinge beschäftigen sie weniger. Es geht immer um Menschen.

Sie sind sehr empfindlich für Stimmungen und manche Kinder sind dafür so offen, dass sie sogar über hellseherische Fähigkeiten verfügen. Diese Empfindlichkeit kann sie auch nervös und ängstlich machen, vor allem, wenn es dunkel ist oder vor einem Sturm bzw. einem Gewitter. Im Dunkeln können sie den anderen nicht mehr sehen und fühlen sich allein. Hier spielt auch die Angst vor Geistern eine Rolle, die nicht nur auf ihrer Sensibilität beruht, sondern auch eine Folge ihrer großen Fantasie ist.

Obwohl sie keinen Streit mögen, können sie leicht zornig werden. Phosphor ist leicht entflammbar! Doch meist geht dieser Zorn schnell wieder vorüber. Es sind keine Kinder, die lange Groll hegen. Am liebsten sind sie schnell wieder gute Freunde.

## *Lichtträger*

Die Kinder besitzen eine intensive Ausstrahlung. Ihre Augen und Haaren können glänzen. Ganz von selbst werden sie dadurch zum strahlenden Mittelpunkt, obwohl sie es nicht bewusst forcieren. Es handelt sich dabei nicht so sehr um das Bedürfnis nach Aufmerksamkeit wie bei *Pulsatilla*-Kindern oder nach Anerkennung und Achtung wie zum Beispiel bei *Aurum*-Kindern, sondern vielmehr um das Bedürfnis, sich mit anderen verbunden zu fühlen.

*Phosphorus*-Kinder können gut kommunizieren. Sprachen lernen sie spielerisch, sie führen gerne Gespräche und schreiben meistens gerne. Da Kommunikation nicht nur über Worte funktioniert, lieben *Phosphorus*-Kinder auch körperliche Kontakte, da sie dabei etwas von ihrer eigenen Liebe teilen können. Ebenso empfangen sie über Berührungen auch Energie von anderen. Hahnemann beschreibt das schon in seiner Einleitung zu diesem Mittel. Sehr viele Beschwerden können bei ihnen durch Massage oder Berührungen verbessert werden. Es geht dabei nicht um das Muskelkneten oder Ähnliches, sondern um den Austausch von Energie. Leichte Berührungen sind dafür schon ausreichend.

## *Lernen und helfen*

Neben der gewissenhaften Pflege alter Kontakte – gute Freunde sind fürs Leben – knüpfen sie gern neue Beziehungen. Schon in sehr jungem Alter möchten sie neue Menschen und neue Interessengebiete kennenlernen. Sie haben ein großes soziales als auch intellektuelles Interesse. Sie lieben es auszugehen und zu reisen, da dadurch ihre Neugier befriedigt wird und sie wieder etwas Neues kennenlernen.

Jeder begegnet in seinem Leben Problemen, und Leiden ist unumgänglich. Wir können einander helfen, die Probleme zu lösen oder sie zu verarbeiten, doch wir sind nicht in der Lage, die Probleme anderer zu übernehmen. Für *Phosphorus*-Kinder ist es sehr schwer, diese Tatsache zu akzeptieren, und sie neigen dazu, es trotzdem zu versuchen. Dadurch leiden sie selbst sehr mit, anstatt einfach nur Mitgefühl zu zeigen. Der Unterschied ist subtil, doch sehr wichtig für die Gesundheit, denn sie verlieren dadurch Energie an andere, die sie selbst benötigen würden, um im Gleichgewicht zu bleiben. Derjenige, dem die Energie zuteilwird, freut sich sicher, doch letzten

Endes wird auch er sich dessen bewusst werden, dass er sein Problem selbst lösen muss.
Das homöopathische Mittel *Phosphorus* kann dem *Phosphorus*-Kind dabei helfen, seine Grenzen zu wahren und sorgt dafür, dass die Energie sinnvoll eingesetzt wird.

## Körperliche Symptome

In vielen Büchern werden *Phosphorus*-Kinder nach ihren Äußerlichkeiten beschrieben. Unsere Erfahrung ist, dass das Äußere beim Erkennen eines Bildes durchaus hilfreich, jedoch nie ausschlaggebend sein kann. *Phosphorus*-Kinder können sowohl groß und schlank als auch klein und mollig sein. Glücklicherweise gibt es einige körperliche Symptome, die für *Phosphorus*-Menschen typisch sind.
Man sieht häufig eine erhöhte Blutungsneigung. Kleine Wunden bluten lange nach, zum Beispiel nach einer Zahnentfernung. Sie bekommen schnell blaue Flecken und subkutane Blutergüsse. Nasenbluten kommt bei ihnen häufiger vor als bei anderen.
*Phosphorus* und *Sulfur* sind die Mittel, die bei brennenden Schmerzen am besten passen. Diese Schmerzen können überall im Körper auftreten, doch vor allem im Magen. Der Schmerz wird durch das Trinken oder Essen von etwas Kaltem kurzfristig gelindert, sobald sich jedoch der Mageninhalt erwärmt hat, fängt das Brennen wieder an.
Die meisten Schmerzen werden bei *Phosphorus*-Kindern durch Massage oder Berührung erleichtert, da sie sehr gut auf die Zuneigung und Wärme anderer Menschen reagieren.
*Phosphorus* kann bei Erkrankungen der Atemwege sehr gut passen, wie einer Bronchitis oder auch einer Lungenentzündung, ebenso bei Heiserkeit und Konzentrationsproblemen. Zu langes Studieren kann *Phosphorus*-Kinder geistig erschöpfen.
Ein Merkmal, das man sehr oft bei *Phosphorus* antrifft, ist, dass sie nur auf der rechten Seite schlafen können. Auf der linken Seite werden sie niemals einschlafen!

## Ernährung

*Phosphorus*-Kinder lieben kalte Getränke, Milchshakes und Eis und sind oft verrückt nach Schokolade. Was Fisch und Süßes betrifft, besteht entweder ein Verlangen oder eine Abneigung.

# Phosphorus in der Praxis

## *Paula: Allergie, Ekzem und Kopfschmerz*

Paula hatte schon Hautbeschwerden seit dem Babyalter. Ein großes Ekzem war von sich aus geheilt, doch als sie zu mir kam – sie war inzwischen neun Jahre alt – litt sie an einem hartnäckigen Ekzem zwischen ihren Zehen. Außerdem juckten ihre Augen, wenn sie beim Reiten war. Die wichtigsten Beschwerden waren zu diesem Zeitpunkt ihre Kopfschmerzen. Diese traten auf, wenn sie zu wenig geschlafen hatte und aufgrund von Anspannungen, sowohl positiver Natur wie bei Nikolaus oder ihrem Geburtstag, als auch bei negativen Emotionen. Wenn sie gut geschlafen hatte, ließen die Kopfschmerzen wieder nach.

In der Familie kamen viele Allergien und auch Asthma vor. In den vorhergehenden Generationen hatten einige Familienmitglieder eine Kur wegen Tuberkulose gemacht.

Sie war ein sanftes, einfaches und offenes Mädchen. Ihre Mutter erzählte, dass sie sehr ängstlich sei, wenn sie allein war und auch bei Dunkelheit. In ihrem Zimmer musste ein Licht brennen. Sie liebte Menschen und Tiere. Pferde waren ihre Lieblingstiere.

Sie liebte Fisch. Käse mochte sie nicht so gern. Sie schlief immer auf ihrer rechten Seite.

Nach einer Gabe *Phosphorus* verbesserte sich ihr Befinden so stark – sie hatte keine Kopfschmerzen mehr, kein Jucken, und das Ekzem war verschwunden – dass wir beschlossen sie nur dann wieder zu sehen, wenn die Beschwerden zurückkommen würden.

# Das Pulsatilla-Kind

*Wiesenküchenschelle, Wiesenkuhschelle, Anemone pratensis (anemos = Wind; pulsare = bewegen)*

*Pflanzliches Mittel (Fam. nat. Ranunculaceae)*

## „Bedürfnis nach Trost“

### *Herkunft*

*Pulsatilla* ist eines der schönsten homöopathischen Mittel. Schön, weil der dazu passende Menschentyp ein „Archetypus“ ist. Laut manchen Homöopathen steht das Bild von *Pulsatilla* für Eva, die Urfrau. Als Heilmittel hat es in jedem Fall Bezug zur Mutterschaft und zum Mutterwerden. Seit jeher wird es bei Frauen, die unerwünscht kinderlos bleiben, obwohl sie gesund sind, eingesetzt. Und viele von ihnen werden schwanger.

Wenn wir diese, im wahrsten Sinne des Wortes, liebliche Pflanze betrachten, erhalten wir schon sehr viele Informationen über den Charakter des Kindes, das dazu passt.

„Anemos“ bedeutet nämlich „Atem“ oder „Wind“ und „pulsare“ bedeutet „bewegen“. In England wird diese Anemone nicht umsonst „Windflower“ genannt. Bei jedem Windhauch tanzt diese Blume.

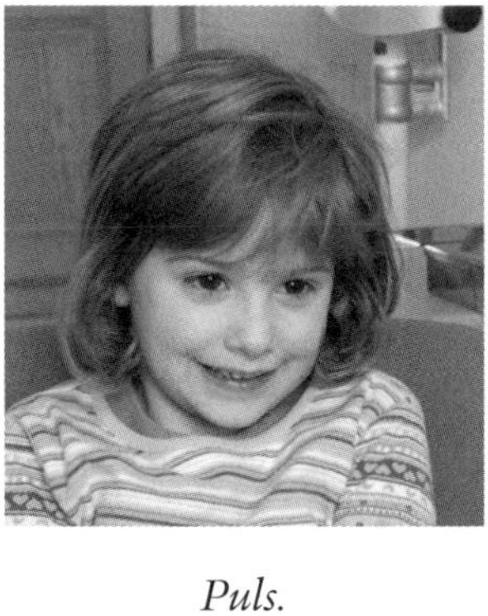

*Puls.*

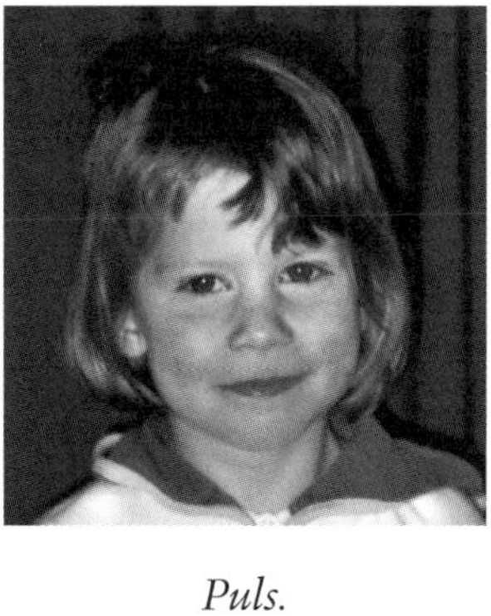

*Puls.*

Noch eindrucksvoller ist der Satz, den der berühmte Kräuterkenner Dodanaeus über Pulsatilla gesagt hat: „Die Blume, Anemone genannt, ist aus den Tränen gewachsen, die Venus auf die Erde vergoss, als sie ihren jungen Adonis beweinte."
Pulsatilla wächst vor allem an sonnigen Stellen auf Sandböden. Die Pflanze enthält viel Silicium, daher weist sie viele Ähnlichkeiten mit dem Mittel *Silicea* auf.

## *Zart und liebenswert*

*Pulsatilla*-Kinder besitzen meist einen liebenswerten und sanften Charakter. Anfangs sind sie etwas schüchtern, doch sobald sie die Menschen etwas kennen, kommen sie aus sich heraus. Sie lieben Gesellschaft und blühen förmlich auf, wenn sie merken, dass andere sie mögen. Sie brauchen Aufmerksamkeit und haben daher ein Verlangen nach Zuwendung und Zärtlichkeit. Es scheint ein Mittel zu sein, das nur bei Mädchen passt, doch in der Praxis wird es mit regelmäßigem Erfolg auch bei Jungen verordnet. Diese Jungen haben meist eine sensible, milde Art. Auch sie lieben Streicheleinheiten und es ist keine Ausnahme, dass ein dreizehnjähriger *Pulsatilla*-Junge zu seiner Mutter auf den Schoß krabbelt, um zu kuscheln!
So wie sich die Blume dem Wind beugt, passen sich *Pulsatilla*-Kinder ebenfalls leicht ihrer Umgebung an. Sie wissen, wie angenehm es ist, wenn Menschen liebenswürdig und freundlich sind. Alle Hahnenfußgewächse (*Ranunculaceae*) wie auch *Staphisagria* und *Aconitum* möchten, dass die Menschen auf eine respektvolle Weise miteinander umgehen. Unrecht und Grobheiten ertragen sie schlecht. *Pulsatilla*-Kinder fühlen sich nur dann gut, wenn sie wissen, dass sie geliebt werden. Wenn sie sich wohlfühlen, haben sie selbst auch sehr viel Liebe zu geben.

## *Mütterlich*

*Pulsatilla*-Mädchen sind schon sehr früh kleine „Mamas". Sie spielen mit Puppen und lieben es, andere Kinder wie Babys zu umsorgen. Doch sie wollen auch selbst gerne Baby spielen. Mit dieser Rolle kennen sie sich aus. Sie spüren sehr gut, was andere brauchen und werden alles tun, um diese Wünsche zu erfüllen.

Von dieser Fürsorglichkeit ausgehend ist es naheliegend, dass *Pulsatilla*-Mädchen schon in sehr jungen Jahren das Verlangen haben, Mutter zu werden. Die Göttin Venus, die zu *Pulsatilla* gehört (oder Aphrodite im Griechischen), ist das Symbol für die Urmutter wie Maria in der christlichen Welt.
Aufgrund ihres Bedürfnisses nach Wärme und Fürsorge lieben sie Geselligkeit. „Gemütlich“ ist ein Wort, das sie gerne verwenden. In guter Gesellschaft fühlen sie sich wie ein Fisch im Wasser, vorausgesetzt sie bekommen die notwendige Aufmerksamkeit. Denn Aufmerksamkeit und Zuwendung sind der Treibstoff für ihr Leben, ohne den sie verkümmern.

## *Emotional und Bedürfnis nach Trost*

Die Gefühle von *Pulsatilla*-Kindern sind sehr starken Schwankungen unterworfen. In einem Moment sind sie tief betrübt und eine Sekunde später können sie wieder fröhlich strahlen. Ihr Leben wird durch ihre Emotionen bestimmt und sie können nichts dagegen tun. Dort liegen ihre Kraft und auch ihre Verletzbarkeit.
Bei Mädchen in der Pubertät, die schon ihre Menstruation haben, kommt das noch deutlicher zum Ausdruck. In den Tagen vor der Menstruation haben sie starke Stimmungsschwankungen. Ohne ersichtlichen Grund können sie plötzlich anfangen zu weinen. Für andere Menschen, insbesondere ihre Freunde, ist das sehr schwer nachvollziehbar. „Man weint doch nicht einfach so?“ Und ob. *Pulsatilla*-Mädchen haben manchmal das Bedürfnis, einfach so zu weinen. Vor allem das Gefühl der Einsamkeit kann sie überfallen. Dieses Gefühl kann so stark sein, dass sie meinen, allein auf der Welt zu sein. Um die Einsamkeit zu vertreiben, suchen sie Wärme und Trost. Sie sind dann auch sehr froh, wenn der Vater, die Mutter oder ein netter Freund in der Nähe ist, der ihnen Trost spenden kann!
*Pulsatilla* kann diese Kinder natürlich nicht verändern. Sie bleiben gefühlsbetont und es ist auch nichts daran falsch. Doch das Mittel hilft ihnen dabei, ein stabileres emotionales Gleichgewicht zu entwickeln, damit sie nicht von jedem „Windhauch“ aus der Bahn geworfen werden. Wenn *Pulsatilla* gut passt, ist es außerdem in der Lage, die körperlichen Beschwerden zu heilen.

## *Körperliche Symptome*

Bevor man *Pulsatilla* als homöopathisches Mittel verwendete, wurde die Pflanze schon bei Augenbeschwerden eingesetzt, vor allem, wenn es sich um Entzündungen mit mildem, gelbem Ausfluss handelte. Denselben Ausfluss haben *Pulsatilla*-Kinder auch bei Erkältungen, wobei diese bei ihnen generell leicht in Ohrenentzündungen übergehen.

Egal welche Beschwerden *Pulsatilla*-Kinder haben, vom Ekzem bis zu Gelenksbeschwerden, frische Luft tut ihnen immer gut. Enge Räume mögen sie gar nicht. Wenn sie im Freien spielen, werden sie oft von selbst gesund, vor allem, wenn ein frischer Wind weht. Daher lieben sie auch den Strand, es darf bloß nicht zu warm sein.

*Pulsatilla* ist eines der Mittel, das einen starken Bezug zu den weiblichen Hormonen hat. *Pulsatilla*-Mädchen haben oft Beschwerden rund um die Menstruation. Sie fühlen sich vorher meistens emotional noch labiler als sonst und leiden häufig an Bauch- und Kopfschmerzen. Genau so wechselhaft, wie ihre Gefühle sind, so unterschiedlich können die Regelblutungen in Dauer und Intensität sein. Manchmal bleibt die Menstruation monatelang aus, dann kommt sie wieder in sehr kurzen Abständen.

Doch für alle Beschwerden gilt: Trost bringt immer Erleichterung.

## *Ernährung*

Genau so, wie sie frisches Wetter lieben, mögen *Pulsatilla*-Kinder auch frisches Essen. Rohkost, Obst und leichte Kost bekommen ihnen am besten, während sie schweres und fettiges Essen nicht gut vertragen. Von fettem Essen wird ihnen schnell übel. Auffällig ist, dass sie wenig Durst haben. Sie müssen sich wirklich bemühen, um die täglich notwendige Flüssigkeitsmenge zu trinken.

# Pulsatilla in der Praxis

## *Vera und ihr empfindlicher Darm*

Vera war ein Jahr alt, als sie mit ihrer Mutter zu mir kam. Ab dem Zeitpunkt, als ihre Mutter aufhörte zu stillen, mit ungefähr sieben Monaten, bekam sie rote Hautausschläge. Sie reagierte auf verschiedene Nahrungsmittel wie Milchprodukte, Eier, Orangen und Nektarinen. Auch ihr Darm war sehr empfindlich und reagierte auf dieselben Nahrungsmittel.

Sie bekam sehr schnell kalte Hände, doch im Allgemeinen war ihr immer warm. Sie hielt sich am liebsten im Freien auf und auch ihre Beschwerden verbesserten sich an der frischen Luft.

Vera war sehr liebenswert und offen. Sie hatte blonde Haare und blaue Augen, sie war gemütlich, fröhlich und lachte viel. Sie liebte Gesellschaft und ging gerne aus. Je mehr Freunde sie hatte, desto glücklicher fühlte sie sich. Sie war fremden Menschen gegenüber nicht ängstlich und hatte auch sonst wenig andere Ängste. Nur kleine Räume mochte sie nicht und sie erschrak bei lauten Geräuschen.

Nach einer Gabe *Pulsatilla* ging es ihr gesundheitlich schon viel besser. In den folgenden Monaten brauchte sie ab und zu nochmals eine Gabe *Pulsatilla*.

## *Sandra: Ohrenentzündung*

Sandra hatte in ihrem kurzen Leben – sie war noch kein Jahr alt – schon vier Mal eine Ohrenentzündung gehabt. Sie war fünf Monate alt, als sie zum ersten Mal erkältet war. Seit diesem Moment schien ihr Gehör in Mitleidenschaft gezogen worden zu sein. Die Ohrenentzündungen waren immer mit Antibiotika behandelt worden.

Sie schlief gut und hatte einen gesunden Appetit. Sie liebte Obst, Brot und Milch. Beim Trinken und auch im Bett schwitzte sie stark am Kopf.

Sandra war sehr liebenswert, lebendig und fröhlich. Sie besaß ihren eigenen Willen und hatte am liebsten viele Leute um sich herum. Sie genoss die Gemütlichkeit, saß gern auf dem Schoß und liebte es zu kuscheln. Wenn sie traurig war, wurde sie gern getröstet.

Nach einer Gabe *Pulsatilla* ging es Sandra schnell besser. Die Erkältungen verschwanden und das Gehör verbesserte sich.
In den zwei darauf folgenden Jahren brauchte sie jedes halbe Jahr eine Gabe *Pulsatilla* gegen sich anbahnende Erkältungen. Als ich sie fünf Jahre später wieder sah, war bis dahin alles gut verlaufen. Sie hatte aber seit Kurzem wieder Ohrenbeschwerden und natürlich verordnete ich erneut *Pulsatilla*.

# Das Saccharum officinale-Kind

*Zuckerrohr*

*Pflanzliches Mittel*

## „Zucker zur Beruhigung“

### *Herkunft*

Meine erste Erfahrung mit frischem Zuckerrohr sammelte ich in der Dominikanischen Republik. Nach einem mehrstündigen Spaziergang durch den tropischen Wald kamen wir an einer Siedlung vorbei. Unser Reiseführer bat eine Frau um ein Stück Zuckerrohr, das in ihrem Garten lag. Breit lächelnd schnitt sie für jeden von uns ein riesiges Stück ab und wartete auf unsere Reaktionen während der Verkostung. Es schmeckte kühl wie Eis und süß wie Honig, herrlich, nahrhaft und gleichzeitig durststillend. Genau das, was wir nach so einer Tour brauchten! Nicht zu vergleichen mit dem Zucker, der daraus hergestellt wird. Unsere schmunzelnden Gesichter sprachen für sich, und ohne etwas zu fragen, schnitt sie für jeden von uns noch ein Stück ab.

### *Ein Mittel für unsere Zeit*

Der Zuckerkonsum ist im Vergleich zu früher massiv gestiegen. Und das, obwohl Ernährungsberater und Zahnärzte vor übermäßigem Verzehr warnen und der einflussreiche Homöopath Constantin Hering schon vor hundertfünfzig Jahren andeutete, dass Zucker viele Krankheiten verursachen könne. Scheinbar brauchen wir mehr Zucker als unsere Vorfahren. Aber warum? Wofür steht Zucker?
Zucker steht für „Liebe“ („sugar“ ist die englische Bezeichnung für „Schatz“!). Kinder, die *Saccharum* als Mittel benötigen, sehnen sich nach Aufmerksamkeit, Liebe und Zuneigung und tun alles, um dies zu bekommen. Zucker, nach dem sie oft wie verrückt sind, verringert ihre Unruhe. Es scheint, dass *Saccharum* eines der wichtigsten homöopathischen Mittel für unruhige Kinder ist. Das *Saccharum*-Bild kommt oft auch bei Erwachsenen vor, doch bei Kindern ist es

einfacher zu erkennen. Wahrscheinlich ist *Saccharum* bei Kindern auch einfach häufiger indiziert.

## Angst verlassen zu werden

Hinter dem starken Verlangen nach Liebe und Aufmerksamkeit steckt bei *Saccharum*-Kindern ein Mangel an Selbstliebe. Aus diesem Grund haben sie Angst, die Liebe ihrer Mutter zu verlieren und beanspruchen sie vollständig. Sie haben große Angst verlassen zu werden. Auch nachts möchten sie am liebsten bei ihrer Mutter im Bett schlafen.

Die Ursache ist oft, dass ein tatsächlicher Mangel an Aufmerksamkeit vorhanden ist und gleichzeitig ein großes, natürliches Bedürfnis nach Aufmerksamkeit besteht. Unterschiedliche Faktoren können dabei eine Rolle spielen, unter anderem tatsächliche Vernachlässigung, aber auch ein Mangel an Körperkontakt. Daher ist das Stillen so wichtig für alle Kinder. Nicht nur aufgrund der vielen wichtigen Stoffe, die die Muttermilch enthält, sondern auch für den intimen Kontakt. Süßigkeiten bzw. Zucker können diese Zuwendung natürlich nicht ersetzen, sondern verstärken die Unzufriedenheit nur noch mehr, da die emotionale Leere ja bestehen bleibt.

Das Bedürfnis nach Liebe und Körperkontakt äußert sich bei *Saccharum*-Kindern in Verhaltensweisen wie Daumenlutschen, Nägelbeißen - selbst Zehennägel - und dem Verlangen, getragen oder geschaukelt zu werden. Während das eine Kind Körperkontakt sucht, hat das andere Schwierigkeiten damit, sich berühren oder liebkosen zu lassen. Eine weitere Möglichkeit Aufmerksamkeit zu erhalten, besteht darin, fortwährend Fragen zu stellen oder etwas zu erzählen. Wenn sie etwas wollen, dann möchten sie es SOFORT, da sie sehr ungeduldig sind.

## Schlechte Konzentration

Wenn sie nicht bekommen, was sie wollen, können *Saccharum*-Kinder sehr wütend, herausfordernd, eifersüchtig und aggressiv werden. Sie fordern Aufmerksamkeit, indem sie schlagen, treten, mit Sachen werfen oder sich wie ein Clown benehmen. Sie ziehen alle Register, um ihr Ziel zu erreichen. Sie fühlen sich vernachlässigt und lassen das ihre Umgebung deutlich spüren.

Ein weiteres Problem ist ihre Konzentration. Sie sind sehr leicht abgelenkt, da sie stets alles anschauen und anfassen möchten. Selbst die kleinsten Dinge können ihre Aufmerksamkeit ablenken. Sie finden nur dann Ruhe, wenn sie lernen, sich selbst zu achten, denn tief in ihrem Inneren fühlen sie sich unsicher, schüchtern und sehnen sich nach einem sicheren, warmen Zuhause. Sehnsucht tritt bei *Saccharum*-Kindern häufig auf. Kritik fassen sie als Bestätigung für ihr negatives Selbstbild auf. Sie sehnen sich so nach positiver Bestätigung! Homöopathie kann selbstverständlich die Erziehung nicht ersetzen, doch homöopathische Mittel helfen dabei, alte Wunden zu heilen. Das ist das Ziel.

## *Körperliche Symptome*

*Saccharum*-Kinder haben eine blasse Hautfarbe und einen schmächtigen Körperbau, doch auch der umgekehrte Fall wird beschrieben, denn sie essen entweder zu wenig oder zu viel. Im späteren Alter kann *Saccharum* auch Menschen mit Essstörungen helfen, sofern ein Mangel an Aufmerksamkeit die tiefere Ursache ist.
Ekzeme kommen bei *Saccharum*-Kindern häufig vor. Auch verschiedene Entzündungen, besonders in Nase, Hals, Nebenhöhlen und Ohren treten auf. Wenn die Kinder etwas älter sind, kann es zu Diabetes mellitus kommen, aber auch zu Hypoglykämie (Zuckermangel im Blut). Aphthen und eine Anfälligkeit für Würmer sind spezielle Hinweise für dieses Mittel.

# Das Sepia-Kind

*Inhalt des Tintenbeutels des Tintenfisches Sepia officinalis (Weichtier)*

*Tierisches Mittel*

## „Tanzend durchs Leben"

### Herkunft

Die Sepia ist eine kleine Art der Tintenfische, die auch in der Nordsee vorkommen. In südeuropäischen Ländern ist dieser Fisch eine Spezialität. Sepia ist auch durch seine innere Schale bekannt, die für Käfigvögel als Schnabelwetzstein dient. Seit eh und je wird die Tinte der Sepia benutzt, um zu schreiben oder zu malen. Der Name „*Sepia*" wurde auch dem Farbton gegeben, der dem der Tinte ähnelt. Hahnemann kam auf dieses Mittel eher zufällig. Obwohl die alten Römer es schon als Medizin verwendeten, war es zu seiner Zeit kein Heilmittel mehr. Einer seiner Patienten war Kunstmaler und litt an vielerlei körperlichen Symptomen. Gemeinsam suchten sie nach der Ursache dieser Beschwerden. Als Hahnemann den Künstler bei der Arbeit mit ostindischer Tinte beobachtete, fiel ihm auf, dass dieser den Pinsel immer wieder mit seiner Zunge befeuchtete. Hahnemann vermutete den Übeltäter in der Tinte. Durch umfassende Untersuchungen dieses Stoffes entdeckte er die große Heilkraft von *Sepia*.
*Sepia* ist eines der bekanntesten homöopathischen Mittel und kommt sehr oft in den Wechseljahren und bei allen Beschwerden, die mit diesem Übergang zusammenhängen, zum Einsatz. Weniger bekannt ist, dass es auch ein passendes Mittel für Kinder ist.

### Selbstständig

*Sepia*-Kinder sind im Allgemeinen sehr früh selbstständig, auch wenn sie eher feinfühlig und zerbrechlich erscheinen. Bei der ersten Begegnung ähneln sie *Phosphorus*-Kindern, da sie offen und sensibel sind. Doch im Gegensatz zu *Phosphorus*-Kindern können sie sich sehr gut allein beschäftigen und brauchen nicht notwendigerweise einen anderen Menschen.

Sie wissen, was sie wollen und ähneln in vielerlei Hinsicht *Nux vomica*-Kindern. Sie haben einen starken Willen, sind energiegeladen und temperamentvoll. Während des ersten Kontaktes geben sie sich offen und spontan, doch mit der Zeit zeigt sich, dass sie ihre wahren Gefühle nicht preisgeben. Nur in einer vertrauten Umgebung öffnen sie sich ganz und offenbaren ihre innersten Geheimnisse. Über weniger intime Dinge können sie allerdings sehr ausschweifend erzählen!

## *Gefühl für Rhythmus*

Schon wenn sie sehr klein sind, fällt auf, dass sie sofort zu tanzen beginnen, wenn sie Musik hören. Sie haben ein bemerkenswertes Rhythmusgefühl. Hierin besteht ein klarer Unterschied zu *Nux vomica*-Kindern, die nicht dieses unverkennbare Bedürfnis nach Bewegung haben. Wenn *Sepia*-Kinder zu einem Fest eingeladen werden, kann es sein, dass sie nur widerwillig hingehen, doch sobald getanzt wird, schlägt die Stimmung um. Das Verlangen zu tanzen und das beglückende Gefühl dabei sehen wir bei verschiedenen homöopathischen Mitteln, zum Beispiel auch bei *Carcinosinum*. Im Allgemeinen gilt bei *Sepia*-Kindern, dass sie sich gerne körperlich betätigen und sich dabei auch am wohlsten fühlen. Neben Lesen und Musizieren sollten diese Kinder auf jeden Fall eine Sportart oder einen Tanzsport ausüben!

## *Starke Bindung zur Mutter*

*Sepia* wird in der Praxis oft bei Mädchen verordnet. Das kann darauf beruhren, dass das Bild bei Jungen schwieriger zu erkennen ist und die körperlichen Beschwerden bei Mädchen deutlicher sind. *Sepia*-Mädchen haben häufig eine auffällig starke Bindung zu ihrer Mutter, was im Widerspruch zu ihrer Selbstständigkeit zu stehen scheint. Wenn sie dann auch noch eine „*Sepia*-Mutter“ haben, erwecken sie manchmal den Anschein von siamesischen Zwillingen - Mutter und Tochter als untrennbares Duo, die sich auch in ihrem Äußeren ähneln. Obwohl wir mit der Beschreibung bestimmter äußerlicher Merkmale bei der Darstellung eines Arzneimittelbildes vorsichtig sein müssen, ist es auffällig, dass *Sepia*-Kinder oft dunkle Haare haben, vor allem wenn sie älter werden.

## *Empfindlich und schnippisch*

Sie sind nicht weinerlich, doch wenn sie Kummer haben, sollte man sie am besten allein lassen. Sie mögen nämlich keinen Trost, sondern ziehen sich lieber zurück, zum Beispiel auf ihr Zimmer. Bestimmte Eigenschaften der Tintenfische sehen wir auch bei *Sepia*-Kindern. Wenn sie sich bedroht fühlen, flüchten sie oder gehen zum Angriff über. Wenn sie etwas älter sind, können sie eine ziemlich spitze Zunge entwickeln und ihre scharfen Worte sind vergleichbar mit der Tinte, die der Tintenfisch verspritzt. Verletzungen vergessen sie nicht so schnell. Selbst wenn sie lange zu einer Sache geschwiegen haben, können sie plötzlich „zuschlagen" und treffen den anderen dann auch mühelos an seiner empfindlichsten Stelle. Sie scheinen eine Art „sechsten Sinn" dafür zu besitzen! Wie *Phosphorus*-Kinder haben auch *Sepia*-Kinder ein gutes Menschenverständnis, doch sie leiden weniger mit den Menschen mit.

## *Einsamkeit*

Sie erscheinen stur und unabhängig, doch in Wirklichkeit ist das ihr Schutz gegen tiefere Verletzungen. Wenn sie sich nicht anerkannt und geliebt fühlen, entsteht ein Einsamkeitsgefühl. Im Unterschied zu *Phosphorus*-Kindern besitzen sie nicht die Fähigkeit, ihre Gefühle direkt zum Ausdruck zu bringen. Sie sind dann zurückhaltend und dies umso mehr, wenn sie schon einmal in ihren Gefühlen verletzt wurden. *Sepia* hilft ihnen dabei, die Verletzung zu heilen und wieder warm und offen gegenüber anderen zu werden.

## *Körperliche Symptome*

*Sepia*-Kinder frösteln leicht und haben ein starkes Verlangen nach Wärme und Sonne. Sie sind echte Sonnenanbeter! Sie kommen morgens nur schwer aus dem Bett, dafür sind sie abends umso lebendiger.

Neben Kopf- und Bauchschmerzen sehen wir bei *Sepia*-Kindern Hals-, Nasen- und Ohrenprobleme sowie Hautbeschwerden. Die Haut ist oft trocken und kann auch anfällig für Fieberausschläge rund um den Mund sein. Viele *Sepia*-Kinder haben Warzen. Bezeichnend für *Sepia* ist eine gelbliche Gesichtsfarbe. Wenn bereits kleine

Mädchen an Vaginalausfluss leiden, ist *Sepia* eines der in Frage kommenden Mittel.
Durch körperliche Anstrengung kommt ihr Energiehaushalt ins Gleichgewicht.

## *Ernährung*

Es besteht oft ein besonders starkes Verlangen nach Schokolade. Auch Süßigkeiten, scharf gewürzte Speisen und Saures essen sie gern. Meist mögen *Sepia*-Kinder kein Fett und sie vertragen es auch schlecht.

# Das Silicium-Kind

*Kiesel (Si)*

*Mineralisches Mittel*

## „Schmächtig aber zäh"

### *Herkunft*

Bis vor Kurzem verordneten wir ausschließlich *Silicea* (Siliciumoxid). In der Zwischenzeit verschreiben wir häufiger *Silicium* in der Reinform.
Silicium ist eines der am häufigsten vorkommenden Elemente auf der Erde. Nahezu alle Gesteine bestehen zum Teil aus diesem Element. Es bildet sozusagen die Erdkruste. Der Name *„Silicium"* stammt vom lateinischen „silex" (Kiesel).
Die Anwendung von Silicium ist sehr verbreitet. Steinhäuser verdanken ihre Haltbarkeit siliciumhaltigen Verbindungen. Man fügt es bei der Herstellung von Stahlkonstruktionen bei, um diese biegsamer zu machen. Silicium ist der wichtigste Grundstoff der Halbleitertechnik und wird unter anderem für die Herstellung von Computermikrochips verwendet. Die wichtigste Anwendung ist zweifellos als Glas bildende Komponente in der Glasindustrie.

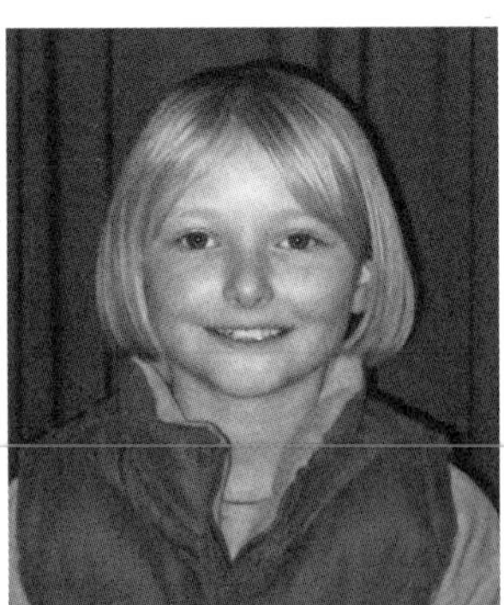

*Sil.*

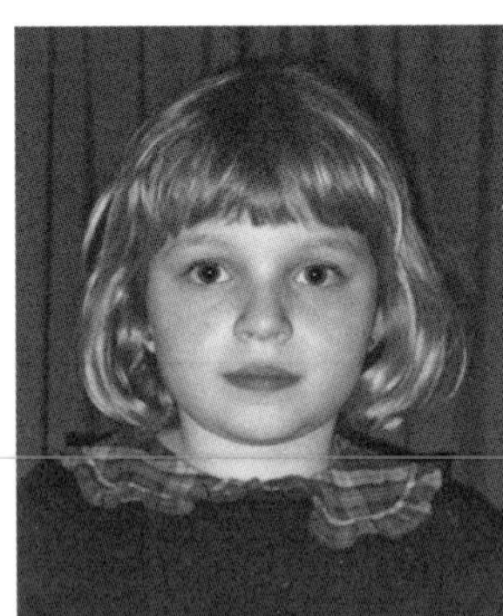

*Sil.*

In unserem Körper spielt Silicium ebenfalls eine wichtige Rolle. Es sorgt für stabile Knochen und festes Bindegewebe. Ein Mangel an Silicium kann sich in kraftlosem Haar, brüchigen Nägeln und auch in schlecht heilenden Wunden bemerkbar machen.

## Gewissenhaft in Details

*Silicium*-Kinder besitzen ein scharfes Wahrnehmungsvermögen und einen guten Intellekt. Außerdem haben sie eine starke Intuition und ein Auge für Details. Wie *Phosphorus*-Kinder können sie gut etwas nachempfinden, doch sie lassen es sich nicht so schnell anmerken, da sie nicht gern in den Vordergrund treten. Im Umgang sind sie im Allgemeinen ruhig und unkompliziert, doch sie können auch sehr stur sein, wenn sie zu einem Thema eine andere Meinung haben. In der Schule lernen sie leicht, vor allem Mathematik liegt ihnen. Sie nehmen Informationen schnell auf, wissen viel und behalten alles, vor allem die Details. Hierin sind sie sehr gewissenhaft. Außerdem geben sie stets ihr Bestes und arbeiten sehr präzise.

## Fein und sensibel

*Silicium*-Kinder geben sich meist etwas fein und aristokratisch. Und auch ihr Körperbau entspricht diesem Verhalten, denn sie sind meist zierlich gebaut. Wenn sie aus einer stabilen Familie kommen, sind sie ausgeglichene Kinder. Sie können daher eine Stütze für andere Kinder sein, ohne eine Führungsrolle einzunehmen. Sie sind von sich selbst überzeugt, weil sie alles bis ins letzte Detail ausarbeiten. *Silicium*-Kinder sind sehr gewissenhaft.

Sie möchten gerne einen guten Eindruck hinterlassen, nicht so sehr von sich selbst, sondern von dem, was sie tun. Das Bild, das andere Menschen von ihnen haben, ist ihnen wichtig. Für ihren guten Ruf tun sie ihr Bestes und überlassen nichts dem Zufall. Dies ist einer der Gründe für ihre Präzision.

## Mild und nachsichtig

Eine weitere Eigenschaft von *Silicium*, die Biegsamkeit, finden wir auch bei *Silicium*-Kindern. Obwohl sie hinter ihrer eigenen Meinung stehen und manchmal sogar vorlaut sein können, streiten sie sich selten und geben eher nach, als es zu einem Streit kommen zu lassen.

Wenn sie eine andere Meinung haben, behalten sie diese oft lieber für sich. Dadurch können sie etwas reserviert wirken.

## *Empfindlich für Einflüsse von außen*

*Silicium*-Kinder sind sehr sensibel. Sie fühlen, was in anderen Menschen vorgeht und wissen manchmal Dinge, ohne dass diese ihnen erzählt wurden. Manche von ihnen besitzen sogar hellseherische Fähigkeiten. Es besteht eine Überempfindlichkeit gegenüber Einflüssen aus der Umgebung, wie beispielsweise Lärm. Durch ihre Feinfühligkeit geraten sie leicht aus dem Gleichgewicht, vor allem was ihr Selbstvertrauen betrifft. Dies kann mit dem Verhältnis, das sie zu ihrem Vater oder der Vaterfigur in ihrem Leben haben, zusammenhängen.

## *Schüchtern*

Bei Störungen ihres Gleichgewichts werden sie etwas zurückgezogener und schüchterner. Sie scheuen dann alle Situationen, in denen sie sich bewähren müssen, wie Prüfungen, Examina und wichtige Begegnungen. Sie fühlen sich verletzbar und zerbrechlich. Doch auch andere Ängste können zum Vorschein kommen. Eine typische Angst von *Silicium*-Kindern ist die Angst vor spitzen Gegenständen wie Nadeln, Stecknadeln und sogar vor einem Kugelschreiber, wenn er auf sie gerichtet ist. Im übertragenen Sinn kann dies als ein Gefühl von Verwundbarkeit gedeutet werden. Ein falsches Wort kann ihr sorgfältig aufgebautes Image zunichtemachen, so wie ein kleines Steinchen ein ganzes Fenster zerbrechen kann.
Um Fehler und damit verbundene emotionale Verletzungen zu vermeiden, arbeiten sie sehr gewissenhaft. Der Nachteil dabei ist, dass sie durch die Fixierung auf Details das große Ganze aus den Augen verlieren. Durch jeden Fehler, den ein anderer bei ihnen entdeckt, wird ihr Selbstvertrauen erschüttert.
Wenn diese Kinder *Silicium* bekommen, wird ihr Selbstvertrauen gestärkt und auch ihre allgemeine Kondition verbessert sich. So werden sie zu Menschen, auf die andere aufbauen können – stabil wie ein Fels.

## *Körperliche Symptome*

Der Körper von *Silicium*-Kindern ist oft nicht so gut entwickelt, sie sind feingliedrig und anfälliger für Krankheiten als andere Kinder. Der Intellekt ist hingegen stärker entwickelt als bei vielen anderen. Schon bei kleinen Kindern sehen wir, dass der Kopf im Verhältnis zum Körper etwas größer ist. *Silicium*-Kinder leiden häufig an Erkältungen, die leicht in Entzündungen der Ohren sowie der Kiefer- und Stirnhöhlen übergehen. Typisch bei *Silicium*-Kindern ist, dass die Drüsen manchmal steinhart werden können.
Sie frösteln leicht und haben viele Beschwerden durch Kälte.
Wenn diese Kinder krank werden, ist häufig der *Silicium*-Haushalt im Körper durcheinandergeraten. Dies kann zur Folge haben, dass Haare und Nägel brüchig werden, Wunden schlecht heilen und es zu Zahnproblemen sowie Störungen des Knochenwachstums kommt.
In der Pubertät leiden sie häufig an starker Akne, die mit dem homöopathischen Mittel *Silicium* geheilt werden kann. Eine der Beschwerden, von der wir oft bei *Silicium*-Kindern hören, sind Schweißfüße. Auch hier hilft *Silicium*, wenn das Gesamtbild stimmt.

## *Ernährung*

Der Widerwille gegen Milch kann so groß sein, dass *Silicium*-Kinder selbst Muttermilch, die beste Nahrung, die es gibt, verweigern. Sie vertragen meist keine Milch und kein Fett. Außerdem mögen *Silicium*-Kinder weder Salz, Fleisch noch warmes Essen. Sie essen gerne Eier (dann allerdings schon mit Salz) und bevorzugen kaltes Essen. *Silicium*-Kinder können auch Sand schmackhaft finden, was nicht so erstaunlich ist, da Sand zum Großteil aus *Silicium* besteht.

# Silicium in der Praxis

## *Ruud und Otorrhoe*

Ruud war sechs Jahre alt und litt seit seiner Geburt häufig an Otorrhoe, die meistens am rechten Ohr auftrat und nur gelegentlich am linken. Außerdem bekam er Bauchschmerzen bei Anspannung. Ruud hatte sehr schlechte Zähne, die schon in jungen Jahren kariös waren.

In der Schule war er äußerst beliebt, er hatte immer sehr viele Freunde und war „der Chef". Er entschied, was gespielt werden sollte und wer mitmachen durfte. Er war ein intelligenter Junge, der verantwortlich handelte. Mit seinen eigenen Sachen ging er sehr sorgfältig um.

Seine Mutter berichtete allerdings, dass er innerlich sehr unsicher sei. Er ließ es sich nicht anmerken, doch er hatte immer Angst, einen Fehler zu machen. Bei öffentlichen Veranstaltungen wie einem Puppentheater zog er sich eher zurück. Zorn äußerte er nur manchmal, und genau wie bei Angst und Schmerz neigte er auch hier eher zum Rückzug.

Ruud fröstelte leicht und hatte beim Essen wenig erkennbare Vorlieben oder Abneigungen. Auffällig war, dass er sehr stark schwitzte, während er schlief.

Aufgrund der Ohrenbeschwerden und der Herrschsucht in Kombination mit der Unsicherheit verordnete ich als erstes *Lycopodium*. Nach sechs Wochen zeigte sich keinerlei Reaktion. Die Angst zu versagen hatte eher zugenommen. Daraufhin gab ich ihm *Silicium*. Danach verbesserten sich sowohl seine Ohrenbeschwerden als auch seine Stimmung und er fühlte sich insgesamt wohler in seiner Haut! Im Zusammenhang mit einem Rückfall seiner Ohrenbeschwerden verordnete ich später nochmals eine Gabe *Silicium*. Als ich ihn ein halbes Jahr darauf wieder sah, hatte er seitdem keine Beschwerden mehr gehabt und fühlte sich besser als je zuvor. Laut seiner Mutter war er ein anderes Kind geworden mit viel mehr Selbstvertrauen und einer wesentlich besseren Stimmung.

# Das Staphisagria-Kind

*Stephanskörner, Läusepfeffer (Delphinium staphisagria)*

*Pflanzliches Mittel (Fam. nat. Ranunculaceae)*

## „Edelmütig und verletzlich“

### *Herkunft*

Die Familie der *Ranunculaceae*, zu der auch *Aconitum* und *Pulsatilla* zählen, hat ein deutliches gemeinsames Leitbild. Sie fühlen sich im Stich gelassen und allein. Sie suchen nach Harmonie mit anderen Menschen, um dieses Gefühl loszuwerden. Gegen Grobheiten sind sie sehr empfindlich. Menschen sollten einander respektieren, lieb haben und nicht verletzen. Dieses Feingefühl finden wir schon bei sehr kleinen Kindern. Eines ihrer Lebensmottos ist: Akzeptiere, dass die irdische Wirklichkeit oft hart und manchmal rücksichtslos ist.
Der alte römische Arzt Dioscurides verwendete die Samen dieser Pflanze, um die Menschen zum Erbrechen zu bringen und den Speichelfluss anzuregen. Daneben benutzte er es auch bei Zahnschmerzen. In der Volksmedizin wurde Delphinium staphisagria als Salbe verwendet, um Läuse abzutöten. Hahnemann kannte diesen Brauch und wies darauf hin, dass *Staphisagria* als homöopathisches Mittel noch wesentlich wertvollere Dienste leisten könne.
Staphisagria ist eine wenig verzweigte, meist zweijährige Pflanze, die bis zu einem Meter hoch wird und violette Blüten trägt. Der Gattungsname „Delphinium“ kommt vom griechischen Wort „delphinion“, was „Delfin“ bedeutet. Der Name bezieht sich auf die Blütenform, die einem Delfin ähnelt.

### *Feinfühlig*

*Staphisagria*-Kinder sind feinfühlig. Sie spüren, wie es einem anderen Menschen geht, und besitzen nicht selten hellseherische Fähigkeiten. Doch sie sind selbst auch äußerst empfindlich, was die Art und Weise betrifft, wie andere mit ihnen umgehen. In einer angenehmen und harmonischen Umgebung sind sie fröhlich und warmherzig mit der Feinfühligkeit und Verspieltheit eines Delfins.

Doch wenn sie verletzt werden – und das geschieht sehr leicht – kommt eine andere Seite zum Vorschein. In ihrem Zorn können sie heftig toben und mit Dingen werfen, allerdings nicht zielgerichtet, denn sie möchten niemanden verletzen. Sie tun dies aus einem Ohnmachtsgefühl heraus: „Wie können Menschen mir so was antun?"
Wenn sie sehr klein sind, können sie dieses Gefühl noch nicht in Worte fassen, doch man kann die Empörung und das Entsetzen an ihren Gesichtern ablesen. Einfach trösten hilft da nicht. Sie möchten in ihrer Wut ernst genommen werden. Sie wünschen sich, dass der andere versteht und nachempfindet, wodurch sie verletzt wurden.

## *Liebenswürdig und verletzbar*

Je älter sie werden, umso vorsichtiger werden sie und umso weniger geben sie von sich preis. Sie haben auf schmerzhafte Weise erfahren, dass nicht jeder so sensibel ist wie sie, und versuchen nun, sich gegen die harte Außenwelt zu schützen. Das tun sie, indem sie sich zurückziehen, wenn ihnen etwas unangenehm ist. Nach außen hin sind sie meist liebenswürdig und zuvorkommend. Das ist ihre Art, doch es ist gleichzeitig auch ein Verhalten, um Verletzungen zu vermeiden.
Dazu kommt, dass sie gerne als liebenswürdig wahrgenommen werden möchten. Sie brauchen die Wärme von anderen. Und sie möchten, dass auch die anderen liebevoll miteinander umgehen. Das bedeutet aber nicht, dass sie sich alles gefallen lassen, denn innerlich sitzt noch immer die gleiche Verletzbarkeit und Explosivität!

## *Respekt!*

*Staphisagria*-Kinder haben eine hohe Wertschätzung von sich selbst. Sie möchten gesehen und respektiert werden, was manchmal zu einer etwas arroganten Ausstrahlung führen kann.
Wenn sie sich in ihrer Haut wohlfühlen, werden sie aufgrund ihrer Autorität auf ganz natürliche Weise respektiert. In der Klasse oder in einem Klub werden sie oft zum Anführer oder Vertreter gewählt. In dieser Rolle können sie sehr liebenswert sein und mit Respekt und Gefühl gegenüber anderen handeln. Dabei achten sie mit Sicherheit darauf, dass auch die Kinder untereinander auf respektvolle

Weise miteinander umgehen. Doch ein Sprichwort lautet: „Hohe Bäume fangen viel Wind.“ In dieser Position sind sie also angreifbar. Andere Kinder, die nach Macht streben, werden versuchen, ihnen ihren Platz streitig zu machen, und das geht nicht immer auf die sanfte Art.

## *Stolz*

Wenn *Staphisagria*-Kinder verletzt werden, sprechen sie das Thema entweder sofort an und können dabei sehr heftig werden, was sie eigentlich nicht möchten, oder sie unterdrücken die Wut. Dann kann es lange dauern, bis sie darüber sprechen. Es ist sehr wichtig, dass Eltern dies berücksichtigen und ihr *Staphisagria*-Kind darin bestärken, die Wut zu äußern, denn unterdrückte Gefühle und verletzter Stolz können sie wirklich krank machen. Die meisten Beschwerden von *Staphisagria*-Kindern haben Bezug zu unterdrückten Emotionen.
Ihr Problem ist, dass sie leichter für andere eintreten als für sich selbst. Sie können auch schwer verstehen, dass Kinder grob oder ungerecht miteinander umgehen, und leiden darunter. Sie möchten zwar dagegen etwas unternehmen, doch manchmal fehlen ihnen die Kraft oder der Mut, um tatsächlich einzugreifen.
Kinder, die diesem Bild entsprechen – mit welchen körperlichen Beschwerden auch immer – benötigen *Staphisagria* als homöopathisches Mittel. Dieses Mittel bringt sie wieder ins Gleichgewicht, wodurch sie den Mut finden, sich deutlich zu äußern und sich den notwendigen Konfrontationen zu stellen, ohne ihre Empfindsamkeit für andere zu vernachlässigen.

## *Körperliche Symptome*

Verschiedene Beschwerden wie Kopfschmerzen, Magenschmerzen und Durchfall können entstehen, wenn sie ihren Zorn nicht äußern. Wenn der Zorn länger anhält, können sich die Beschwerden noch verschlimmern, sowohl körperlich als auch psychisch.
Auch körperliche Verletzungen nach einer Operation oder einer Blasenkatheteruntersuchung können mit *Staphisagria* geheilt werden. Es ist bekannt, dass viele Menschen nach einer Untersuchung der Blase eine Entzündung bekommen. *Staphisagria* wäre hier das Mittel der Wahl.

Augenbeschwerden sind ebenfalls charakteristisch für dieses homöopathische Mittel (Gersten- und Hagelkörner).

## *Ernährung*

*Staphisagria*-Kinder lieben würziges Essen und kalte Milch. Ältere Kinder können ein großes Verlangen haben zu rauchen, wovon natürlich abzuraten ist. Außerdem bekommen sie davon sofort Beschwerden.

# Das Stramonium-Kind

*Gemeiner Stechapfel (Datura stramonium)*

*Pflanzliches Mittel (Fam. nat. Solanaceae)*

## „Allein im dunklen Wald“

### *Herkunft*

Der Stechapfel ist eine Pflanze, die heutzutage in Europa häufig vorkommt und daher vielleicht einheimisch wirkt. Doch die Geschichte belegt, dass der Stechapfel vor mehr als vierhundert Jahren durch den spanischen Arzt Francisco Hernandez aus Amerika eingeführt wurde. Die darin enthaltenen Alkaloide Hyoscyamin, Atropin und Scopolamin werden auch heute noch in der Medizin eingesetzt. Die ganze Pflanze war früher aufgrund ihrer halluzinogenen Wirkung sehr populär, doch wegen der schweren Vergiftungserscheinungen wird sie zum Glück nur noch selten in dieser Form genutzt. Sie wurde auch bei seelischer Aufregung, Asthma und Krämpfen angewendet. Als homöopathisches Mittel ist sie ebenfalls in der Lage, derartige Krankheitsbilder zu lindern und oft auch zu heilen. Zur Familie der *Solanaceae* (Nachtschattengewächse) zählen unter anderem auch die homöopathischen Mittel *Belladonna* und *Hyoscyamus*.

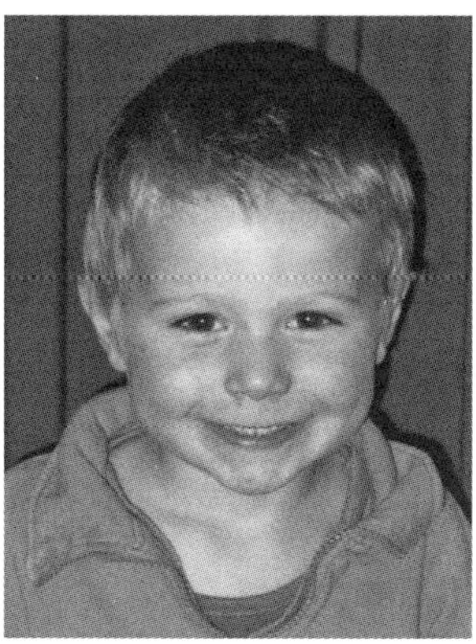

*Stram.*

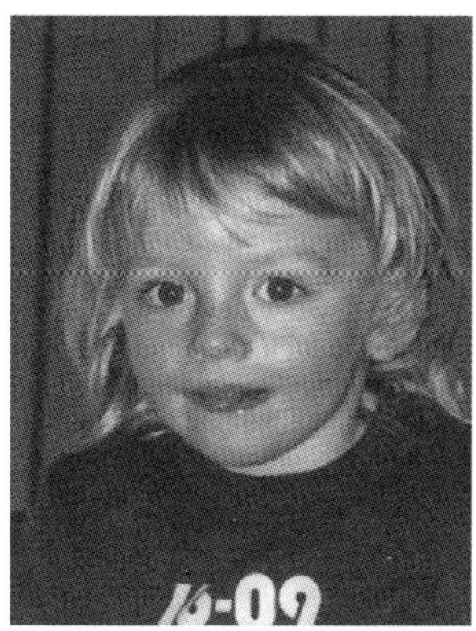

*Stram.*

## *Angst im Dunkeln*

*Stramonium*-Kinder oder Kinder, die sich vorübergehend in einem *Stramonium*-Zustand befinden, haben mit Sicherheit Angst im Dunkeln. Daher fürchten sie sich auch in einem Tunnel, was als starke Indikation für dieses Mittel gilt. Selbstverständlich gibt es mehrere Kindertypen, die Angst in der Dunkelheit haben, doch bei *Stramonium* ist es unverkennbar. Sie können panisch reagieren, wenn nicht wenigstens ein kleines Licht brennt! Sie haben schreckliche Vorstellungen, was alles mit ihnen geschehen könnte. Nicht selten kommen in ihrer Fantasie gefährliche Tiere vor, zum Beispiel große, schwarze Hunde, die sie anfallen, aber auch Monster und Menschen, die ihnen etwas zufügen wollen. Wenn ein kleines Licht brennt und sie wissen, dass ihre Eltern in der Nähe sind, fühlen sie sich sicher.

Wenn *Stramonium*-Kinder krank sind, können sie nachts plötzlich voller Panik erwachen. Dann möchten sie am liebsten zu ihren Eltern ins Bett oder von ihnen getragen werden.

Die Angst ist am besten mit dem Gefühl des plötzlichen Alleinseins im Dschungel oder in der Dunkelheit vergleichbar. Die Geräusche der wilden Tiere sind von allen Seiten zu hören und überall lauert der Tod. Eine typische Angst, die vor allem bei *Stramonium*-Kindern auftritt, ist die Furcht vor Wasser.

## *Fliehen oder angreifen*

Ihre Reaktion auf Angst ist Fliehen oder Angreifen. Schon im alltäglichen Umgang sind sie meist extrem in ihrer Verhaltensweise. Wenn sie fröhlich sind, können sie ausgesprochen herzlich sein, doch das Verhalten, das sie bei Angst zeigen, ist sehr auffällig. Wenn die Eltern oder ältere Menschen in der Nähe sind, suchen *Stramonium*-Kinder bei ihnen Schutz und klammern sich an ihnen fest. Wenn niemand in der Nähe ist, können sie auch angreifen, ähnlich einem Tier, das in die Enge getrieben wird. In ihrer Angst erkennen sie manchmal sogar ihre eigenen Eltern nicht mehr, vor allem, wenn sie aus einem Albtraum erwachen. Deshalb kann es vorkommen, dass auch mal ein Elternteil einen Kratzer oder einen Schlag abbekommt.

In ihrer Aggression machen sie Dinge kaputt, spucken oder werfen mit Gegenständen. Obwohl dahinter Angst steckt, kann es für Außenstehende manchmal wie ein Wutausbruch ohne Grund erscheinen. In der Schule, zu Hause oder in der Nachbarschaft können *Stramonium*-Kinder viel Schaden anrichten, wenn sie sich bedroht fühlen.

## Ruhelose Kinder

Ähnlich wie *Belladonna*-Kinder können *Stramonium*-Kinder sehr unruhig sein und werden deshalb schnell in die AD(H)S-Schublade gesteckt. Sie rennen beispielsweise hin und her, klettern überall hinauf, stellen alles auf den Kopf, machen großen Rabatz, dann spielen sie wieder den Clown, erzählen endlose Geschichten oder singen Lieder. Was das Singen betrifft, gleichen sie *Hyoscyamus*-Kindern, auch wenn diese meist viel eifersüchtiger sind. Bei AD(H)S kommen im Übrigen mehrere homöopathische Mittel in Frage (siehe Kapitel *„Unruhige Kinder in der Praxis“*).
In einer Extremsituation verlieren diese Kinder jedes Schamgefühl und möchten am liebsten nackt umherlaufen. Sie haben dann eine auffällig hohe Schmerztoleranz. Genau wie *Opium*-Kinder scheinen sie in ihrer Wildheit kaum Schmerz zu empfinden. Dazu kommen die grotesk anmutenden Bewegungen ihres Körpers, tanzartig oder gewunden und verkrampft.
Wie bereits erwähnt, entsteht die Angst meist durch Dunkelheit, doch wenn sie einmal überreizt sind, können *Stramonium*-Kinder auch durch zu grelles Licht, Spiegel und reflektierende Gegenstände irritiert werden.

## Körperliche Symptome

Schon Hahnemann berichtete, dass die eindrucksvollsten Symptome auf der psychischen Ebene zu finden sind. Körperlich stehen Krämpfe im Vordergrund. Es können Zuckungen im Gesicht auftreten, sowie krampfartige Bewegungen der Arme und Beine oder sogar des ganzen Körpers wie bei Epilepsie. Asthmaanfälle, die nachts beginnen und bei denen das Kind im Dunkeln panisch wird, sind sehr spezifisch für *Stramonium*. Asthma kann man auch als eine Art Verkrampfung betrachten.
Wenn die Krämpfe im Bauch auftreten, sind sie meist sehr heftig und von der hohen Schmerzgrenze ist dann nichts mehr zu bemerken.

Die Krampfneigung kommt auch in der Stimme zum Ausdruck: Viele *Stramonium*-Kinder stottern, vor allem, wenn sie aufgeregt sind. Körperliche Symptome können sich bei *Stramonium*-Kindern durch Angst, Fieber und zu viel Sonne verschlimmern.

## *Ernährung*

Obwohl sie sehr durstig sein können, ist es auffällig, dass sie manchmal einen absoluten Widerwillen gegen das Trinken haben - als ob sie davor Angst hätten.
Außerdem kann für sie alles bitter oder nach „Stroh“ schmecken.

# Stramonium in der Praxis

## *Bert, ein depressiver Junge*

Bert war ein sportlicher Jugendlicher von siebzehn Jahren und litt schon seit einigen Jahren an Depressionen. Ab und zu war es so schlimm, dass er lieber tot sein wollte! Er hatte Fantasien darüber, wie er seinem Leben ein Ende bereiten könnte. Außerdem war er äußerst gereizt – selbst das Geräusch von jemandem, der in einen Apfel beißt, konnte ihn wütend machen.

Die tiefe Depression hatte begonnen, als er sich nach einem sportlich sehr erfolgreichen Jahr – in seiner Disziplin war er einer der Besten in den Niederlanden – verletzte. Sport war jahrelang sein Ventil und er hatte wunderbare Erfolge. Die Passion für Sport war ein Jahr vorher entstanden. Zu diesem Zeitpunkt kam er in eine Gymnasiumklasse, in der er der Prügelknabe war. Im Gegensatz zu seinen Mitschülern war er ernsthaft und lernte gern. Er wurde traktiert und schikaniert. Um seine unterdrückte Aggression loszuwerden, stürzte er sich völlig auf den Sport und das mit Erfolg! Nach einigen Jahren hörte das Schikanieren auf, doch die Narben blieben. So ertrug er absolut keine Berührung und konnte sich durch alles bedroht fühlen. Er schlief schlecht und wurde häufig durch schreckliche Träume aus dem Schlaf gerissen. Bert hatte auch einige körperliche Beschwerden. Er litt sehr oft an Kopfschmerzen und bei Wärme wurde ihm schwindelig.

Wegen des Gefühls bedroht zu werden und der inneren Aggressivität entschloss ich mich, ihm eine Gabe *Stramonium* zu verabreichen. Innerhalb einiger Wochen setzte eine Verbesserung ein und nach zwei Monaten erzählte er, dass er sich wohlfühle. Die Reizbarkeit war verschwunden, und wenn er an die Vergangenheit dachte, berührte es ihn nicht mehr so stark. Das Mittel hatte ihm dabei geholfen, die Vorkommnisse zu verarbeiten. Kopfschmerzen traten noch gelegentlich auf, vor allem bei Temperaturwechsel, doch der Schwindel war verschwunden.

Nach einer weiteren Gabe *Stramonium* verbesserte sich sein Befinden nochmals. Das letzte Mal, als ich ihn gesehen habe – vier Monate nach der ersten Konsultation – fühlte er sich in jeder Hinsicht gut und hatte auch keine Kopfschmerzen mehr.

# Das Sulfur-Kind

*Schwefel (S)*

*Mineralisches Mittel*

## „Es ist wunderbar, geliebt zu werden!“

### *Herkunft*

*Sulfur* war früher das am meisten verordnete homöopathische Mittel. Nicht nur, weil wir wussten, zu welchem Kindertypus es passt, sondern auch, weil es ein sehr breites Wirkungsspektrum besitzt. Bei vielen Beschwerden kommt *Sulfur* in Frage. In den letzten zehn Jahren ist das Bild von *Sulfur* allerdings noch klarer geworden. Es bleibt eines unserer wichtigsten Mittel, doch es wirkt am besten, wenn das Gesamtbild auch so weit wie möglich mit dem Kind übereinstimmt. Schwefel kommt meist in Verbindung mit anderen Stoffen vor. An manchen Orten, zum Beispiel in der Nähe von Neapel, gibt es seit jeher bekannte Schwefelbrunnen, wo wir dieses Element in sehr reiner Form vorfinden. Da sich Schwefel schon bei niedrigen Temperaturen entzündet, wurde es früher verwendet, um Feuer zu entfachen. „Das Mädchen mit den Schwefelhölzern“ (Märchen von Andersen) ist ein Beispiel dafür.

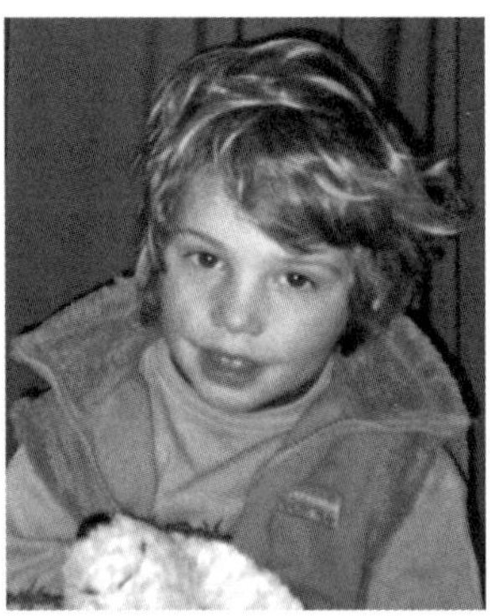

*Sulf.*

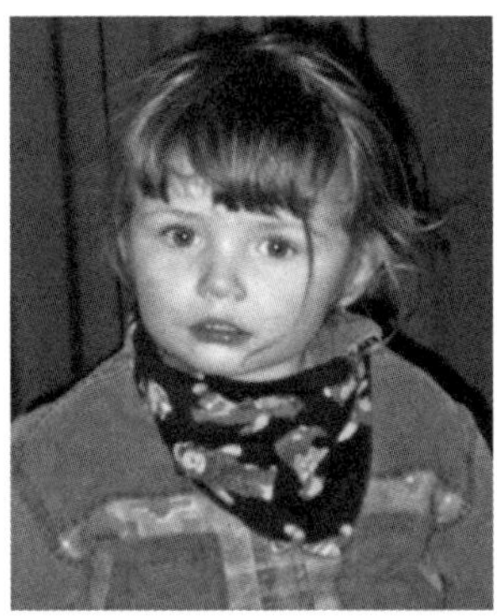

*Sulf.*

Heute verwendet man Phosphor für die Streichholzherstellung, da sich Schwefel etwas zu leicht entzündet. Es ist kein Zufall, dass Phosphor und Sulfur im Periodensystem nebeneinander angeordnet sind. Diese beiden chemischen Elemente haben viele Gemeinsamkeiten wie das Feurige und leicht Entzündliche, doch es gibt auch Unterschiede.
In unserem Körper ist Schwefel ein wichtiges Spurenelement, das unter anderem in Proteinen und Enzymen enthalten ist.

## Bedürfnis nach inniger Beziehung

*Sulfur* passt in den Lebensabschnitt eines Kindes, wenn es auf die Suche nach Zweierbeziehungen und auf die Suche nach sich selbst geht. Während *Phosphorus*-Kinder meistens viele Freunde haben, um sich verbunden zu fühlen, werden *Sulfur*-Kinder eher auf die Suche nach einem einzigen Menschen gehen, mit dem sie ihre innersten Gefühle teilen können. Es geht bei ihnen vor allem um das Gefühl, geliebt zu werden und die Liebe zu fühlen, die der andere für sie empfindet. Solange sie das nicht finden, ist es für sie auch in Ordnung, allein zu sein. Im Gegensatz zu *Phosphorus*-Kindern brauchen sie andere Menschen nicht unbedingt.
*Sulfur*-Kinder blühen in einer Atmosphäre der Liebe und Harmonie richtig auf und sie können dann auch anderen viel von ihrem Charme und ihrer Liebe geben. Genau das ist es, wonach sie streben: Beziehungen, in denen sie Liebe geben und in gleichem Maße auch Liebe empfangen.

## Sinn für das Schöne

Wenn sich Beziehungen anbahnen, spielt das Äußere eine große Rolle. Daher achten *Sulfur*-Kinder auch besonders darauf. Sie lieben schöne Kleidung und können in diesem Bereich sehr kritisch sein. Sie wissen genau, welche Hose oder welches Kleid der Mode entspricht und weigern sich, etwas anderes anzuziehen. Kleine *Sulfur*-Mädchen strahlen in ihren schönen Kleidern und *Sulfur*-Jungen sorgen dafür, dass ihr Äußeres zu ihrem Image passt. Das Ziel ist immer, geliebt zu werden. Das ist ihr innerstes Verlangen.
Doch auch andere Eindrücke sind bei der Beziehungsanbahnung wichtig. Gerüche zum Beispiel spielen dabei eine große Rolle. Man

denke nur an Parfum! *Sulfur*-Kinder haben schon in jungem Alter eine starke Vorliebe für bestimmte Gerüche. Bei einem Geruch, der ihnen zuwider ist, kann ihnen auch übel werden.

## *Forscher und Sammler*

Genau wie *Phosphorus*-Kinder besitzen *Sulfur*-Kinder einen starken Wissensdrang. Wenn sie klein sind, möchten sie alles anfassen – „anschauen mit den Händen". Wenn sie etwas älter werden, möchten sie alles wissen und können sich in ein bestimmtes Studienobjekt völlig vertiefen.

Wenn sie eine Briefmarkensammlung besitzen, dann muss diese komplett sein und sie werden alle Marken sammeln, die sie finden können. Ihr Interesse kann jedoch auch plötzlich abklingen. Wenn sie etwas nicht interessiert, vernachlässigen sie es völlig. In diesem Punkt sind sie genau so wie mit den Beziehungen zu Menschen: Es geht um das eine Ding oder die eine Person. Ihr Interesse kann auf intellektueller Ebene liegen – das ist ihre große Stärke – aber auch in einem praktischen Bereich. In diesem Fall finden sie es herrlich, Apparate auseinander und wieder zusammen zu bauen. Sie können sich in dieser Tätigkeit völlig verlieren.

## *Eifersucht und Fantasie*

Die Liebe der anderen, ihrer Eltern, Geschwister und ihrer Freunde unterstützt ihre Selbstliebe. Doch wenn sie deren Liebe entbehren und das Gefühl haben, dass ein anderer mehr Liebe erhält als sie, kommt das für sie einer Abweisung gleich. Sie haben sehr schnell das Gefühl, ungeliebt zu sein, was zu Eifersucht führen kann. Sie versuchen dann beispielsweise durch auffällige Kleidung oder negatives Verhalten Aufmerksamkeit und Liebe zu bekommen.

In ihrer Frustration können sie auch schrecklich böse werden. Das Element *Sulfur* ist leicht entzündlich und auch *Sulfur*-Kinder können beim geringsten Anlass wütend werden. Aber es kann auch vorkommen, dass sie sich zurückziehen. Sie werden ruhig, möchten lieber allein sein und können sich dann in einer Fantasiewelt verlieren. Fantasieren können sie gut, doch es besteht dabei die Gefahr, dass sie sich Bilder und Erwartungen ausdenken, die so weit von der Wirklichkeit entfernt sind, dass sie früher oder später enttäuscht werden.

## *Gleichgültigkeit*

Wenn die Liebe bei *Sulfur*-Kindern nicht fließt, werden sie gleichgültig. Gleichgültigkeit ist ein Verteidigungsmechanismus. Dahinter verbergen sich Trauer und Einsamkeit. Mit ihrem Denken versuchen sie ihre Emotionen zu unterdrücken, um gar nichts mehr zu fühlen, was auch oft sehr gut funktioniert. Doch dabei verlieren sie ihre Lebensfreude. In dieser Phase werden sie kritisch und möglicherweise auch zynisch. Niemand liebt sie und es berührt sie nicht einmal. Es kann so weit gehen, dass sie ihr Äußeres vernachlässigen und sich nicht mehr waschen wollen.
Dieses Symptom finden wir auch bei *Ammonium carbonicum*-Kindern, vor allem wenn sie wütend oder verletzt sind. Sie können sich dann völlig zurückziehen und wollen mit niemandem etwas zu tun haben.

## *Körperliche Symptome*

Der häufigste Grund für *Sulfur*-Kinder zum homöopathischen Arzt zu gehen, sind Hautbeschwerden. *Sulfur* passt bei allen Arten von Hautleiden, die meistens mit Juckreiz verbunden sind. Die Haut ist trocken und juckt, der Zustand verschlimmert sich bei Wärme (besonders Bettwärme) und durch Wasser.
Brennen ist ein Symptom, das sich durch das gesamte *Sulfur*-Bild zieht. Nach dem Kratzen beginnt die Haut zu brennen. Auch sonst können am gesamten Körper brennende Schmerzen auftreten. Der Körper hat „Feuer in sich“, wodurch es *Sulfur*-Kindern schnell zu warm wird. Aus diesem Grund stecken sie nachts die Füße unter der Bettdecke hervor. Generell verschlimmern sich fast alle Beschwerden durch Wärme.
Den typischen Schwefelgeruch (wie faule Eier) nehmen wir selten bei Kindern wahr, doch *Sulfur*-Kinder haben einen intensiven Körpergeruch, vor allem, wenn sie sich nicht wohlfühlen.
Ihre Verdauung arbeitet schnell. Auch wenn sie morgens gut gefrühstückt haben, müssen sie um 11 Uhr wieder essen und um 16 Uhr nochmals – trotz Mittagessen. Wenn sie nicht regelmäßig Nahrung

zu sich nehmen, kann es ihnen richtig schlecht gehen. Der Darm ist bei *Sulfur*-Kindern im Allgemeinen eine Schwachstelle.

## *Ernährung*

*Sulfur*-Kinder lieben würzige Speisen, am besten mit Kräutern, doch in jedem Fall mit einem unverkennbaren Geschmack. Außerdem lieben sie Süßigkeiten, Oliven und Fett, das ihnen allerdings nicht gut bekommt. Was Milch und Fleisch betrifft, besteht entweder ein Verlangen oder eine Abneigung.

# Sulfur in der Praxis

## *Wims Erkältungen*

Wim war noch keine zwei Jahre alt, als er mit seinen Eltern zu mir kam. Von Geburt an hatte er Erkältungen mit viel Schleim. Seine Eltern waren vor allem erschrocken, als das audiologische Zentrum eine ernsthafte Beeinträchtigung des Gehörs festgestellt hatte. Einige Monate vor der Konsultation wurden daher die Polypen entfernt, doch dies hatte kaum Ergebnisse gezeigt. Kurz darauf bekam er wieder eine beidseitige Mittelohrentzündung und einige Wochen vor dem Besuch bei mir hatte er zweimal hintereinander nochmals eine Entzündung an seinem linken Ohr.
In der Familie väterlicherseits traten Erkältungen häufiger auf. Sein Vater hatte früher auch oft Bronchitis gehabt.
Wims Appetit war gut, außer, wenn er krank war. Dann aß er fast nichts. Er hatte immer Durst. Auffällig waren sein Verlangen nach Süßem und sein Widerwille gegen Eier. Nachts war er ein „Wirbelwind", der sich ständig im Bett hin und her wälzte. Eine Decke brauchte er nicht unbedingt. Sein Stuhl war immer etwas dünn.
Was den Charakter anbelangt, hatte er einen starken Willen und das Bedürfnis nach bestimmten Mustern. Er richtete Dinge immer gerade, wenn sie schief hingen oder standen. Dafür hatte er ein Auge. Sein Verlangen nach Aktivität war groß und er untersuchte alles, was neu war. Schüchternheit oder Angst konnte ihn nicht davon abhalten. Wenn ihn etwas interessierte, „betrachtete er es mit seinen Händen". Er ging auf alles zu – auch auf andere Kinder – und konnte gut für sich selbst eintreten. Wenn ihm andere Kinder etwas wegnehmen wollten, tobte und schrie er und scheute sich nicht davor, zuzuhauen. Im Kontakt mit Erwachsenen war er sehr entschlossen. Er schaute die Menschen kurz an und danach entschied er, ob er sie nett fand oder nicht. Trotz seiner Neigung, Gegenstände zu ordnen, konnte er viel Chaos verursachen.
Aufgrund seiner körperlichen Beschwerden und seines Charakters beschloss ich, ihm *Sulfur* zu verschreiben. Die Reaktion war spektakulär. Nach einer Woche war er kurzfristig erkältet und im Anschluss daran verschwanden die Erkältungen endgültig. Seine Atmung, die immer sehr schwer gewesen war, normalisierte sich. Er schlief viel besser und ruhiger, und sein Gehör verbesserte sich deutlich.

Innerhalb einiger Wochen sprach er wieder. Bei der Untersuchung seiner Ohren konnte ich feststellen, dass die Mittelohren jeweils gut belüftet waren, wodurch sich die Wahrscheinlichkeit einer Entzündung wesentlich verringert hat.

## *Die Ohrenentzündungen von Hans*

Hans hatte als Baby viel erbrochen und ab dem achten Lebensmonat haben die Ohrenentzündungen bei ihm begonnen. Außerdem war er fast ständig erkältet, und jede Erkältung ging in eine Mittelohrentzündung über. Bis dahin hatte er von seinem Hausarzt nur einmal eine Antibiotika-Kur erhalten, doch seine Eltern wollten gern, dass Hans homöopathisch behandelt würde, um seine eigene Widerstandsfähigkeit zu verbessern.

Als ich Hans zum ersten Mal sah, war er gerade ein Jahr alt geworden. Er war ein lustiges Kerlchen, frech, schelmisch und aufbrausend. Er hatte vor nichts Angst und war sehr aktiv. Seine Stimmung konnte plötzlich umschlagen. In einem Moment lachte er, im nächsten konnte er wegen einer Kleinigkeit weinen, doch er ließ sich meist gut trösten.

Aufgrund der Warmblütigkeit, seiner körperlichen Beschwerden und seines Charakter verordnete ich ihm *Pulsatilla*. Daraufhin verbesserten sich seine Beschwerden, doch er blieb weiterhin anfällig und sein Verhalten wurde eher unbändiger.

Als er vier Jahre alt war, kam seine Mutter erneut mit ihm. Inzwischen war er in der Grundschule. *Pulsatilla* hatte sein Immunsystem verbessert, doch er blieb anstrengend und hatte im Moment wieder eine Phase mit chronischem Husten. Seine Mutter erzählte, dass er sehr unordentlich sei und durchaus auch zuschlagen würde, wenn er böse war. Aufgrund seines Charakters in Kombination mit dem bekannten Widerwillen gegen Eier und Milch entschloss ich mich, ihm *Sulfur* zu verschreiben. Nun trat eine positive Veränderung in seinem gesamten Wesen ein. Sein Verhalten wurde ruhiger, er war besser ansprechbar und fühlte sich körperlich wohler.

Erst ein Jahr später benötigte er die nächste Gabe *Sulfur* und auch daraufhin blieb er ein Jahr sowohl auf der psychischen als auch auf der physischen Ebene stabil.

# Das Thuja occidentalis-Kind

*Lebensbaum*

*Pflanzliches Mittel (Fam. nat. Cupressaceae)*

## „Auf der Suche nach den eigenen Wurzeln“

### Herkunft

Dieses Mittel wird aus einer Tinktur der frischen grünen Zweige des abendländischen Lebensbaumes zubereitet. Der Name „Lebensbaum“ (vom lateinischen „arbor vitae“) wurde dem Baum schon vor langer Zeit gegeben und sagt bereits etwas über die großen Fähigkeiten aus, die er besitzt, um unsere Lebensenergie wieder herzustellen. Ursprünglich kam der Lebensbaum nur in der nördlichen Gegend der Vereinigten Staaten und in Kanada vor. Während der Regierung von König Franz I. wurde dieser Baum nach Frankreich importiert. Aufgrund seiner von Natur aus perfekten, konischen Form findet er in hohen Hecken Verwendung. Charakteristisch ist die dichte Blätterdecke, durch die der Stamm nicht sichtbar ist. Der Baum wird nicht alt und sein Holz wird mitunter für Särge verwendet.
Vor Hahnemann gab es wenig Informationen über die heilkräftige Wirkung dieses Baumes. Der berühmte niederländische Arzt Boerhaave (18. Jahrhundert) berichtete von der Wirksamkeit des Saftes bei Krankheiten, die von Ödemen begleiten werden. In den Vereinigten Staaten wird Thuja als Kräutermittel bei Schmerzen in den Gliedmaßen angewendet. Die erwähnten Symptome passen ebenfalls in das homöopathische Arzneimittelbild.

### Impfprobleme

*Thuja* war in der Vergangenheit das homöopathische Mittel bei Beschwerden, die als Folge von Impfungen auftraten. Früher impfte man nur gegen die Pocken, und da *Thuja* eines der Hauptmittel bei Hautgeschwüren ist, ist es nicht verwunderlich, dass *Thuja* diese Impffolgen in vielen Fällen heilen konnte.

## *Eine zufällige Entdeckung*

Auf die Idee, aus diesem Baum ein homöopathisches Mittel zu machen, kam Hahnemann durch einen seiner Patienten. Es handelte sich um einen Priester, der allerhand Beschwerden hatte, die Hahnemann nicht zuordnen konnte. Wie ein Detektiv verfolgte Hahnemann alle Handlungen dieses Priesters, auf der Suche nach der Ursache dieser wundersamen Symptome. Schlussendlich fand er den Täter. Wenn er umher ging und in seinem Brevier las, kam der unglückliche Priester immer an einem Thujabaum vorbei und pflückte dabei unbewusst einen Zweig. Diesen steckte er dann in den Mund, um darauf zu kauen – und daher kamen die Beschwerden!

## *Träumerisch und empfindlich*

*Thuja*-Kinder können sehr verträumt sein, so als ob sie noch nicht richtig auf der Erde angekommen wären. Sie sind von Natur aus sehr sensibel gegenüber bestimmten Stimmungen. Die Ausstrahlung von Menschen, die Stimmung, die in Häusern herrscht, oder Musik, einfach alles kann sie berühren. Durch ihre Empfindsamkeit sind sie oft künstlerisch begabt, sowohl im musikalischen Bereich als auch beim Schreiben und Dichten.

Die Härte des Alltags wird ihnen schnell zu viel und sie haben das Gefühl, sich dagegen schützen zu müssen. Als Reaktion können sie sich völlig verschließen und es entsteht ein Verhalten, das an Autismus erinnert. In dieser Hinsicht gleichen sie *Helium*-Kindern. *Thuja* hilft diesen Kindern, wieder mehr zu ihren eigenen Wurzeln zu finden und dadurch auch zu ihren eigenen Gefühlen.

## *Verletzlich*

Für *Thuja*-Kinder ist es wichtig, dass sie so akzeptiert werden, wie sie sind. Sie sind von Natur aus sehr empfindlich, sodass sie leicht verletzt werden können. Die innere Verletzlichkeit von *Thuja*-Kindern wird am besten durch das Gefühl „aus Glas gebaut zu sein“ veranschaulicht. Dieses Gefühl wird natürlich selten durch jemanden direkt so ausgesprochen. Das Gefühl „aus Glas zu sein“ drückt aus, dass ein Mensch zerbrechlich und verletzlich ist. Dazu kommt, dass Glas durchsichtig ist – *Thuja*-Kinder haben also das Gefühl, als ob andere Menschen durch sie hindurchsehen würden. Wenn sie sich nicht im Gleichgewicht befinden, kann es für sie unerträglich sein, berührt oder angesehen zu werden.

## *Schwierigkeiten mit Veränderungen*

Die Angst vor dem Unbekannten und vor fremden Personen bewirkt, dass jede Veränderung für sie sehr schwierig ist und zu einer Störung ihres inneren Gleichgewichts führen kann.
Äußerlich erscheinen *Thuja*-Kinder sehr stark, was sie in ihrem Innersten auch durch ihre Beharrlichkeit und ihr Durchhaltevermögen sind. Sie sind manchmal jedoch sehr unzufrieden mit sich selbst und zweifeln an ihrem Selbstwert. Eine Ursache, die in Frage kommt, ist, dass sie unerwünschte Kinder waren. Eine weitere Ursache kann sein, dass an sie unangemessene Erwartungen gestellt werden, die sie versuchen zu erfüllen, wie beispielsweise das Mädchen eines Vaters, der lieber einen Sohn hätte, oder das Kind, das den Eltern über den Verlust eines anderen Kindes hinweg helfen soll. Außerdem können frühere Traumen, die die Entwicklung der eigenen Identität behindern, einen *Thuja*-Zustand hervorrufen.

## *Verschließen und verhärten*

Die einzige Art sich zu wehren, ist das Sichverschließen, eine Reaktion, die uns an *Natrium muriaticum*-Kinder erinnert. Nach außen hin passen sie sich bestens an, da sie genau wissen bzw. fühlen, was von ihnen erwartet wird. Andere Menschen haben daher den Eindruck, dass sie nicht richtig sie selbst sind und sich nicht so geben, wie sie wirklich sind – als ob sie ein Geheimnis mit sich tragen würden.
Aus einem inneren Überlebensdrang heraus, der bei ihnen sehr groß ist, neigen sie dazu, sich zu verhärten. Ihre Gefühle verwandeln sich in eine Art Fanatismus. Die Ideen können Dogmen werden und Sport ein Lebensziel. Sie stürzen sich mit derartigem Fleiß in ihre Arbeit, dass sie leicht den ursprünglichen Sinn vergessen. Kleinigkeiten werden wichtiger als das Gesamte. Dieses Thema sehen wir auch bei *Silicium*-Kindern.
Die Verhärtung hat einen Bezug zum Verlangen nach Kontrolle. Durch das Festhalten an Bekanntem wissen sie, wo sie stehen. *Calcium carbonicum*-Kinder zeigen diese Neigung auch. Veränderungen können sie leicht aus dem Gleichgewicht bringen, nicht nur

äußerliche Veränderungen wie ein Umzug oder eine neue Schule, sondern auch innere Veränderungen, wie sie während der Pubertät stattfinden. Die Angst vor dem Unbekannten kann sogar so groß sein, dass sie in der Nähe von fremden Menschen zu zittern beginnen.

## Eigene Identität

Weil sie oft schon in sehr jungen Jahren gelernt haben, ihre eigenen Gefühle zu negieren und sich den Erwartungen der anderen zu beugen, ist es für *Thuja*-Kinder schwer, sie selbst zu sein und ihre eigene Identität zu fühlen. Wer bin ich nun eigentlich? *Thuja* hilft diesen Kindern dabei, wieder sie selbst zu werden, zu spüren, was sie möchten und wer sie in Wirklichkeit sind.

## Körperliche Symptome

Die meisten körperlichen Beschwerden konzentrieren sich auf die linke Körperseite, die Seite des Gefühls. Es sind schließlich die Gefühle, die bei *Thuja*-Kindern leicht unterdrückt werden. Sie können sogar das Gefühl haben, dass Körper und Seele getrennt seien. Im Allgemeinen reagieren *Thuja*-Kinder schlecht auf kaltes, feuchtes Wetter und ihre Beschwerden verschlimmern sich jeweils um 3 Uhr nachts und um 15 Uhr.

Die Art, wie der Körper reagiert, ist sehr charakteristisch für *Thuja*: Warzenartige Auswüchse, Schuppen und Fieberausschläge um den Mund, Verformungen der Nägel und diverse Verhärtungen kommen häufig vor. Die Haut kann auch mit erhöhter Schweißabsonderung reagieren, vor allem unter den Achseln, in der Schamgegend und auf der Oberlippe.

*Thuja* ist neben *Natrium sulfuricum* das Hauptmittel bei Asthma, das sich bei kaltem, feuchtem Wetter verschlimmert. Hämmernde Kopfschmerzen, als ob Nägel eingeschlagen würden, insbesondere an der linken Stirn, sind typisch für *Thuja*. Überdies beobachten wir Beschwerden der Gelenke und eine Steifheit bei *Thuja*-Kindern. Die Schmerzen werden durch Ausstrecken verschlimmert! Die Nieren, die Blase sowie die Geschlechtsorgane sind empfindlich.

## *Ernährung*

*Thuja*-Kinder mögen keine ausgefallenen Speisen („Was der Bauer nicht kennt, das isst er nicht.“). Sie können ein starkes Verlangen nach Schokolade haben. Gegen Zwiebeln, frisches Fleisch und Paprika besteht häufig eine Abneigung. Zwiebeln, Tee, Fett und gewürzte Speisen vertragen sie oft nicht.

# Das Tuberculinum-Kind

*Nosode*

## „Die Kerze, die an beiden Enden brennt“

### Herkunft

Bis zu dem Zeitpunkt, an dem die Antibiotika entdeckt wurden, war Tuberkulose eine Krankheit, die auch in unserer Gegend häufig vorkam. Homöopathie war damals einer der wenigen Zweige der Medizin, der bei der Behandlung dieser Krankheit Erfolg hatte (neben Ruhe und einer gesunden Umgebung). Da die Menschen, die die Tuberkulose überstanden hatten, oft lange Zeit später noch immer an verschiedenen Beschwerden litten, kamen die Ärzte auf die Idee, aus einer Kultur von Tuberkelbazillen (Mycobacterium tuberculosis) ein homöopathisches Mittel herzustellen. 1882 hatte Robert Koch diese Bakterien entdeckt. Durch das Potenzieren (Verdünnen und Verschütteln) ist im homöopathischen Mittel kein einziges Molekül des ursprünglichen Stoffes mehr enthalten, also auch keine Bakterien. Mit „*Tuberculinum Koch*“ wurden in den vergangenen hundert Jahren viele Erfahrungen gesammelt. Dadurch weiß man heute, welche Beschwerden zu diesem homöopathischen Mittel passen und auch welcher Typ Mensch/Kind am besten auf dieses Mittel reagiert.

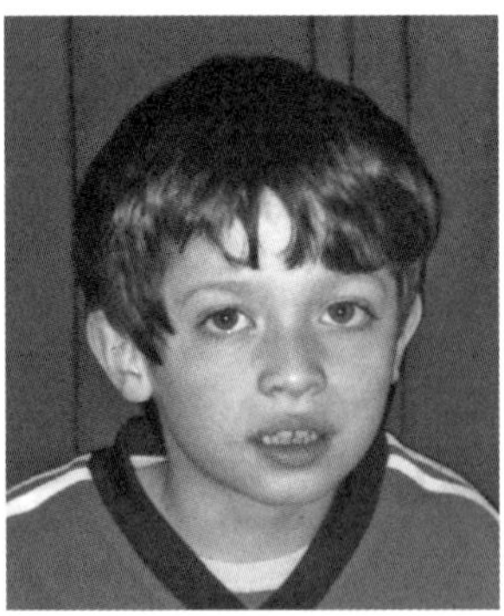

*Tub.*

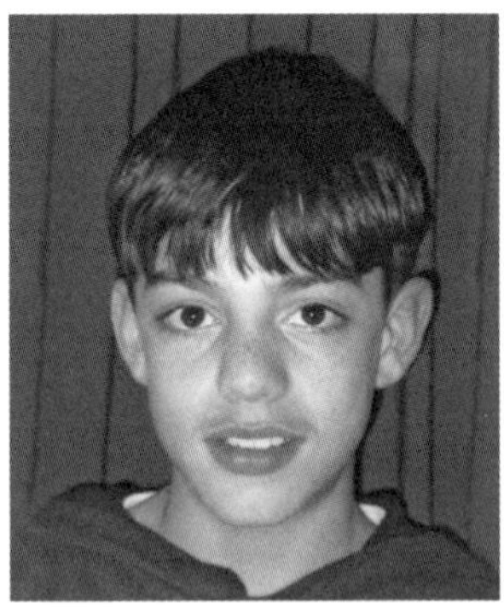

*Tub.*

Neben *Tuberculinum Koch* gibt es noch einige andere Arten, die als homöopathische Mittel genutzt werden, wobei der Unterschied in der Wirkungsweise nicht groß ist. Zur Herstellung von *Tuberculinum Koch* werden humane oder bovine Stämme des Bakteriums verwendet. *Tuberculinum bovinum Kent* wird aus den tuberkulösen Drüsen geschlachteter Rinder und *Tuberculinum aviaire* aus den Erregerkulturen der Vogeltuberkulose hergestellt.

## Wichtiges Kindermittel

Es gab eine Zeit, in der nahezu jedes Kind, das anfällig für Erkältungen war bzw. Lungenbeschwerden hatte, *Tuberculinum* bekam – so groß war der Erfolg dieses Mittels. Inzwischen sind wesentlich mehr Mittel bekannt, die zu diesen Symptomen passen, doch noch immer wird *Tuberculinum* häufig bei Kindern verordnet. Wenn wir unerklärliche Beschwerden vorfinden und dann noch erfahren, dass Tuberkulose in der Familiengeschichte vorgekommen ist, denken wir sofort an dieses Mittel.

Doch auch bei bekannteren Krankheiten wie Allergien, chronischen Erkältungen und Lungenkrankheiten kann *Tuberculinum* (zeitlich begrenzt) notwendig sein, um das Immunsystem zu stärken. Bei einigen Kindern passt *Tuberculinum* zum Gesamtbild. Sie brauchen dieses Mittel nicht nur für ihr körperliches Befinden, sondern auch für ihr emotionales Wohlbefinden. Dies sind dann die „echten" *Tuberculinum*-Kinder.

## Das Leben ist zu kurz

Wenn wir betrachten, wie *Tuberculinum*-Kinder leben, scheint es, als ob sie zu wenig Zeit hätten. Alles kann ihre Aufmerksamkeit erregen und am liebsten machen sie verschiedene Dinge gleichzeitig. Solange sie sich mehr oder weniger glücklich fühlen, machen sie einen offenen und spontanen Eindruck. Sie ähneln dann am ehesten *Phosphorus*-Kindern und können genau so strahlend wirken wie diese. Sie finden alles interessant und sind für alles offen. Durch ihre einnehmende Art wissen sie, wie sie andere Menschen leicht für sich gewinnen können. Sie lieben neue Dinge, neue Kontakte, neue Herausforderungen. Nichts ist ihnen zu viel. In dieser Hinsicht unterscheiden sie sich völlig von *Calcium carbonicum*-Kindern, auch wenn auf körperlicher Ebene viele Ähnlichkeiten vorhanden sind.

## *Unruhige Entdeckungsreise*

Das Bedürfnis nach Veränderungen und Entdeckungen kann zu Unzufriedenheit und Ruhelosigkeit führen. *Tuberculinum* ist eines der homöopathischen Mittel, die bei AD(H)S passen. Stillsitzen können sie gar nicht! Sie nehmen alle äußeren Reize auf, ob sie nun wollen oder nicht, und müssen diese verarbeiten. Wenn *Tuberculinum*-Kinder Widerstand erfahren, tendieren sie dazu, zum Angriff überzugehen, im Gegensatz zu *Carcinosinum*-Kindern, die sich eher anpassen würden. Wenn sie wütend werden, können sie heftig toben: Sie werfen mit Gegenständen, schlagen, schreien, fluchen und treten. Jedes Mittel ist ihnen recht, um ihren Unfrieden zu äußern. „Nein" ist die einzige Antwort, die sie geben, auch wenn eine Frage gut gemeint war.

Sollte das vorher beschriebene Verhalten nicht zum Erfolg führen, dann wollen sie den Ort des Geschehens verlassen. Wenn sie zornig sind, können sie sehr schnell laufen. Andere Kinder sind vielleicht zu ängstlich, um ihre vertraute Umgebung zu verlassen, aber nicht *Tuberculinum*-Kinder! Sobald sie gehen können, nutzen sie diese Mobilität. Alles Neue ist fesselnd und Reisen bedeutet ihnen alles.

## *Wenig Ängste*

*Tuberculinum*-Kindern kann man nicht leicht imponieren. Sie besitzen meist ein großes Selbstvertrauen. Wenn jeder andere bereits die Hoffnung aufgegeben hat, sehen sie immer noch einen Lichtschimmer. Sie haben keine Angst vor Bestrafung und können darauf sogar völlig gleichgültig reagieren. Sie wissen, was sie wollen (oder eben nicht wollen) und gehen bis an die Grenzen. Wenn Unzufriedenheit und Ruhelosigkeit größer werden, kann dies zu schnell wechselnden Stimmungen und Impulsivität führen.

Was anfänglich eher eine trotzige Reaktion auf die Umgebung war, kann später in Bösartigkeit ausarten. Dabei können sie Gegenstände kaputt machen oder anderen Kindern Schmerzen zufügen. Es macht den Eindruck, als ob sie selbst darauf keinen Einfluss hätten und innerlich getrieben wären.

Eine der wenigen Ängste, die wir bei *Tuberculinum* kennen, ist die Angst vor Tieren und insbesondere vor Hunden (manchmal auch Katzen). Möglicherweise ist es ihr eigener innerer Zustand, den sie in den Tieren erkennen und wovor sie in Wirklichkeit Angst haben. Nachts sind sie oft sehr ängstlich, auch wenn sie nicht sagen können, wovor sie Angst haben.

## Alles im Wechsel und in Veränderung

*Tuberculinum*-Kinder sind schnell in ihrer Entwicklung. Auch hier scheint es, als wollten sie die Zeit voll nutzen und ja nichts versäumen. Experimentieren in verschiedenen Bereichen wie Drogen und Sexualität kommt bei *Tuberculinum*-Kindern häufiger vor als bei anderen. In sexueller Hinsicht sind sie oft frühreif und auch hier möchten sie alles entdecken. Natürlich muss das Gesamtbild stimmen, um *Tuberculinum* zu verordnen, denn es gibt mehrere Mittel, die bei frühreifen Kindern passen. Bei *Tuberculinum*-Kindern geht es immer wieder um das Gefühl, dass das Leben zu kurz sein könnte und dass alles JETZT erlebt werden muss!

## Körperliche Symptome

Obwohl wir mit körperlichen Merkmalen vorsichtig sein sollten, gibt es dennoch einige, die für *Tuberculinum* spezifisch zu sein scheinen. Das Flaumhaar auf dem Rücken eines Neugeborenen, das normalerweise nach einigen Tagen bzw. spätestens nach einigen Wochen ausfällt, verbleibt bei *Tuberculinum*-Kindern auffällig lang, manchmal sogar einige Jahre. Aufgrund der Beobachtung tausender Patienten stellte sich heraus, dass die Wimpern oft länger sind als bei den meisten Kindern. Auffällig rote Lippen sind ein zusätzlicher Hinweis.

Nächtliches Schwitzen und Zähneknirschen sind Symptome, die bei *Tuberculinum* (und *Belladonna*) passen. Wenn zusätzlich noch eine erhöhte Anfälligkeit für Erkältungen und Lungenbeschwerden besteht oder sogar eine Lungenentzündung in der Vergangenheit aufgetreten ist, dann ist die Mittelwahl sehr klar. Tuberkulose bei einem der Vorfahren ist ein zusätzlicher Grund, dieses Mittel zu verordnen. Bei Erkältungen sind die Polypen vergrößert und die Lymphdrüsen am Hals geschwollen.

*Tuberculinum*-Kinder sind empfindlich gegenüber Temperaturschwankungen. Die Folgen können Erkältungen, Atemwegsinfektionen oder auch rheumatische Beschwerden sein. Im Allgemeinen bevorzugen sie warmes und trockenes Wetter, frische Luft ist ihnen allerdings immer wichtig.
*Tuberculinum*-Kinder können auf Beeinflussungen des Immunsystems sehr negativ reagieren, daher ist bei ihnen Vorsicht beim Impfen geboten.
*Tuberculinum*-Kinder haben häufig Hautbeschwerden. Dabei fällt auf, dass der Juckreiz durch Ablegen der Kleidung und nach Kontakt mit kaltem Wasser stärker wird, sich durch Wärme jedoch bessert. Allergien passen ebenfalls in das *Tuberculinum*-Bild.
Während des Schlafs bewegen *Tuberculinum*-Kinder häufig ihren Kopf hin und her und manchmal rammen sie ihn sogar gegen die Bettkante oder die Wand (nicht nur aus Zorn!). Am Meer und in den Bergen fühlen sich *Tuberculinum*-Kinder meist besser und hier können sogar manche Beschwerden verschwinden (wie es schon früher bei Tuberkulose der Fall war!).
Zu *Tuberculinum bovinum* passen Magen- und Darmbeschwerden, während Allergien gegen Daunen einen starken Hinweis auf *Tuberculinum aviaire* geben.

## *Ernährung*

*Tuberculinum*-Kinder haben oft ein großes Bedürfnis nach (kalter) Milch und Eis. Auch fette und würzige Speisen sowie Bananen, Süßes und warme Getränke mögen sie gerne.
Was Fleisch und saure Speisen betrifft, kann sowohl ein Verlangen als auch eine Abneigung bestehen.

# Tuberculinum in der Praxis

## *Ekzem bei Gert*

Gert war zwei Jahre alt und litt an einem Ekzem auf seinem Oberschenkel und seinem Daumen. Der Daumen machte ihm die meisten Beschwerden. Regelmäßig bildeten sich Risse, die bluteten. Außerdem hatte er wenig Appetit, was seiner Mutter die meisten Sorgen bereitete. In regelmäßigen Abständen hatte er eine laufende Nase. Seit einer Mittelohrentzündung war sein Hörvermögen vermindert. Auffällig war das nächtliche Schwitzen. In der Familie kamen häufig Ekzeme vor.

Gert war ein fröhliches, offenes und aufgewecktes Kerlchen, das sich gut wehren konnte. Wenn er zornig war, schrie er und stampfte mit den Füßen, was jedoch schnell wieder vorüberging. Auffällig war seine enorme Angst vor Tieren.

Aufgrund der Kombination von nächtlichem Schwitzen, seiner Angst vor Tieren, den Ekzemen und den Erkältungen verordnete ich ihm *Tuberculinum*. Er reagierte darauf sehr schnell und gut. Die Haut verbesserte sich, und als das Ekzem nach einigen Wochen wieder auftrat, wurde die Gabe wiederholt. Seit diesem Zeitpunkt ist er gesund. Es wurde mit den Eltern vereinbart, Gert nur dann eine weitere Gabe *Tuberculinum* zu verabreichen, wenn es akut notwendig sein sollte.

# Unruhige Kinder in der Praxis

Unruhige Kinder gibt es schon immer – Kinder, die nicht still sitzen können und die durch alles abgelenkt werden. Früher wurde in diesem Fall von Minimal Cerebral Dysfunction (MCD) gesprochen, heute bezeichnet man das als AD(H)S (Aufmerksamkeitsdefizitsyndrom mit/ohne Hyperaktivität), zumindest, wenn die Symptome allen Kriterien entsprechen.
Für einen homöopathischen Arzt ist Unruhe bei einem Kind immer ein Symptom und niemals eine Diagnose an sich. Von Natur aus gibt es viele unterschiedliche Temperamente. Es gibt Kinder, die sehr ruhig oder gar phlegmatisch sind, und es gibt Kinder, die sich gerne bewegen und denen es schwerfällt, lange still zu sitzen. Es gibt Kinder, die eher intellektuell ausgerichtet sind und andere, die gerne körperlich tätig sind. Doch das echte AD(H)S geht weiter. Bei AD(H)S-Kindern ist die Unruhe ein Problem, das sie selbst nicht in den Griff bekommen können. Sie brauchen Hilfe.
Die Schulmedizin hat ein Mittel erfunden, Ritalin, welches in vielen Fällen hilfreich ist. Die Kinder werden ruhiger und können sich besser konzentrieren, aber ist das die Lösung? Ritalin ist ein Mittel, das offensichtlich auf das zentrale Nervensystem (ZNS) Einfluss nimmt - doch welche Folgen hat dies auf lange Dauer? Homöopathie ist in vielen Fällen eine gute Unterstützung und für viele Kinder eine echte Alternative.
Ein homöopathischer Arzt wird versuchen, der Ursache für die Symptome auf den Grund zu gehen. Diese Suche ist sehr individuell, doch manchmal sind auch bestimmte Muster zu entdecken. Nachstehend folgen einige Beispiele.

## *Familiär*

Veranlagung und Vererbung spielen immer eine Rolle. Oft sagt ein Elternteil: „Aber so war ich ja auch als Kind!“ Eine Veranlagung ist zum Glück nicht zu ändern, doch das Ungleichgewicht, das auf eine bestimmte Störung innerhalb der Familie zurückzuführen ist, schon. Laut Untersuchungen hat AD(H)S bei drei Viertel der betroffenen Kinder mit Vererbung zu tun.

Eine der möglichen Störungen, die wir in der Homöopathie kennen, hat Bezug zur Tuberkulose. Oft wissen die Menschen nicht mehr, dass einer ihrer Vorfahren Tuberkulose hatte. Es kann einerseits sehr weit zurückliegen, andererseits hat man früher nicht gern über diese Krankheit gesprochen. Homöopathische Ärzte erkennen die Symptome, die zu diesen Störungen gehören. Die Kinder haben das Gefühl, dass ihr Leben zu kurz sei und dass sie alles erlebt haben müssten, ehe sie sterben. Ihr Verhalten ist dementsprechend sehr intensiv und unruhig. Sie möchten immer wieder etwas Anderes oder Neues sehen bzw. tun. Es sind offene, spontane Kinder, die an allem interessiert sind, doch nicht die Geduld haben, sich lange mit einer Sache zu beschäftigen. *Tuberculinum*, das homöopathische Mittel, das aus einer Kultur von Tuberkelbazillen hergestellt wird (wobei im Arzneimittel kein einziges Molekül des Ausgangsstoffes mehr enthalten ist), ist ein sehr wichtiges Mittel bei der Behandlung von AD(H)S. Andere Mittel, die zu diesem Thema Bezug haben, sind *Medorrhinum* und *Luesinum*.

## Allergien

Gemäß Ernährungsberatern haben ungefähr 10 % aller AD(H)S-Kinder in Wirklichkeit eine Nahrungsmittelallergie. Es gibt verschiedene, subtile Methoden, mithilfe derer man feststellen kann, ob eine Überempfindlichkeit gegen bestimmte Nahrungsmittel vorhanden ist. Bekannte Nahrungsmittel, die die Unruhe verstärken können, sind Zucker, Farb- und Geschmacksstoffe. Bei Kindern generell, nicht nur bei AD(H)S-Kindern, nimmt die Unruhe zu, wenn sie zu viel Zucker essen. Es ist daher ratsam, bei Kindern die Zuckerzufuhr so gering wie möglich zu halten.

## Umgebungsfaktoren

Wenn im Leben eines Kindes Dinge geschehen, die es aus dem Gleichgewicht bringen, kann ein AD(H)S-Bild entstehen. Beispiele dafür sind Misshandlung, Vernachlässigung und Missbrauch. Neben der psychologischen Begleitung kann Homöopathie dabei helfen, diese Traumen zu verarbeiten und das Kind in ein besseres Gleichgewicht zu bringen.

So haben wir dank der Arbeit des niederländischen homöopathischen Arztes Jan Scholten ein wertvolles Mittel für viele Kinder, die nach der Trennung ihrer Eltern traumatisiert sind, entdeckt: *Magnesium muriaticum*. *Magnesium* hat Bezug zur Angst, jemanden zu verlieren, und zu unterdrücktem Zorn. Menschen, die eine *Magnesium*-Verbindung benötigen, unterdrücken ihren Zorn, da sie Angst haben, den anderen zu verlieren. *Muriaticum* (Chlorid) hat einen Bezug zur Mutter. Die Mutter steht für Fürsorge und Aufmerksamkeit und stellt meistens die wichtigste Figur für das (kleine) Kind dar. Kinder, die gerade eine Trennung der Eltern erleben, geben sich häufig die Schuld dafür, etwa nach dem Motto: „Wenn du böse bist, dann geht deine Mutter oder dein Vater weg." Grob betrachtet gibt es zwei Reaktionsmuster: Kinder, die still werden und sich alle Mühe geben, keinen Streit zu verursachen, oder gerade umgekehrt, Kinder, die alle Aufmerksamkeit auf sich lenken und somit als Blitzableiter für den Streit zwischen den Eltern fungieren. Die letztere Gruppe kann sehr unruhiges Verhalten zeigen. Sie werden alles tun, um die Aufmerksamkeit auf sich zu ziehen, sowohl im positiven als auch im negativen Sinn. Nach einer Gabe *Magnesium muriaticum* beobachten wir oft, dass diese Kinder Emotionen äußern und so ihre Wut und Angst loslassen können.

## Lernprobleme

Heute wird viel von den Kindern verlangt und immer früher werden intellektuelle Leistungen erwartet. Für wissbegierige Kinder und solche, die von sich selbst überzeugt sind, ist das nicht so ein Problem wie für Kinder, die etwas langsamer in der Schule mitkommen oder noch zu verspielt dafür sind. Der Druck, den diese Kinder erfahren, kann dazu führen, dass sie an sich selbst zweifeln. Sie tun ihr Bestes, doch sie haben dennoch immer das Gefühl, es nicht zu schaffen. Manchmal entsteht dieses Gefühl durch ein minimales Ereignis, eine Bemerkung der Lehrerin oder eines Mitschülers. Die Angst, für dumm gehalten zu werden, kommt leider auch sehr oft bei Erwachsenen vor, wobei die Ursache meist in der Schulzeit liegt.
Zum Glück gibt es auch für diese Kinder homöopathische Mittel, zum Beispiel *Calcium phosphoricum* oder *Barium phosphoricum*.

Kinder, die *Calcium phosphoricum* benötigen, können sehr den typischen AD(H)S-Kindern ähneln. Sie haben Mühe beim Stillsitzen, Schwierigkeiten bei der Konzentration und sind schnell abgelenkt. Im Prinzip gibt es Hunderte Mittel, die bei einem Kind mit AD(H)S passen könnten, Mittel, die oft mit gutem Erfolg verordnet werden, wie zum Beispiel *Agaricus* und *Belladonna*.

## Andere Faktoren

Medikamente, die der Mutter während der Schwangerschaft verabreicht wurden, können in den kindlichen Organismus gelangen und so Auslöser für unterschiedlichste Symptome sein. Wenn man aus einem solchen Medikament ein homöopathisches Mittel herstellen lässt, so kann dies wahre Wunder wirken. Auch Impfungen sind in der Lage, Verhaltensänderungen bei Kindern zu verursachen. Darüber sind viele Beispiele bekannt. Mit anderen Worten: Gehen Sie zusammen mit einem Homöopathen auf die Suche nach den möglichen Ursachen. Oft gibt es ein passendes homöopathisches Mittel. Selbstverständlich sind solche Problemstellungen nicht für die Selbstmedikation geeignet.

# Ohren- und Augenbeschwerden bei Kindern

Bei kleinen Kindern kommen Ohrenbeschwerden öfter vor als bei älteren Kindern und Erwachsenen. Das liegt daran, dass die Eustachische Röhre (Verbindung zwischen Mittelohr und Rachenraum) bei ihnen eher horizontal verläuft. Dadurch kommt es leichter zu Verstopfungen, woraus Entzündungen entstehen können. In jungem Alter sind auch die Polypen und die Tonsillen oft vergrößert. In Kombination mit Erkältungen kann dies zu Ohrproblemen führen.

## *Ohrenentzündung*

Die meisten Kinder bekommen irgendwann eine Ohrenentzündung. Oft geht eine Erkältung voraus, doch manchmal beginnt die Entzündung plötzlich und ohne vorausgehende Symptome. Diese kann von heftigen Schmerzen begleitet werden, was deutlich an der Reaktion der Kinder zu sehen ist. Die Art und Weise, wie sie auf die Schmerzen reagieren, ist für den Homöopathen ausschlaggebend, sich für ein bestimmtes homöopathisches Mittel zu entscheiden. Neben einem Nasenspray, um den Schleim zu lösen, kann so ein Mittel Wunder wirken. Die wichtigsten zwei Mittel sind *Chamomilla* und *Pulsatilla*. Auch *Belladonna* kann notwendig sein, vor allem, wenn das Fieber plötzlich einsetzt, sowie bei Fieberkrämpfen.

## *Chamomilla-Bild*

Kinder, die *Chamomilla* (Kamille) benötigen, ertragen Schmerz sehr schlecht. Wenn sie Probleme mit ihren Ohren oder Zähnen bekommen - hierfür wird dieses Mittel sehr oft verschrieben - toben sie wie wahnsinnig. Sie schreien und lärmen, als ob jemand sie misshandeln würde. Was die Eltern auch versuchen, es ist sehr schwer, sie zur Ruhe zu bringen. Nur wenn sie getragen und gleichzeitig sanft geschaukelt werden, kommen sie zur Ruhe. Doch wehe, wenn die Eltern damit aufhören!

*Chamomilla* ist eines der Mittel, durch das Menschen von der Wirkung der Homöopathie überzeugt werden, da es Kinder in kürzester Zeit vom Schmerz befreien kann.

## *Pulsatilla-Bild*

Ein anderes Mittel, das bei Kindern mit Ohrenentzündung gut passt, ist *Pulsatilla* (Küchenschelle). Dieser Kindertypus reagiert auf Schmerz ganz anders als *Chamomilla*-Kinder. Sie sind und bleiben meistens lieb und sanft. Sie wollen noch mehr Aufmerksamkeit bekommen als sonst und versuchen dies durch leises Weinen zu erreichen und indem sie zum Vater oder zur Mutter auf den Schoß kriechen. Sie haben ein enormes Bedürfnis nach Trost! Jede Form von Trost kann ihnen helfen und scheint die Schmerzen zu lindern. Sobald sie wieder allein gelassen werden, fühlen sie sich wie die jämmerlichsten Menschen auf der Welt und weinen aus Selbstmitleid. Kurz, nachdem sie eine Gabe *Pulsatilla* bekommen haben, werden sie wieder fröhlich und lebenslustig.

## *Chronische Ohrenentzündung und Tubenkatarrh*

Kinder, die öfter an Mittelohrentzündungen erkranken bzw. einen chronischen Tubenkatarrh haben, können ein sogenanntes Leimohr entwickeln. Bei länger andauernden Störungen der Tubenbelüftung kommt es zu einer Eindickung der Flüssigkeit im Mittelohr. Homöopathisch können einige Mittel Erleichterung bringen, doch manchmal ist es ratsam, ein Paukenröhrchen durch den Arzt ins Trommelfell einsetzen zu lassen.

## *Augenbeschwerden bei Neugeborenen*

Früher bekamen alle Neugeborenen sofort nach der Geburt Silbernitrat-Tropfen in die Augen, um bestimmten Augenkrankheiten vorzubeugen. Heute wird dies nicht mehr standardmäßig praktiziert, da die Tropfen selbst auch zu Irritationen der Augen führen können. Viele Babys leiden in den ersten Wochen an „eiternden" Augen. Die meisten Formen sind leicht zu therapieren, doch manchmal ist auch ein homöopathisches Mittel notwendig.

## *Augenentzündungen*

Das Weiße in den Augen und die Innenseite der Augenlider sind mit einer Schleimhaut bedeckt, der sogenannten Bindehaut (Konjunktiva). Die meisten Augenentzündungen sind eigentlich Entzündungen der Konjunktiva und werden Konjunktivitis genannt. Die

Konjunktivitis stellt absolut keine Gefahr für das Auge dar. Bei einer leichten Erkältung kann deshalb auch etwas heller oder farbiger Schleim von den Augen abgesondert werden. Mit einem Wattestäbchen und Wasser (gekocht und abgekühlt) können die Augen, falls notwendig, gesäubert werden.

Wenn der Schleim grünlich oder gelblich ist, ist es besser, einen Arzt zurate zu ziehen. Wenn die Entzündung schmerzlos ist und von einer Erkältung begleitet wird, kann dies einfach behandelt werden. Wenn die Entzündung hartnäckig ist oder immer wieder auftritt, dann kann der homöopathische Arzt nach einem passenden Mittel suchen, welches sowohl zur „Erkältung“ als auch zum Typus dieses Kindes passt. Häufig verordnete Mittel sind in solchen Fällen unter anderem *Pulsatilla*, *Graphites* und *Medorrhinum*.

# Hautbeschwerden in der Praxis

Für einen homöopathischen Arzt sind Hautbeschwerden ein Symptom, ein Signal des Körpers, dass etwas nicht in Ordnung ist. Für ihn sind Hautbeschwerden keine Krankheit an sich – eigentlich auch keine Krankheit der Haut – sondern eine Störung der Gesamtkonstitution, die sich an der Haut äußert.
Ob die Diagnose nun „Ekzem“ oder „Psoriasis“ lautet, der Homöopath wird immer nach einer möglichen Ursache bzw. dem Auslöser suchen. Für die Wahl des korrekten Mittels ist es natürlich wichtig, wie sich die Beschwerden äußern, also wie zum Beispiel der Hautausschlag aussieht, ob er juckt, brennt oder schmerzt. Auch die Umstände, unter denen sich die Beschwerden verschlimmern oder verbessern, sind von Bedeutung. Am meisten interessiert uns aber die Person hinter den Beschwerden. Wer ist das Kind und was ist mit ihm los?
Viele Hautbeschwerden sind homöopathisch gut zu behandeln, obwohl es oft viel Geduld erfordert – vor allem, wenn die Beschwerden schon länger bestehen und besonders, wenn sie in der Familie gehäuft auftreten. Doch die homöopathische Behandlung wirkt – eventuell neben einer schulmedizinischen Therapie – an den Wurzeln, sodass nicht nur eine schöne Außenseite, sondern auch ein besserer Allgemeinzustand erzielt wird. Das nun folgende Beispiel kann dies illustrieren.

## *Warzen*

Nie zuvor hatte ich so viele Warzen nebeneinander gesehen! Suzan hatte bestimmt mehr als zweihundert überall auf ihrem kleinen Körper verteilt. Der Hausarzt hatte gesagt, dass er sie entfernen könne. Eine einzelne Warze wegschneiden lassen ist schon schmerzhaft, doch zweihundert – und das bei einem dreijährigen Mädchen!
„Ist etwas Besonderes passiert, bevor die Warzen kamen?“, fragte ich. Suzan hatte durch die Warzen keinerlei Beschwerden und war weiterhin kerngesund. Dennoch musste ich irgendeinen Anhaltspunkt finden, um die richtige Wahl aus ca. hundert Mitteln, die bei Warzen in Frage kommen, zu treffen. „Das Einzige ist, dass sie eine sehr traurige Zeit erlebt hat“, antwortete ihre Mutter. „Ihr Vater, zu dem sie eine starke Bindung hat, musste wegen seiner Arbeit einige

Wochen verreisen. Das konnte sie nur schwer verarbeiten. Sie schlug sich tapfer, doch ich habe gesehen, wie sehr sie ihn vermisst hat."

Ich sah in meinem Repertorium nach, dem Buch, in dem alle Symptome sowie die entsprechenden passenden homöopathischen Mittel aufgelistet sind. Zu meiner Überraschung sah ich hier *Natrium carbonicum*, das wie kein anderes Mittel prädestiniert ist bei Kummer aufgrund Abwesenheit des Vaters. Der stille, feinfühlige Charakter Suzans passte dabei sehr gut. Die Kügelchen, die ich ihr sofort auf die Zunge legte, schmeckten ihr gut. Kinder fühlen oft sehr deutlich, was gut für sie ist.

Sechs Wochen später zeigte Suzan stolz und heiter ihre Arme, Beine und ihren Bauch. Hier und dort waren noch kleine Erhebungen zu sehen, doch die meisten Warzen waren verschwunden. Was mich selbst noch mehr freute, war die Bemerkung ihrer Mutter, dass Suzan wieder die alte sei, fröhlich und offen. Als ob mit dem Verschwinden der Warzen eine Belastung von ihr abgefallen wäre.

# Register

*In diesem Register sind wichtige Charakterzüge mit den entsprechenden Arzneimitteln aufgelistet. Das bedeutet nicht, dass die Kinder diese Charakterzüge immer haben, sondern, dass diese sehr oft bei dem genannten Mittelbild anzutreffen sind. Selbstverständlich können diese Charakterzüge auch bei anderen Kindertypen vorkommen.*

***Dominant:*** Arnica, Aurum, Cuprum, Ferrum, Lachesis, Lycopodium, Mercurius, Nux vomica

***Eifersüchtig:*** Calcium sulfuricum, Hyoscyamus, Lachesis, Lycopodium, Saccharum

***Empfindlich:*** (siehe „Sensibel")

***Fügsam:*** (siehe „Angepasst")

***Führungspersönlichkeit:*** (siehe „Dominant")

***Genau:*** Arsenicum album, Carcinosinum, Cuprum, Nux vomica

***Gemein:*** Anacardium, Chamomilla, Cina, Lachesis, Lycopodium, Medorrhinum, Mercurius

***Gereizt, schnell:*** (siehe „Aggressiv")

***Hilfsbereit:*** Aconitum, Arnica, Aurum, Beryllium, Calcium phosphoricum, Carcinosinum, Causticum, Lithium phosphoricum, Manganum, Natrium carbonicum, Natrium muriaticum, Nux vomica, Phosphorus, Pulsatilla

***Konzentration, schlechte:*** Agaricus, Alumina, Baryta carbonica, Helium, Hydrogenium, Lithium, Lithium phosphoricum, Opium, Saccharum, Thuja, Tuberculinum

***Mitfühlend:*** Aconitum, Beryllium, Calcium phosphoricum, Carcinosinum, Causticum, Hydrogenium, Lithium phosphoricum, Magnesium phosphoricum, Manganum, Natrium carbonicum, Natrium muriaticum, Nux vomica, Phosphorus, Staphisagria

***Nachgiebig:*** (siehe „Angepasst")

***Offen:*** Agaricus, Calcium phosphoricum, Hydrogenium, Lithium metallicum, Nux vomica, Phosphorus, Pulsatilla, Tuberculinum

***Ordentlich:*** (siehe „Genau“)

***Passiv:*** Alumina, Baryta carbonica, Beryllium, Borax, Calcium carbonicum, Opium

***Querköpfig:*** Anacardium, Antimonium crudum, Belladonna, Chamomilla, Cina, Lycopodium, Mercurius, Nux vomica

***Reserviert:*** (siehe „Verschlossen“)

***Sammeln, Neigung zu:*** Arsenicum album, Sulfur

***Schüchtern:*** Alumina, Baryta carbonica, Beryllium, Borax, Calcium carbonicum, Lac caninum, Lycopodium, Pulsatilla, Silicium, Staphisagria, Thuja

***Selbstvertrauen, großes:*** Aurum, Lachesis, Mercurius, Nux vomica, Sulfur

***Selbstvertrauen, Mangel:*** Anacardium, Argentum nitricum, Baryta carbonica, Beryllium, Borax, Calcium carbonicum, Calcium phosphoricum, Calcium silicatum, Carcinosinum, Lac caninum, Lithium metallicum, Lycopodium, Pulsatilla, Silicium

***Sensibel (hoch-):*** Argentum nitricum, Beryllium, Calcium phosphoricum, Carcinosinum, Ignatia, Lithium phosphoricum, Manganum, Natrium carbonicum, Natrium muriaticum, Phosphorus, Pulsatilla, Silicium, Staphisagria, Thuja

***Sozial, gerne mit Freunden:*** Calcium phosphoricum, Lithium phosphoricum, Magnesium phosphoricum, Phosphorus, Pulsatilla, Tuberculinum

***Ungepflegt (nachlässig):*** Sulfur

***Unterwürfig:*** Baryta carbonica, Beryllium, Carcinosinum, Lac caninum, Lycopodium, Pulsatilla, Silicium, Staphisagria

***Unruhig:*** (siehe „Anstrengend“)

***Verantwortungsgefühl, groß:*** Carcinosinum, Aurum

***Verletzlich:*** Beryllium, Calcium carbonicum, Calcium silicatum, Carcinosinum, Hydrogenium, Ignatia, Lac caninum, Natrium carbonicum, Natrium muriaticum, Phosphorus, Pulsatilla, Silicium, Staphisagria, Thuja

***Verschlossen:*** Arsenicum album, Borax, Calcium carbonicum, Calcium silicatum, Helium, Lycopodium, Mercurius, Natrium carbonicum, Natrium muriaticum, Silicium, Staphisagria, Thuja

***Verwirrt:*** Agaricus, Alumina, Borax, Opium

***Verschwommen; nicht geerdet:*** Alumina, Beryllium, Borax, Helium, Hydrogenium, Lithium metallicum, Lithium phosphoricum, Opium, Thuja

***Vorlaut:*** Aconitum, Anacardium, Antimonium crudum, Arnica, Aurum, Belladonna, Chamomilla, Cina, Cuprum, Ferrum, Lachesis, Lycopodium, Mercurius, Nux vomica, Sulfur

***Wissbegierig:*** Aurum, Carcinosinum, Lachesis, Phosphorus, Silicium

***Zwanghaft:*** Arsenicum album, Beryllium, Carcinosinum, Cuprum, Thuja

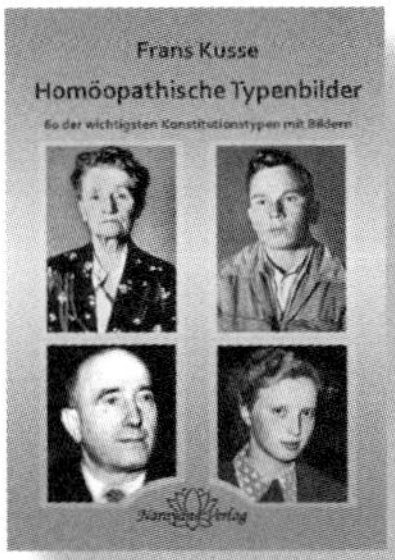


**Frans Kusse**

## Homöopathische Typenbilder

264 Seiten, geb., € 29,-

Nach dem großen Erfolg seines Werks *Kindertypen* ist nun auch *Dr. Frans Kusses* Typenbuch für Erwachsene erhältlich. Wie kaum ein anderer vermag er homöopathische Typen so bildhaft zu beschreiben, dass sie vor einem als lebendige Figuren erscheinen und leicht wiederzuerkennen sind. Die psychischen Merkmale stehen dabei im Mittelpunkt.

Insgesamt werden 60 der wichtigsten Typenbilder beschrieben. Neben bekannten Mitteln wie Aurum, Pulsatilla oder Staphisagria schildert er auch seltenere Mittel wie Lithium oder Lac delphinum, die heute immer mehr zum Einsatz kommen.

Um die Typen auch optisch einprägsam zu gestalten, wurden 28 Mittel mit 60 bewährten Portraits von *Dr. Hellmuth Beuchelt* ergänzt. Zusammen mit den treffenden Beschreibungen gibt dieses Werk einen einmaligen Einblick in das Wesen der bedeutendsten Arzneimittel.

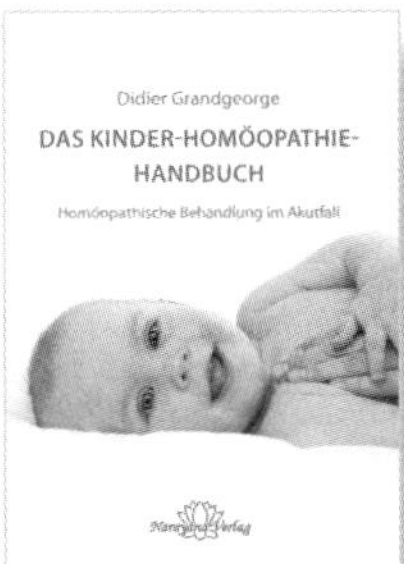


**Didier Grandgeorge**

## Das Kinder-Homöopathie-Handbuch

*Homöopathische Behandlung im Akutfall*

344 Seiten, geb., € 39,-

Akute Erkrankungen und weit darüber hinaus. Konzentriertes homöopathischen Wissen von einem unserer erfahrensten Kliniker - äußerst hilfreiche bewährte Indikationen mit vielen Tipps - eine wahre Fundgrube!

*„Didier Grandgeorge legt ein brandaktuelles Buch zur Akutbehandlung von Kindern vor, ein Referenzwerk für alle Spezialisten der Homöopathie, die mit solchen Fällen zu tun haben. Akutfälle bei Kleinkindern können schnell problematisch werden und bedürfen einer präzisen Diagnose.*

*Didier Grandgeorge verfügt über eine erstaunliche Kenntnis des Repertoriums, und sein Ansatz der Homöopathie – beeinflusst von der Psychoanalyse – trifft genau den Kern des individuellen Falls. Seine Methode ist klar und liefert die Grundlage für ein rasches und effizientes Arbeiten!"* Patricia Le Roux

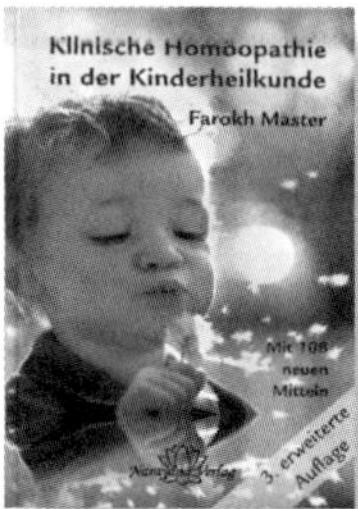


**Farokh J. Master**

## Klinische Homöopathie in der Kinderheilkunde

*4. erweiterte Auflage mit 5 neuen Mitteln*

848 Seiten, geb., € 85,-

Mit insgesamt über 180 Arzneimitteldarstellungen ist das Werk eines der umfassendsten Werke der Kinderheilkunde. Die große pädiatrische Erfahrung des Autors schlägt sich in der Darstellung der Mittel nieder, denn er beschreibt sie so, wie er sie selbst klinisch beobachtet hat.

Detailliert schildert *Farokh Master* auch die Stadien der kindlichen Entwicklung und gibt wichtige Hilfestellung bei der Behandlung von Neugeborenen und Säuglingen, wo oft nur wenige Symptome zu erheben sind. Den abschließenden Teil bildet ein ausführliches klinisches Repertorium, das die Auffindung der Mittel erleichtert.

*Folgende Mittel wurden in der 4. Auflage ergänzt:*
Lac vaccinum defloratum, Folliculinum, Elaps corallinus, Naja tripudians und Palladium.

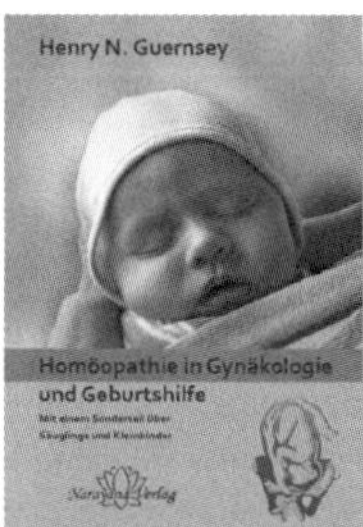


**Henry Newell Guernsey**

## Homöopathie in Gynäkologie und Geburtshilfe

664 Seiten, geb., € 79,-

Vollständig überarbeitete und durch viele Nachträge wesentlich erweiterte Darstellung der homöopathischen Indikationen für gynäkologische Beschwerden. *Guernsey* präsentiert neben den spezifischen gynäkologischen Indikationen bzw. Symptomen dazugehörige Begleit- und Allgemeinsymptome der Mittel. Wo verfügbar, sind auch Ergänzungen aus den Werken anderer homöopathischer Meister eingebracht.

Zusätzlich zu den gynäkologischen und allgemeinen Indikationen der „großen“ bzw. bekannteren Mittel, finden sich viele „neuere“, „kleine“ Mittel, die sonst nur verstreut in der Materia Medica auffindbar sind.

In einem Sonderteil gibt *Guernsey* einen Überblick über die Erkrankungen bei Säuglingen und Kleinkindern wie Magen-Darm-Beschwerden, Erkrankungen der Atemwege, Infektions- und Hautkrankheiten.

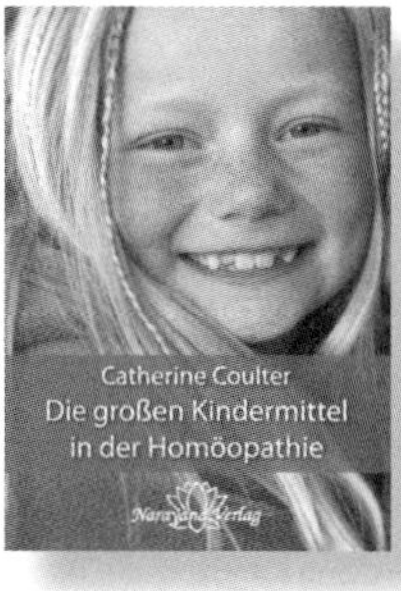


**Catherine R. Coulter**

## Die großen Kindermittel in der Homöopathie

*Treffende Typenbilder für Kinder und Jugendliche*

160 Seiten, geb., € 29,-

In ihrem Klassiker beschreibt die weltweit bekannte Autorin *Catherine Coulter* 23 Mittelbilder so treffend und lebendig, dass sie einem wie gute Bekannte erscheinen und leicht zu erkennen sind.

Besonders wertvoll sind die Mitteldifferenzierungen, die die Autorin aufgrund ihrer großen Erfahrung meisterhaft beschreibt. Was unterscheidet z. B. das Traurigkeitsgefühl von Natrium muriaticum und Causticum? Wie macht sich der Unabhängigkeitsdrang von Silicea und Calcium carbonicum bemerkbar?

Eltern und Therapeuten wird gleichermaßen ein wertvolles Werkzeug gegeben, die Persönlichkeit ihrer Kinder zu erforschen und zu lernen, wie homöopathische Mittel Kindern und Jugendlichen dabei helfen können, ihr volles Potential zu entfalten.

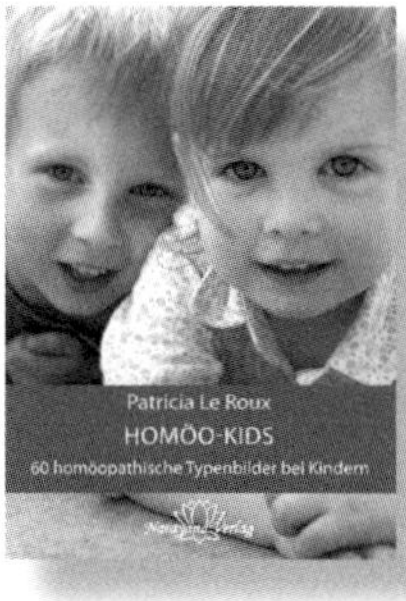


**Patricia Le Roux**

## Homöo-Kids

*60 homöopathische Typenbilder bei Kindern*

256 Seiten, geb., € 34,-

Eine moderne Arzneimittellehre für Kinder, die an Prägnanz und Praxisnähe unübertroffen ist. *Patricia Le Roux* vereint klassische Methoden mit neuen Ansätzen von *Jan Scholten* und *Rajan Sankaran*.

Die 60 beschriebenen Arzneimittel reichen von klassischen Polychresten wie Calcium carbonicum, Mercurius, Pulsatilla und Lycopdium zu weniger bekannten, aber bei Kindern äußerst bewährten Mitteln wie Beryllium, Helium, Saccharum lactis, Lac felinum, Faucum und Aqua marina.

Aufbauend auf dem homöopathischen Klassiker der Kindertypen von *Borland* gliedert sie die 60 Mittelbilder in die vier Haupttypen kälteempfindlich, warmblütig, langsam und unruhig. Dies ermöglicht eine rasche Differenzierung.

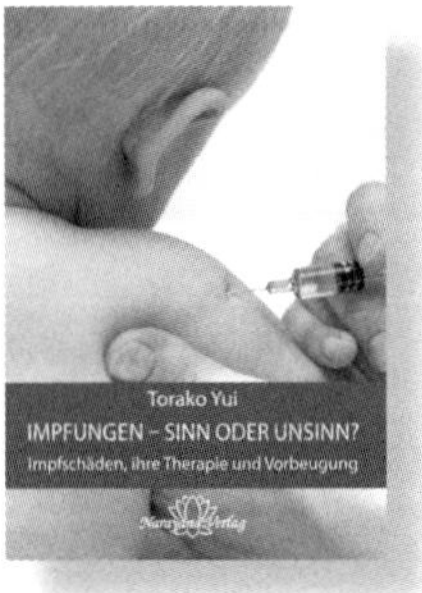


**Torako Yui**

## Impfungen - Sinn oder Unsinn

*Impfschäden, ihre Therapie und Vorbeugung*

180 Seiten, geb., € 29,-

Die japanische Homöopathin *Torako Yui* vermittelt in diesem Werk ihre große Erfahrung in der Behandlung von Impfschäden und gibt klare Alternativen zur gängigen Impfpraxis.

*Torako Yuis* immense klinische Erfahrung in der Behandlung von Vakzinosen und ihr leidenschaftliches Engagement für die Homöopathie und deren Bedeutung in der Prävention und Behandlung von Infektionskrankheiten lassen dieses Buch zu einem wertvollen Ratgeber für informierte Patienten und Homöopathen werden.

*„Viele Kinder leiden heute an Krankheiten, die es in der Häufigkeit früher nicht gegeben hat. Ich bin davon überzeugt, dass diese Situation auf undifferenzierte und häufig unnötige Impfungen zurückzuführen ist... Die Homöopathie hat das Werkzeug, denen zu helfen, die bereits durch Impfungen geschädigt wurden, diejenigen zu beraten, die sich gegen Impfungen entscheiden und einen alternativen Schutz suchen und die Menschen zu heilen, die schon infiziert sind. Mit diesem Wissen ist die Homöopathie in der Lage, ihre Stimme zu erheben und vor Impfkampagnen zu warnen. Lasst uns heute noch beginnen!“* Torako Yui

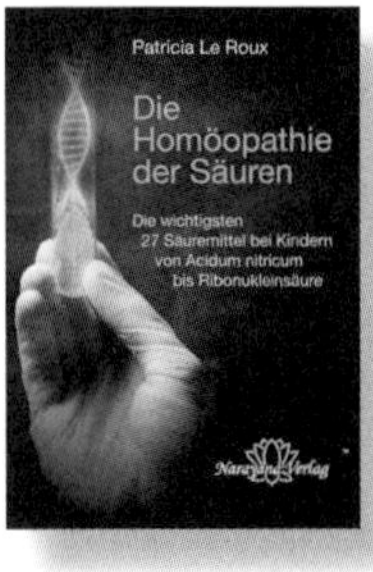


**Patricia Le Roux**

## Die Homöopathie der Säuren

*Die wichtigsten 27 Säuremittel bei Kindern - von Acidum nitricum bis Ribonukleinsäure*

208 Seiten, geb., € 35.-

Die bisher umfangreichste moderne Darstellung der homöopathischen Anwendung der Säuren. *Patricia Le Roux* zeigt an 27 verschiedenen Säuren, wie die einzelne Säure dieses allgemeine Thema modifiziert. Die gezeigten kurzen Fallbeispiele sind alle aus ihrer eigenen Praxis und beschreiben teilweise erstaunliche Heilungserfolge. Mit alphabetisch gegliederter Materia Medica, Essenzen und Fallbeispielen liegt hier ein ideales Nachschlagewerk vor: die umfassendste homöopathische Darstellung der Säuren.

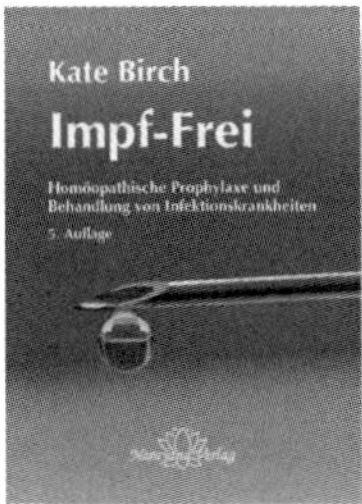


**Kate Birch**

## Impf-Frei

*Homöopathische Prophylaxe und Behandlung von Infektionskrankheiten*

416 Seiten, geb., € 39.-

Ein praktischer Ratgeber für die homöopathische Behandlung und Vorbeugung von Infektionskrankheiten. *Kate Birch* gibt neben einer leicht verständlichen Einführung in die Grundprinzipien der Homöopathie einen umfassenden Überblick über bekannte Infektionskrankheiten, deren Erreger, übliche Impfungen und Behandlungen sowie die mögliche homöopathische Prophylaxe und Therapie.

*„Ein sehr umfassendes und detailiertes Buch über ein umstrittenes Thema. Die Empfehlungen stammen in erster Linie aus der bekannten homöopathischen Literatur. Man ist immer wieder erstaunt, welche Fülle an Erfahrungsmaterial bereits vorhanden ist. Auch wenn Abschnitte wie die homöopathische Prophylaxe unter Homöopathen nicht unumstritten sind, so bleibt es dem Leser überlassen, sich sein eigenes Urteil zu bilden. „Das Buch verliert sich nicht im Detail – ist aber auch nicht zu oberflächlich – Kate Birch hat es geschafft, den Sachverhalt auf fast perfekte Weise darzustellen. Ich schätze den praktischen Nutzen des Buches wirklichsehr. Es gibt genaue und konzentrierte Auskunft auch für Eltern, die sich unschlüssig sind, ob sie impfen sollen. Ich kann dieses Buch jedem Homöopathen wärmstens empfehlen."*

Dr. J. Rozencwajg, Homeopathic Links

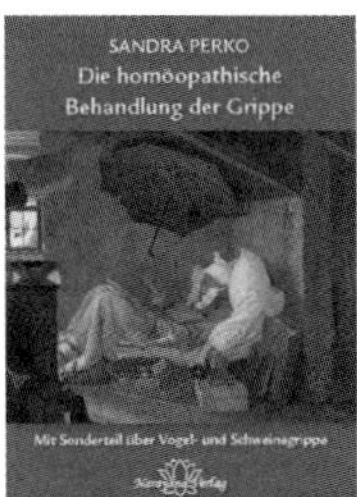


**Sandra Perko**

## Die homöopathische Behandlung der Grippe

*Mit einem Sonderteil über Vogel - und Schweinegrippe*

648 Seiten, geb., € 29.-

Was die Spanische Grippe von 1918 wirklich bedeutete, zeigt *Sandra Perko* anhand der authentischen Schilderungen im ersten Teil des Buches. Diese Seuche forderte mehr Todesopfer als der ganze erste Weltkrieg. Gerade in dieser Zeit des Schreckens und der Hilflosigkeit bewährte sich die homöopathische Therapie hervorragend.

Das vorliegende Buch ist mit 68 homöopathischen Grippemitteln und einem über 150-seitigem Repertorium der Grippesymptome das sicherlich umfassendste Nachschlagewerk. Man kann es sowohl für leichte Grippefälle als auch bei Epidemien zu Rate ziehen.

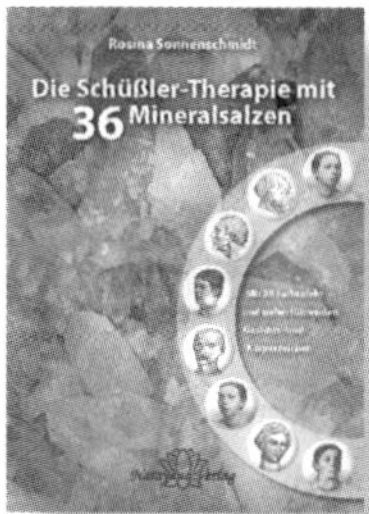


**Rosina Sonnenschmidt**

## Die Schüßler-Therapie mit 36 Mineralsalzen

180 Seiten, geb., plus 36 Farbtafeln, € 49,-

*Rosina Sonnenschmidt* verfügt über langjährige Erfahrung in der Schüßler-Therapie. In ihrem Buch vermittelt sie ihr Wissen über die klassischen Salze 1-12 in sehr übersichtlicher Form und beschreibt erstmals auch die Gesichts- und Körperzeichen der weniger bekannten Salze 13-27. Als Neuheit beschreibt sie weitere neun Salze, die sich bei ihr in der Praxis als sehr nützlich erwiesen haben.

Das Werk der Schüßler-Therapie von *Rosina Sonnenschmidt* ist für die tägliche Praxis geschaffen. Besonders hilfreich sind die 36 A4-Tafeln, auf denen jeweils ein Mineralsalz dargestellt wird. Bei den Beschreibungen steht für die Autorin die ganzheitliche Sicht der Arzneien im Zentrum.

Das Buch ist sowohl für Therapeuten als auch für Privatanwender konzipiert. Es gibt kaum eine Therapie, die so umfassend einsetzbar ist. Sie dient als alleinige Maßnahme, als Begleitung zu einer anderen Behandlung und kurmäßig zur Stabilisierung und Prophylaxe.

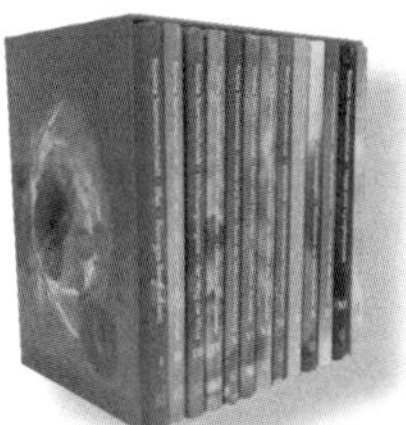

**Rosina Sonnenschmidt**

## Schriftenreihe Organ-Konflikt-Heilung

*Mit Homöopathie, Naturheilkunde und Übungen*

1.884 Seiten, geb., (12 x € 30,45) € 365

Die Idee, ein Organsystem ganzheitlich zu betrachten, entstand aus der Erkenntnis, dass der Organismus mit seinen Synergien, Kreisläufen und Selbstheilungsprogrammen genial und weise ist. Eine Krankheit manifestiert sich gemäß dem Resonanzprinzip immer am passenden organischen Ort und vermittelt den Konflikt und die Lösung.

Die Schriftenreihe verbindet in einer einmaligen Kombination verschiedene Heilansätze aus Homöopathie, Miasmatik, chinesischer Medizin, gezielter Ernährung, Konfliktlösung und Übungen zu einem ganzheitlichen Therapiekonzept.

Band 1: Blut, Band 2: Leber und Galle, Band 3: Verdauungsorgane, Band 4: Das Atemsystem, Band 5: Nieren und Blase, Band 6: Herz und Kreislauf, Band 7: Endokrine Drüsen, Band 8: Weibliche und männliche Sexualorgane, Band 9: Gehirn und Nervensystem, Band 10: Sinnesorgane, Band 11: Gliedmaßensystem, Band 12: Häute und Lymphsystem

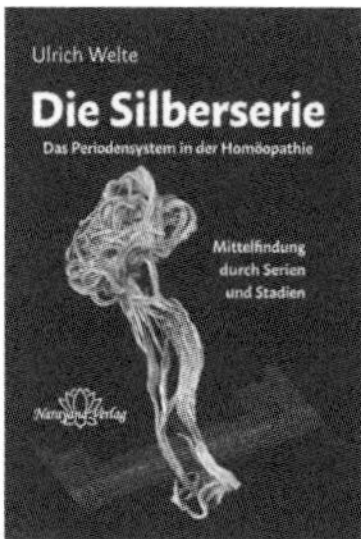


**Ulrich Welte**

## Das Periodensystem in der Homöopathie

*Die Silberserie*

400 Seiten, geb., € 33,-

Mit 64 lebendigen Falldarstellungen gibt uns *U. Welte* eine Einführung in die Serien und Stadien. Exemplarisch werden die Elemente der Silberserie dargestellt, die den Künstlern und Wissenschaftlern entspricht und vor allem neurologische Krankheitsbilder beeinflusst.

Es wird gezeigt, wie man typische Verhaltensweisen, auslösende Situationen, Berufe oder andere lebensbestimmende Charakteristika der Patienten in die Mittelwahl mit einbezieht. Viele neue Heilmittel sind mit der Theorie der Elemente entdeckt worden. Ferner sieht man die altbekannten Mittelbilder in neuem Licht. Man hat das Gefühl, durch die Oberflächenstrukturen der Symptome auf einen tief darunter liegenden Grund von merkwürdiger innerer Schönheit zu schauen. Das Periodensystem lebt!

*„Ulrich Welte hat die Theorie der Elemente weiter entwickelt und sie in eigener Praxis zum Leben erweckt. Die Fälle zeigen, dass er das Wesen der Mittel voll erfasst hat und auch die Probleme kennt, die ihre Unterscheidung bereitet. Besonders die Kapitel über die Differenzierung der Stadien zeigen deutlich, in welcher Tiefe das Thema hier verstanden wurde. Man kann dieses Buch allen empfehlen, die einen praktischen Einstieg in die Theorie der Elemente suchen.“* Jan Scholten

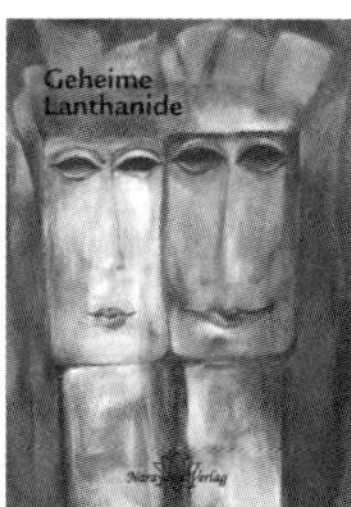


**Jan Scholten**

## Geheime Lanthanide

560 Seiten, geb., € 75,-

*Jan Scholten* hat hier ein Jahrhundertwerk der Homöopathie geschrieben, das unsere Medizin ebenso nachhaltig beeinflussen wird wie das Organon. Er schenkt uns hier nicht nur den lange verborgenen Schlüssel zur therapeutischen Anwendung der Seltenen Erden, sondern präsentiert uns gleichzeitig eine abgerundete Methodik zur Mittelfindung aller anderen Elemente des Periodensystems, deren allgemeine Tragweite für eine Gesamtsystematik der homöopathischen Mittel man erst zu ahnen beginnt.

In 79 Fallbeispielen wird gezeigt, dass viele schwer therapierbare Krankheiten unserer Zeit nun durch diese Mittel bessere Erfolgschancen haben: Autoimmunkrankheiten, Migräne, Legasthenie, zahlreiche Augenkrankheiten, chronische rheumatische Erkrankungen, Morbus Crohn und Colitis ulcerosa sind nur einige Indikationen.

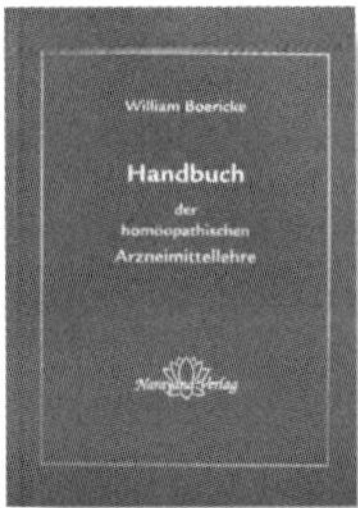


## William Boericke

## Handbuch der homöopathischen Arzneimittellehre

808 Seiten, geb. mit Goldprägung, € 35,-

Die preislich günstigste und gleichzeitig umfassendste Boericke-Ausgabe. Neuübersetzung des beliebten Klassikers, wobei sämtliche kleinen Mittel, die *Boericke* sonst nur als Querverweise nannte, alphabetisch integriert sind. Damit umfasst der *Boericke* mehr als 1.200 Mittel.

Über 60 neue wichtige Arzneimittel wurden aufgenommen. Bei diesen Mitteln wurden auch Entdeckungen von *Rajan Sankaran, Jan Scholten, Massimo Mangialavori* und *Louis Klein* berücksichtigt, was gerade diese neuen Mittel besonders interessant macht. Auch werden anhand von Beispielen eine übergeordnete Sichtweise von Pflanzenfamilien, Mineralien und Tiermitteln dargestellt. Ferner wird bei fast 800 Mitteln die neue Information der Farbvorliebe angegeben, die es so bisher nirgends gab.

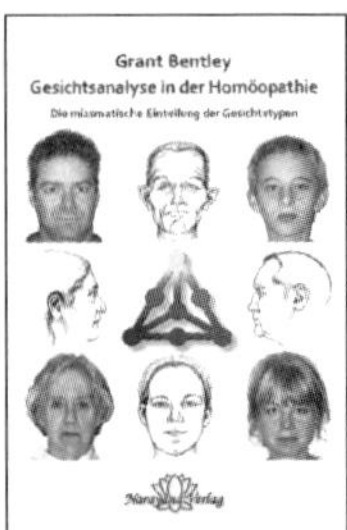


## Grant Bentley

## Gesichtsanalyse in der Homöopathie

*Die miasmatische Einteilung der Gesichtstypen*

440 Seiten, geb., € 44,-

Ein bahnbrechendes Werk über die Zuordnung der Gesichtstypen zu den Miasmen Psora, Sykose und Syphilis und weiteren Untertypen. Anhand von hunderten eindrücklicher Fotos werden die Gesichtszüge analysiert und die Einordnung nachvollziehbar beschrieben.

In den Gesichtszügen erkennt der Behandler das Miasma des Patienten und kann - nach traditionell durchgeführter Erstanamnese und Repertorisation - das Mittel aus dem richtigen Miasma auswählen. *Bentley* hat eine fundierte Arbeit geschrieben. Seine Theorie fand an Tausenden von Patienten erfolgreich Anwendung, bevor er dieses Buch veröffentlichte.

*„Wenn Sie dieses Buch lesen, wird sich die Art und Weise, wie Sie Ihre Patienten betrachten, für immer ändern. Man kann es sofort praktisch anwenden.*
*Der große Vorteil des Systems von Grant Bentley ist seine Objektivität ... Seit ich das Buch gelesen habe, stelle ich fest, dass ich die Gesichter meiner Patienten ganz anders anschaue und auffallende Gesichtszüge sehe. Ich bin davon überzeugt, dass diese Methode sehr hilfreich ist, das richtige Mittel zu finden."* Joseph Rozencwajg

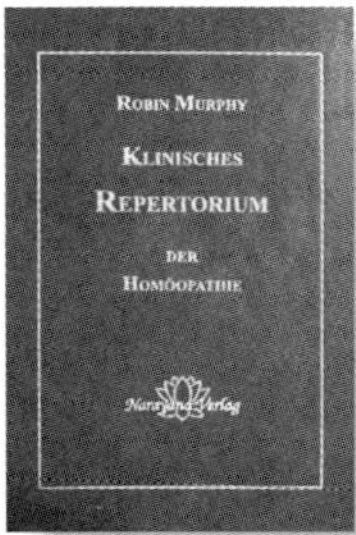


**Robin Murphy**

## Klinisches Repertorium

*Ein modernes, praktisches, alphabetisch geordnetes Repertorium*

2.304 Seiten, geb., mit Goldprägung, € 125,-

Deutsche Erstausgabe des *„Homeopathic Clinical Repertory"*, das in den USA bereits große andere Repertorien überholt hat. Ein Vorteil ist seine einfache alphabetische Struktur, die die Handhabung erleichtert und selbst Anfängern einen schnellen Zugang ermöglicht. Viele Homöopathen bestätigten uns, dass das Werk handlich und praktisch ist und dass sie nur noch mit dem *Murphy* arbeiten, seit sie ihn kennengelernt haben. Vom Umfang steht es anderen großen Repertorien nicht nach (über 2.300 Arzneimittel).

Ausserdem einzigartig ist ein klinischer Teil, der Krankheitsbilder und Diagnosen zusammenfasst, die in anderen Repertorien über die Rubriken verstreut sind. Außerdem gibt es Kapitel über Kinder, Schwangerschaft, Impfungen, Konstitution und Vergiftungen mit verschiedenen Substanzen und einen Wortindex, wie man es in anderen Repertorien so nicht findet. Enthält neue klinische Rubriken wie Ebola, ADHS, Chronic Fatigue und Multiple Sklerose.

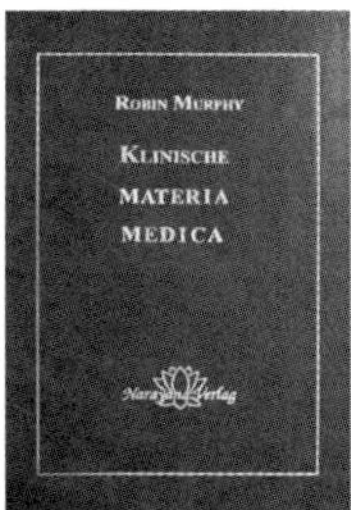


**Robin Murphy**

## Klinische Materia Medica

*1400 homöopathische und pflanzliche Mittel*

2.400 Seiten, geb., mit Goldprägung, € 138,-

Die *Klinische Materia Medica* ist eine der führenden Arzneimittellehren weltweit. Bei über 1.400 homöopathischen und phytotherapeutischen Arzneimitteln hat sie einen kompakten Umfang und ermöglicht somit ein rasches, gezieltes Nachschlagen.

*Robin Murphy* kombiniert Arzneimittelprüfungen mit der historischen Anwendung, der klinischen Anwendung sowie der Toxikologie. Neben Klassikern wie *Clarke, Boericke* und *Burnett* sind auch modernere Arzneimittel wie Skorpion oder Diamant integriert. Beschrieben sind auch neuere Milchmittel, Pilze, Bäume, Bachblüten, Edelsteine, Giftstoffe und Nosoden. Anhand von Fallschilderungen wird dem Leser ein besserer Zugang zu den grundlegenden Charakteristika der Arzneien ermöglicht. Dies sind häufig eindrückliche klinische Fälle der alten Meister, die man in den meisten anderen Arzneimittellehren nicht findet.

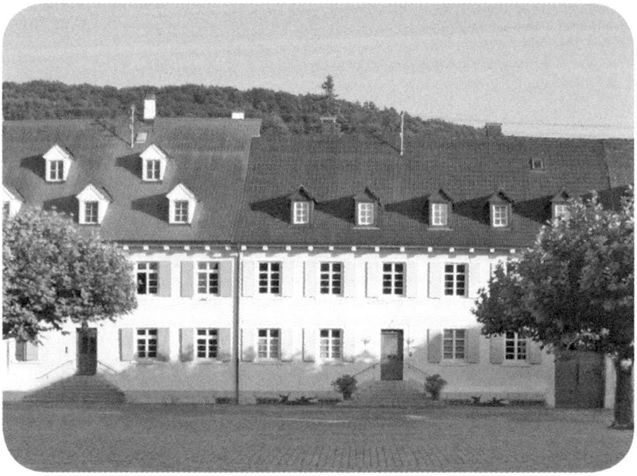